Paul Kohlstock

Ärztlicher Ratgeber für Ostafrika und tropische Malariagegenden

Paul Kohlstock

Ärztlicher Ratgeber für Ostafrika und tropische Malariagegenden

ISBN/EAN: 9783743318991

Hergestellt in Europa, USA, Kanada, Australien, Japan

Cover: Foto ©Lupo / pixelio.de

Manufactured and distributed by brebook publishing software
(www.brebook.com)

Paul Kohlstock

Ärztlicher Ratgeber für Ostafrika und tropische Malariagegenden

Ärztlicher Ratgeber

für

Ostafrika

und

Tropische Malariagegenden

von

Dr. med. Paul Kohlstock,

Stabsarzt am medicinisch-chirurgischen Friedrich Wilhelms-Institut
zu Berlin.

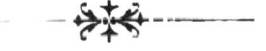

Berlin 1891.

Verlag von Hermann Peters,

Inhaber: **Paul Leist.**

Hofbuchhändler Sr. Majestät des Kaisers und Königs.

Charlottenstrasse 61.

Gewidmet dem Andenken

des verewigten ersten Chefarztes der deutschen
Schutztruppe für Ostafrika

Stabsarztes Dr. Schmelzkopf,

der in aufopfernder Kameradschaft seinen Tod fand
im indischen Ocean vor Dar-es-Salaam

am 20. Juli 1889.

Inhalts-Verzeichnis.

III. Teil.

Zusammenstellung der für den Gebrauch in Ostafrika und tropischen Malaria-Gegenden notwendigen Arzneien, Verbandmittel, Instrumente und anderen Gebrauchsgegenstände zur Kranken- und Verwundeten-Pflege.

Einleitung.

Die erste Anregung zu dem vorliegenden Buche erhielt der Verfasser im Jahre 1889. Als im Februar dieses Jahres der Stamm der deutschen Schutztruppe für Ostafrika in Berlin gebildet wurde, trat Verfasser als Assistenzarzt des ersten Chefarztes derselben, des verewigten Stabsarztes Dr. Schmelzkopf, in dieselbe ein. Da der letztere bereits nach kurzer Zeit nach Kairo vorausging, um bei der Anwerbung schwarzer Soldaten mit thätig zu sein, wurde dem Verfasser unter anderen sanitätsdienstlichen Funktionen die Leitung der Versorgung der Truppe mit Arzneien und Verbandstoffen übertragen. Da die Thätigkeit der Truppe voraussichtlich eine auch räumlich sehr ausgedehnte werden musste, war bei der verhältnismässig geringen Anzahl von Sanitätspersonal — dasselbe umfasste 2 Ärzte und 5 Lazarethgehilfen — einer zweckmässigen Selbsthilfe bei Erkrankungen, Verwundungen und plötzlichen Unglücksfällen bis zur Ankunft sachverständiger Behandlung Rechnung zu tragen. Daneben sollten aber auch für solche Truppenverbände und militärische Stationen, die nicht dauernd einen Arzt zur Verfügung hatten, sondern nur in grösseren Zwischenräumen von einem Arzte be-

sucht wurden, Arznei- und Verbandmittel-Vorräte geschaffen werden; diese mussten einerseits geeignet sein,
dem für die erste Hilfe bei den wichtigsten Erkrankungen
vorgebildeten Laien eine zweckmässige und ausreichende
Handhabe zu gewähren, ohne dabei die zum Gebrauch
stehenden Hilfsmittel in seiner Hand statt hilfebringend,
gefahrbringend werden zu lassen. Auf der anderen
Seite mussten dieselben in genügender Anzahl für die
betreffende Truppen- oder Stations-Besatzungsstärke auch
alle Arznei- und Verbandsmittel besitzen, die — nur für
den Gebrauch nach ärztlicher Verordnung, oder in des
Arztes Hand berechnet — für den herbeigerufenen, oder
auf regelmässigem Besuche eintreffenden Arzt zu erfolgreicher Behandlung notwendig waren.

Nach diesen Grundsätzen wurden die ersten 6 Stations-
und Expeditions-Apotheken für die ostafrikanische Schutztruppe mit ihren Reserve-Behältern, zuerst nach englischem
Muster, zusammengestellt. Der Arznei- und Verband-
mittel-Etat derselben war ungefähr in den gleichen
Grenzen gehalten, wie ihn das im III. Teil dieses Buches
aufgeführte Verzeichnis als notwendig, beziehungsweise
ausreichend für den Gebrauch in Ostafrika und tropischen
Malaria-Gegenden angiebt.

Die Unterscheidung der Mittel in solche, die bei
Mangel ärztlicher Hilfe auch von Laien gebraucht, und
solche, die nur von der Hand des Arztes gegeben werden
durften, geschah gleichfalls in ähnlicher Weise, wie sie
das obengenannte Verzeichnis erkennen lässt. Diese
Einrichtung bewährte sich so, dass gegenüber früheren
in Ostafrika durch falschen Arzneigebrauch von Laien
veranlassten Unglücksfällen nunmehr kein einziger Un-

glücksfall durch die Wirkung eines falsch angewaudten giftigen Mittels sich ereignete. Es gilt das besonders für die Zeit, wo nach dem plötzlichen Tode des ersten Chefarztes der ostafrikanischen Schutztruppe Verfasser als Nachfolger desselben zunächst der einzige Arzt der Truppe war, und somit der grösste Teil der letzteren unter ungünstigen Gesundheitsverhältnissen auf eigene Hilfe sich angewiesen sah.

Nach Einrichtung der Arznei- und Verbandmittel-Behälter fiel Verfasser die Aufgabe zu, an der Hand derselben schon auf der Reise von Hamburg nach Ostafrika auf dem Schiffe Martha (27. 3. 1889—3. 5. 1889) die mit ihm reisenden Offiziere und Unteroffiziere in der ersten Hilfe bei Erkrankungen, Verwundungen und plötzlichen Unglücksfällen vor Ankunft oder bei Mangel ärztlicher Hilfe zu unterweisen und zugleich für Aufenthalt und Thätigkeit in Ostafrika denselben in systematisch angeordneten Vorträgen hygienische Ratschläge zu erteilen. Nach einmonatlichem Aufenthalt in Ostafrika begann Verfasser mit dem ersten Chefarzt der Schutztruppe eine Instruktion auszuarbeiten, welche allgemeine Gesundheitsvorschriften und Verhaltungsmassregeln für die obengenannten besonderen Fälle enthielt. Die letzteren bestanden in einem alphabetisch geordneten Krankheits-verzeichnis. Nach dem Tode seines Chefs und Vor-gängers führte Verfasser dieselbe weiter aus und liess sie auf allen Stationen und Schiffen der Schutztruppe den daselbst befindlichen Apotheken beifügen. Die anfangs in den engsten Grenzen gehaltenen Vorschriften weiterzuführen, wurde Verfasser durch seine umfangreiche Thätigkeit als Chefarzt der Truppe verhindert. Dieselbe bestand,

1*

nachdem er 2 Assistenzärzte als Hilfe erhalten hatte. in erster Linie, in der Regelung des Sanitätswesens der Schutztruppe und Festsetzung der Grundlage für die Leitung desselben. Diese Grundlagen nach der Umwandlung der ostafrikanischen Schutztruppe in eine kaiserliche Truppe von neuem unter seiner Mitarbeiterschaft von der nunmehrigen leitenden Sanitätsbehörde der Truppe verwertet zu finden, hat dem Verfasser besondere Freude bereitet.

In Folge der Anstrengungen, die die aussergewöhnlichen Dienstverhältnisse erforderten, erkrankt, musste Verfasser, als er die Regelung des Sanitätswesens der ostafrikanischen Schutztruppe in den Grundformen abgeschlossen hatte, das Feld seiner Thätigkeit verlassen. Nach Deutschland zurückgekehrt, wurde er nach seinem Wiedereintritt in die Armee und Beförderung in seine jetzige Stellung am 1. April 1890 mit der Wahrnehmung des ärztlichen Dienstes in Berlin für die ostafrikanische Schutztruppe und die deutschen Schutzgebiete in Westafrika und Südwestafrika von der Kolonial-Abteilung des Kaiserlichen Auswärtigen Amtes betraut. In dieser Stellung hatte Verfasser zunächst Veranlassung, die Arzneimittel- und Verbandmittelbehälter der ostafrikanischen Schutztruppe mit Verlassen der zuerst gewählten englischen Muster, welche im Laufe der Zeit sich nach vielen Richtungen hin als unzweckmässig erwiesen hatten, in eine vollständig neue Form umzugestalten, sowie neue kleine Arzneimittelbehälter, deren Bedürfnis ein dringendes geworden war, zu schaffen. Wenn dieselben sich in jeder Beziehung nach dem Urteile der sachverständigen und massgebenden Behörden nicht nur in Ostafrika,

sondern auch in den anderen deutschen Schutzgebieten
bewährt haben, so muss Verfasser das Verdienst dafür
der durchaus zweckmässigen und praktischen Ausführung
seiner Angaben durch den Besitzer von Dr. Kades Oranien-
Apotheke in Berlin, Herrn F. Lutze, welcher, mit den
betreffenden Lieferungen betraut, in erfolgreicher Weise
den an ihn gestellten Anforderungen Rechnung getragen
hat, aus vollster Überzeugung beimessen.

Die neue Thätigkeit bei dem Auswärtigen Amte gab
Verfasser Gelegenheit, nicht nur mit den gesundheitlichen
Verhältnissen Ostafrikas durch den Verkehr mit den in
Berlin anwesenden, leitenden Personen der ostafrikanischen
Schutztruppe, sowie Behandlung der hier weilenden
Kranken derselben in unausgesetzter Verbindung vertraut
zu bleiben, sondern auch seine in Ostafrika gewonnenen
Kenntnisse und Erfahrungen zu erweitern. Die Aufzeich-
nung derselben, welche er bei seinem Eintritt in die ostafrikanische Schutztruppe im Jahre 1889 begonnen und
seitdem ununterbrochen fortgeführt hat, in Form eines
ärztlichen Ratgebers herauszugeben, entschloss sich Verfasser, auf die wiederholt an ihn ergangenen Aufforde-
rungen sowohl einzelner massgebenden, mit den ostafrikanischen Verhältnissen genau vertrauten Personen, wie
derjenigen Kreise, die der Krankenpflege in unseren
Kolonien in Deutschland und namentlich in Berlin ein
werkthätiges und segensreiches Interesse entgegenbringen
und denen mit Rat und That nach Kräften dienen zu
dürfen, Verfasser eine Ehre und Freude ist.

Wenn die praktische Thätigkeit des Verfassers in
Ostafrika unter den anfangs ungünstigen klimatischen und
hygienischen Verhältnissen einer Kriegstruppe nur die

Zusammenstellung eines ärztlichen Ratgebers für Ostafrika zu rechtfertigen schien, so gewann derselbe das
Rechtsbewusstsein, denselben auch für andere tropische
Malaria-Gegenden gelten zu lassen, aus dem zweijährigen
Verkehr mit sachverständigen und massgebenden Personen, die in Westafrika und Neu-Guinea längere Erfahrungen gesammelt hatten und seine in Ostafrika gewonnenen Kenntnisse in jeder Beziehung bestätigten und
erweiterten.

Was den Standpunkt betrifft, den Verfasser in dem
vorliegenden Buche vertritt, so erklärt derselbe, dass er
von Anfang seiner Thätigkeit im kolonialen Dienste an
unausgesetzt die Notwendigkeit betont hat, jeder auch
noch so kleinen Expedition, Station oder Niederlassung
einen Arzt beizugeben. Dass Ärzte auch andere Waffen
und Geräte als die der Heilkunde zu handhaben wissen,
das haben die Kämpfe in Ostafrika wiederholt bewiesen.
Der Arzt darf namentlich in einem ungünstige hygienische
Verhältnisse und häufige Gefahren plötzlicher lebens-
gefährlicher Erkrankung bietenden Klima niemals als
eine Luxusperson, deren Hülfe man in den meisten
Fällen entbehren kann, angesehen werden, sondern muss
auch stets neben seiner Verwendbarkeit gleich den
übrigen Mitgliedern einer Expedition oder Station durch
seine spezielle Fachkenntnis die erste Bedingung für den
Erfolg eines Unternehmens, nämlich die Gesundheit und
Dienstfähigkeit der Leiter und Teilhaber desselben in
seiner Gesundheit erhaltenden und Krankheit heilenden
Thätigkeit in allen Situationen gewährleisten. Die Trennung
von Expeditionen und Verteilung der europäischen Mit-
glieder auf kleinere Trupps ist natürlich ebenso oft auf

dem Marsche selbst durch die Verhältnisse geboten wie
bei der Anlage von Stationen. In diesen Fällen muss
das leitende Prinzip für die Wahl des Aufenthalt-
Platzes für den Arzt wohl das sein, dass derselbe
sich dort befindet, wo die meisten Menschen auf dem
Marsche oder auf der Station vereinigt sind, oder, dass
er bei Teilung der Expeditions- oder Ansiedlungstruppe
in mehr als zwei Teile an einem Platze stationiert ist,
der von allen übrigen in möglichst gleicher Entfernung
liegt. Dieses Prinzip glaubte Verfasser mit Recht seinem
Ratgeber zu Grunde legen zu dürfen, da gerade in der
neuesten Zeit unserer kolonialen Entwicklung dasselbe
durch reichliche Entsendung von Ärzten in die deutschen
Schutzgebiete verwirklicht worden ist, sodass ärztliche
Hilfe stets in absehbarer Zeit und in den meisten Fällen
in Tagen für die einzelnen Niederlassungen und Stationen
zu erreichen ist. ausserdem aber durch ambulante Thätigkeit des Arztes auf einem ihm bestimmten Bezirk in
möglichst kurzen Zwischenräumen auch an den Orten,
wo nicht ständige ärztliche Hilfe vorhanden sein kann,
der Sanitätsdienst nach Kräften gewahrt wird. Eine
zweite Voraussetzung ist die, dass an den Plätzen, wo
kein Arzt sich befindet, mindestens ein in der Kranken-
und Verwundeten-Pflege praktisch ausgebildeter und ge-
prüfter Europäer stationiert ist, der einerseits die Notwendigkeit ärztlicher Hilfe richtig erkennt, andererseits
bis zum Eintreffen derselben eine zweckmässige Ausführung der in dem vorliegenden Buche gegebenen Ratschläge und Vorschriften sicherstellt. Denn die Heilkunde
ist, wie keine andere, eine praktische Wissenschaft, die
sich nicht allein aus Büchern lernen lässt; das Buch soll

in erster Linie das angeben, was in dem einzelnen Falle
zu thun ist, wie dasselbe zu geschehen hat, muss zuerst
praktisch gelernt und geübt werden, sodass die im Buche
gegebenen Anleitungen nur Erinnerungen an das Gelernte
zu sein brauchen. Auch diese Voraussetzung kann Verfasser getrost als erfüllt ansehen durch die von den
schönsten Erfolgen gekrönte Bewegung, die alle Schichten
und Stände unseres deutschen Volkes ergriffen hat. Die
Genossenschaft freiwilliger Krankenpflege im Kriege hat
dem Verfasser selbst in schwerer Zeit nach Ostafrika
Helfer gesandt, deren Thätigkeit er in stetiger, dankbarer
und anerkennender Erinnerung halten wird. Wer nur
einen kleinen Teil Zeit seiner Vorbereitung zu Aufenthalt und Thätigkeit in unseren Schutzgebieten in fernen
Landen der praktischen Erlernung dessen, was zur zweckmässigen ersten Hilfe bei Erkrankungen, Verwundungen
und Unglücksfällen erforderlich ist, widmet, der wird,
auch wenn er darum seine Vorbereitungszeit verlängern
muss, tausendfach durch die Früchte dieser Arbeit für
sich und seine Mitmenschen, Weisse wie Schwarze, ent-
schädigt werden, und jeder Stunde dankbar gedenken,
die ihn neben seiner Berufsthätigkeit befähigte, werk-
thätig teilzunehmen an der schönsten und dankbarsten
Arbeit, die Leiden der Kranken und Verwundeten lindern
zu helfen. Einen besonderen kulturellen Wert gewinnt
diese Arbeit noch dadurch, dass die Bevölkerung des
schwarzen Erdteils in die Hilfe der Europäer und namentlich der Deutschen bei Krankheiten und körperlichen
Leiden ohne Unterschied das grösste Vertrauen setzt,
dieselbe stets und überall aufsucht und mit grösster Dankbarkeit sich angedeihen lässt — eine Thatsache, auf die

ich im vorliegenden Buche noch näher eingegangen
bin. — Wenn Verfasser bei Besprechung der einzelnen
Erkrankungen nicht speziell die Krankheiten des weiblichen Geschlechts, sowie des kindlichen Alters erwähnt
hat, so liegt der Grund hierfür darin, dass die jetzigen
hygienischen und kulturellen Verhältnisse in unseren
afrikanischen Schutzgebieten noch nicht als geeignet zu
Aufenthalt von Frauen und Kindern angesehen werden
können, auch später als Aufenthaltsort derselben wohl
ausnahmslos grössere Plätze mit vorgeschrittener Kultur
und Civilisation, wo ärztliche Hilfe stets in nächster
Nähe ist, gewählt werden müssen. In der Zusammenstellung der Arzneimittel jedoch hat Verfasser sowohl
durch Hinzufügung besonders für Frauen und Kinder
geeigneter und durch den Arzt anzuwendender Mittel wie in
der Angabe der Dosirung derselben für Kinder bereits der
etwaigen späteren Anwesenheit von Frauen und Kindern
Rechnung getragen, auch behält sich derselbe vor, in
späterer Zeit bei eintretendem Bedürfnis die Erkrankungen
von Frauen und Kindern im tropischen Klima in einer
besonderen Arbeit abzuhandeln.

Was die Anordnung des in drei Teilen vorliegenden
Buches betrifft, so war das leitende Prinzip des Verfassers
für dieselbe, im ersten Teile die Grundsätze und hygienischen Lebensregeln niederzulegen, die einerseits die
Verhütung von Erkrankungen in Ostafrika und tropischen
Malaria-Gegenden in erster Linie bedingen, andererseits
dem gesunden menschlichen Organismus die grösstmögliche Widerstandsfähigkeit gegen das tropische Klima
und dessen Gefahren und Krankheiten sichern. Verfasser

glaubte am zweckmässigsten vorzugehen, wenn er gleichsam im Geiste denjenigen, der seine Kräfte der Thätigkeit in nuseren Kolonien und Schutzgebieten zu widmen sich entschlossen hat, von dem Augenblick des gefassten Entschlusses an begleitet und als typisch für Vorbereitung, Reise und Aufenthalt in tropischen Malaria-Gegenden die für Ostafrika, das im Vordergrund des kolonialen Interesses stehende Land, geltenden hygienischen Verhältnisse hinstellt. Die über die Grenze des Buches hinausgehenden, nur speziell für Deutsch-Ostafrika einschlägigen Kapitel glaubte Verfasser der grossen Anzahl der nach Ostafrika gehenden Deutschen nicht vorenthalten zu dürfen.

Der zweite Teil des vorliegenden Buches bietet vor dem alphabetisch geordneten Verzeichnis von Erkrankungen, Verwundungen und plötzlichen Unglücksfällen eine kurze Besprechung des menschlichen Körpers, sowie der gerade für die Erkrankungen in Ostafrika und tropischen Malaria-Gegenden in erster Linie in Betracht kommenden Krankheitssymptome, des Fiebers. Aus dem alphabetisch geordneten Krankheitsverzeichnis hat Verfasser die verbreitetsten und bedeutungsvollsten Krankheiten unserer deutschen Schutzgebiete, die Malaria-Erkrankungen und die Dysenterie herausgenommen und wegen ihrer Wichtigkeit und ihres Zusammenhangs mit den übrigen daselbst vorkommenden Erkrankungen einer besonders eingehenden Betrachtung unterzogen. Den Pocken glaubte er, Dank der guten, auch in Ostafrika von ihm selbst gemachten Erfahrungen über den sicheren Erfolg der Schutzpocken-Impfung, aus vollster Überzeugung eine gleich wichtige Stelle nicht einräumen zu brauchen. Die nähere Begründung dafür findet sich im zweiten Teil des Buches bei der Besprechung der Pocken. Die alphabetische Anordnung der in Frage kommenden Krankheiten hat Verfasser nach dem Muster des ärztlichen Ratgebers für Seeleute, Kolonisten und Reisende in südlichen Gegenden vom Oberstabsarzt Dr. Falkenstein, einem Buche, dem er bereits vor seiner Ausreise nach Ostafrika reiche Belehrung und Anregung verdankt hat, getroffen. Was die Krankheitsbezeichnungen betrifft, so mussten natürlich die für den Laien hervortretenden Krankheitssymptome, namentlich die bedrohlichen Krankheitserscheinungen in erster Linie Berücksichtigung erfahren, die Erwähnung der Krankheiten selbst, deren Erkenntnis auch dem Arzte in manchen Fällen Schwierigkeiten machen kann, geschah vorwiegend bei solchen Erkrankungen, die durch ihre Symptome auch schon den Laien und namentlich den im Krankendienste praktisch vorgebildeten Laien für die erste Hilfe wichtige Anhaltspunkte gaben. Vor allem sollte dabei jedem unnötigen, ja schädlichen Zuviel in der ersten Behandlung vorgebeugt und die Erkenntnis der Notwendigkeit ärztlicher Hilfe nach Möglichkeit herbeigeführt werden. Die Erwähnung einschlägiger, auch für den Gebrauch durch die Laien statthafter Arzneimittel geschah durch Beifügung der lateinischen Bezeichnung des Mittels, dessen Anwendung in dem alphabetisch geordneten Arzneimittel-Verzeichnisse des III. Teiles zu ersehen ist; eine für den besonderen Fall gebotene spezielle Art der Anwendung des Mittels findet sich ausserdem bei den entsprechenden Erkrankungen gleich an Ort und Stelle des II. Theiles.

Die Anweisungen für den Gebrauch der einzelnen Arznei- und Verbandmittel überhaupt, so wie die sonst für

die Kranken- und Verwundetenpflege in Betracht
kommenden Gebrauchsgegenstände sind im III. Teil enthalten. Dabei ist besonders die Scheidung der auch für
den Laien zu gebrauchenden und der nur in der Hand
des Arztes verwendbaren Mittel, Instrumente und Gerät-
schaften zum Krankendienst innegehalten und betont
worden.

Verfasser verspricht sich die beste Nutzbarmachung
seines Buches von einer eingehenden ernsten Lektüre
desselben, der sich nach Aneignung der für Ostafrika
und tropische Malaria-Gegenden vom Verfasser geltend
gemachten hygienischen Grundsätze und ärztlichen Ratschläge eine Benutzung desselben im einzelnen Falle er-
schliesst. Die sowohl im I. Teil wie im II. Teil zu
findenden Wiederholungen und Hinweise auf frühere Stellen
des Buches tragen dieser letzten Benutzungsart Rechnung,
um in jedem Falle eine möglichst vollständige Anleitung
zur ersten Hilfe vor Ankunft oder bei Mangel ärztlicher
Behandlung zu geben.

Im Vertrauen auf das in zwei Jahren in Ostafrika
bewährte Prinzip, auch den Laien nach Möglichkeit zu
helfendem Eingreifen bei Erkrankungen, Verwundungen
und Unglücksfällen Gelegenheit und Anleitung zu geben,
mit gleichzeitiger Gewährung der dazu erforderlichen
und ausreichenden Arzneimittel in praktischer Form,
giebt Verfasser seinen Ratgeber für Ostafrika und
tropische Malaria-Gegenden heraus mit dem Wunsche
und der Hoffnung, dass derselbe denen, die dem Dienste
für unser deutsches Vaterland in unseren Kolonien und
Schutzgebieten ihr Leben weihen, von Nutz und Frommen
sein möge.

I. Teil.

Allgemeine Ratschläge für Aufenthalt, Lebensweise und Thätigkeit in Ostafrika.

Erstes Kapitel.

Erfordernisse in gesundheitlicher Hinsicht für Aufenthalt und Thätigkeit in Ostafrika.

Die für Aufenthalt und Thätigkeit in Ostafrika massgebenden Grundsätze und erforderlichen körperlichen Eigenschaften sind folgende:

Abstammung aus völlig gesunder Familie, in welcher keine erblichen Krankheiten vorgekommen, oder noch vorhanden sind. Zu diesen gehören in erster Linie erbliche Lungenkrankheiten, Tuberkulose und Skrophulose, erbliche Veranlagung zu Geisteskrankheiten, Krankheiten des Gehirns, Rückenmarks und Nervensystems.

Freisein von allen organischen Fehlern, mögen dieselben angeboren oder durch Krankheit erworben sein. Die Hauptbedeutung unter diesen ist den Herzfehlern beizumessen. Die, besonders durch das Malaria-Fieber bedingten, erhöhten Anforderungen an die Herzthätigkeit verlangen ein durch und durch gesundes, kräftig und regelmässig arbeitendes Herz. Klappenfehler des Herzens, mögen sie angeboren, oder Folge-Erkrankungen eines überstandenen Gelenkrheumatismus sein, machen direkt untauglich zum Dienst in den Tropen. Dasselbe gilt von Fettherz, d. h. von einem Herzen, dessen Muskulatur infolge allgemeiner Fettleibigkeit oder durch längere Zeit

fortgesetzten übermässigen Bier- beziehungsweise Alkohol-
Genuss fett durchwachsen und dadurch in seiner Arbeitskraft geschwächt ist. Abgesehen von diesen die Tropen-
diensttauglichkeit direkt ausschliessenden krankhaften
Veränderungen des Herzens ist es die Hauptaufgabe einer
ärztlichen Untersuchung auf körperliche Tropendienst-
fähigkeit, den Schwerpunkt nicht nur auf die Gesundheit,
sondern auch namentlich auf die kräftige Entwicklung
und regelmässige Arbeit des Herzens zu legen; denn es
giebt sehr kräftig und widerstandsfähig erscheinende
Menschen, die ein im Verhältnis zu ihrer Körperkraft
nicht gleich kräftig entwickeltes Herz haben. Dieselben
ertragen zwar grössere körperliche Anstrengungen unter
den klimatischen Verhältnissen, in denen sie sich entwickelt haben, sind aber trotzdem den an ihr Herz durch
die Akklimatisation, das Klima und Malaria-Fieber gestellten Anforderungen nicht gewachsen. Als Beweis
hierfür möge angeführt werden, dass die beiden ersten
durch Malaria-Fieber herbeigeführten Todesfälle in der
deutschen Schutztruppe für Ostafrika zwei Erkrankte betrafen, welche ein zwar gesundes, aber im Verhältnis zu
den übrigen Körperorganen schwach entwickeltes und
schwach arbeitendes Herz besassen. Erbliche Veranlagung, sowie Neigung zu Blutstockungen in den inneren
Körperorganen namentlich im Gehirn, in der Lunge und
im Herzen sind durchaus bedenklich für den Aufenthalt
in den Tropen. Dass die Lungen für den Dienst in
Ostafrika namentlich frei von jeder erblichen Krankheitsanlage und mit einer gesunden ausgiebigen Atmungs-
thätigkeit ausgestattet sein müssen, ist eine Thatsache,
die bisher vielfach gegenteilig beurteilt worden ist.

In der That stellt aber der dauernd grosse Feuchtigkeitsgehalt der Luft bei der tropischen Temperatur er-
höhte Anforderungen an die Kraft und Thätigkeit der
Lungen und bringt somit krankhafte Veranlagung zu
baldigem Krankheitsausbruch. Ein nicht geringer Bruch-
teil der in der ersten Zeit wegen Krankheit in die
Heimat entlassenen Europäer der eben genannten Truppe
ist infolge vorhandener Krankheitsanlage durch Erkrankung der Lunge zum Verlassen des ostafrikanischen
Klimas gezwungen worden. Jede Tropengegend mit oben
angedeuteten meteorologischen Verhältnissen bietet naturgemäss dieselben Bedingungen für die Lungen. Einen
ungefähren Begriff von dem Einfluss der genannten Luft-
beschaffenheit auf die Atmungswerkzeuge kann sich jeder
machen, der sich das Gefühl der beklommenen Atmung
bei schwülem Wetter in unserem Himmelsstrich in das
Gedächtnis ruft.

Nächst kräftigem Herz und gesunder Lunge verlangt
das Leben im Tropenklima einen normal arbeitenden
Verdauungsapparat. Wer an Magenerkrankungen, an
akuten oder chronischen Katarrhen des Magens, wer an
Verdauungsstörungen, mögen dieselben sich nun in
Neigung zu Verstopfung oder zu Durchfällen äussern,
gelitten hat, oder gar noch leidet, der bleibe dem Aufenthalt in den Tropen fern. Dasselbe gilt für alle Störungen
in der Thätigkeit der Leber, in der Bereitung und Absonderung der Galle, wie überstandene Gelbsucht oder
Gallensteinbildungen. Es steht fest, dass in den Tropen
schon unter gewöhnlichen Verhältnissen, namentlich in
der Akklimatisationszeit, die Gallenbereitung oft eine
vermehrte, der Gallenabfluss dagegen ein beschränkter ist.

In ausserordentlich erhöhtem Maasse ist diese Störung bei dem Malaria-Fieber vorhanden. Daher die Übelkeit, das häufige Erbrechen, welches bei manchen Fiebererkrankungen ganz ausserordentliche Mengen Galle entleert. Der Stuhlgang ist bei den meisten Europäern den Störungen durch Verstopfung, wie sich das auch aus dem verminderten Gallenabfluss erklärt, unterworfen. Im allgemeinen habe ich noch keinen in den Tropen Afrikas gewesenen Menschen gesprochen, der nicht dort, wenn auch nur vorübergehend, unter Verstopfung gelitten hätte; ich füge hinzu, dass ein grosser Teil der Malaria-Fieber, namentlich bei Ersterkrankungen, durch hartnäckige Verstopfung eingeleitet wird. Während bei gesunden Menschen mit normaler Verdauung die auftretenden Verstopfungen sich allein durch angemessene Diät und Lebensweise leicht heben lassen, geben dieselben andernfalls immer wieder und wieder Veranlassung zu Beschwerden und Störungen, die auch jeden Malariaanfall komplizieren. Eine Schwächung des Verdauungsapparates durch wiederholte und stärker werdende Abführmittel, sowie leichtere Neigung zu neuen Magen-, Darm-Erkrankungen ist die Folge. Die Leber ist vielfach Anschoppungen ausgesetzt, welche sich in schmerzhaften Schwellungen derselben äussern. Dieselben schwinden bei gesunden Menschen durch geeignete Behandlung und Lebensweise meist schnell und folgenlos. Eine durch allgemeine Fettleibigkeit oder übermässigen Alkoholgenuss in nicht normalem Zustande befindliche Leber überwindet dagegen derartige Schwellungen schwer und ist bei einer solchen die Gefahr des Auftretens von Leberabscessen eine durch Thatsachen erwiesene.

Ein Organ, das namentlich in der Regenzeit durch
Erkältung Erkrankungen ausgesetzt ist, ist die Harnblase. Früher überstandene Blasenkatarrhe müssen deshalb gründlich und ohne Folge-Erscheinungen beseitigt
sein, ferner muss durch ein mindestens zweijähriges, an-
dauerndes Gesundsein die Gefahr eines Rückfalles ausgeschlossen sein.

Von geschlechtlichen Erkrankungen giebt nicht vollständig geheilte, konstitutionelle Syphilis zu schweren, die
Gesundheit dauernd ernst gefährdenden Rückfällen Anlass.

Was die Hautbeschaffenheit betrifft, so bleibe jeder,
der zu Hautausschlägen oder Geschwüren, auch bei nicht
skrophulöser Anlage, neigt, besser den Tropen fern.
Sonst als nicht schwer zu betrachtende Erkrankungen
der Haut und des Unterhautgewebes, wie „roter Hund"
und „Mangobeulen", würden für ihn wiederholt quälende
und ihn dem Dienst entziehende Erkrankungen zur Folge
haben. Starke Schweissfüsse geben gleichfalls zu sehr
heftigen Beschwerden Anlass.

Von den oben nicht erwähnten Erkrankungen schliesst
überstandener Gelenkrheumatismus, auch wenn keine
Folge-Erkrankung des Herzens zurückgeblieben ist, wegen
der in den Tropen, namentlich in der Regenzeit, besonders erhöhten Gefahr von Rückfällen, die körperliche
Tropen-Dienstfähigkeit ganz aus; auch häufige Anfälle
von Muskelrheumatismus lassen den davon befallenen
Körper wenig für die Tropen geeignet erscheinen.

Bezüglich der Gemütsanlage sind leicht reizbare
und nervös erregbare Menschen wegen des besonders im
Anfang des Tropenaufenthalts direkt auf Gemüt und
Nervensystem erregend wirkenden Klimas nicht zu Thätig-

keit und Dienst in demselben zu empfehlen, ebensowenig aber auch solche, die zu melancholischen und hypochondrischen Ideen veranlagt sind. Das Heimweh, ein in Ostafrika beispielsweise recht bekanntes, wenn auch weniger oft zugegebenes Leiden, würde die letzteren, namentlich, wenn es sich als Genosse (wie es dies sehr oft thut) zum Malariafieber gesellt, sehr fest packen und die Freudigkeit und Lust und Liebe zu Dienst und Arbeit dauernd nachteilig beeinflussen. Der beste Bundesgenosse eines gesunden Körpers ist gerade für den Dienst in unseren Schutzgebieten in Afrika ein frischer, froher Sinn, der die Neigung hat, auch den unangenehmsten Dingen eine gute Seite noch abzugewinnen, und mit Leichtlebigkeit und fröhlichem Gottvertrauen auch einmal schwerere Zeiten erträgt in der freudigen Zuversicht, dass wieder bessere kommen werden.

Das beste und geeignetste Lebensalter für Aufenthalt und Thätigkeit zum Dienst in den Tropen liegt in den Grenzen zwischen 21 und 35 Jahren. Die untere Grenze muss jedenfalls das Alter sein, in dem der Körper schon die Entwickelung seiner sämtlichen äusseren und inneren Organe ganz und gleichmässig vollendet hat. Das ist vor allem wichtig wegen der Blutbeschaffenheit. Alle mit der Entwickelungsperiode verbundenen Veränderungen derselben mit ihren Folgen, wie Blutarmut, Bleichsucht, machen für den Tropendienst durchaus untauglich. Denn der grösstnachteilige Einfluss des Tropenklimas schon für einen gesunden Menschen mit normaler Blut-Menge und -Beschaffenheit liegt in der Verschlechterung derselben. Ein gesunder Mensch erträgt die letztere geraume Zeit und erholt sich auch nach längerem Tropen-

aufenthalt durch Urlaub und Klimawechsel von derselben,
ein Bleichsüchtiger und Blutarmer nicht.

Die Körpergrösse spielt keine entscheidende Rolle,
allein massgebend ist das richtige Verhältnis zwischen
Körperlänge und Entwickelung der äusseren und inneren
Organe. Haar und Hautfarbe dürfen gleichfalls als unterschiedslos für die körperliche Tauglichkeit angesehen
werden. Ein blonder Mensch, dessen Gesichtsfarbe ein frisches,
gesundes Rot zeigt, ist bei Zutreffen aller übrigen, oben
genannten Bedingungen ebenso tauglich, wie ein dunkel-
haariger, der blasser ist, aber dabei doch gesund und
kräftig aussieht; man darf die Gesichtsfarbe allein niemals für Blutmenge und Blutbeschaffenheit verantwortlich
machen.

In Zusammenfassung vorstehender Ausführungen
dürfte somit durchschnittlich als bestgeeignet für Leben
und Thätigkeit in Ostafrika erscheinen: ein mittel-
grosser, etwa 24 Jahre alter Mann, mit gesunder Gesichtsfarbe, kräftigem Knochenbau, gut entwickelter und
sowohl durch den Militärdienst als auch durch Übung
und Beruf gefestigter, straffer Muskulatur und normalem
Fettpolster, der frei von jeder Krankheitsanlage, gesunde,
durch keine eingreifende Erkrankung angegriffene äussere
und innere Körperorgane, vor allem aber ein gesundes,
kräftig arbeitendes Herz und gesunde, ausgiebig atmende
Lungen besitzt und sich bei stets gutem Appetit und
regelmässiger, normaler Verdauung einer heiteren und
ruhigen Gemütsverfassung, gepaart mit energischem Charakter, erfreut.

Zweites Kapitel.

Vorbereitung zur Reise nach Ostafrika.

Lebensweise.   Besondere Massnahmen.   Ausrüstung.
Abreisezeit.

Lebensweise. Eine besondere Lebensweise und Diät
sind für den in der gemässigten Zone lebenden Europäer
längere Zeit vor der Abreise nach Afrika nicht geboten.
Man bleibe bei den bisherigen Lebensgewohnheiten und
vermeide nur alle Excesse in der Lebensweise, die den
Körper schwächen und die Gesundheit schädigen. Regel-
mässiges, kräftiges Essen verbunden mit dem Genuss des
gewohnheitsmässigen Getränkes, Wein oder Bier in
mässiger Menge, und gute Körperbewegung geben für
einen gesunden Körper ausreichend günstige Vor-
bedingungen für den späteren Aufenthalt in den Tropen.
Besonderes Gewicht ist zu legen auf täglichen regelmässigen Stuhlgang. Störungen desselben bekämpfe
man nicht gleich mit Abführmitteln, sondern suche durch
Genuss von rohem oder gekochtem Obst bei den Mahlzeiten auf die Verdauung fördernd zu wirken. Mässige
Bewegung nach den Mahlzeiten ist gleichfalls anzuraten.
Dringend warne ich, sich kurz vor der Abreise der Gefahr geschlechtlicher Ansteckung auszusetzen. Eine
frische syphilitische Erkrankung, die auf der Reise oder
im Beginn des Tropenaufenthalts zum Ausbruch kommt,
raubt von vornherein dem Körper jede Fähigkeit zu
Existenz und Arbeit in den Tropen. Der Nachtschlaf
betrage nicht unter 7 Stunden, etwaige Gewohnheit, bei
Tage zu schlafen, suche man auch schon in der Heimat

abzulegen. Ausser Beobachtung dieser allgemeinen Gesundheitsregeln sind zwei noch besondere Massnahmen vor der Abreise entschieden notwendig.

Besondere Massnahmen. Schutzpocken - Impfung, wenn die letzte Impfung vor mehr als 6 Jahren vorgenommen ist. Eine sorgfältige Revision der Zähne durch einen Zahnarzt (Plombieren, Ausziehen erkrankter Zähne). Eine regelmässige, morgens und abends vorgenommene Reinigung der Mundhöhle und der Zähne (der ersteren auch womöglich nach jeder Mahlzeit) werden jetzt schon zur Regel. Zur Herstellung von Mundwasser empfiehlt sich am meisten Tinctura Myrrhee 30 Tropfen auf ein Glas Wasser oder Kali hypermanganicum, 1 Kristall auf 1 Glas Wasser, zur Zahnreinigung die im III. Teil angegebene Pasta dentifrica.

Ausrüstung. Als Prinzip derselben gilt, sich mit möglichst wenig Gepäck zu beschweren. An Wäsche nehme man zum gewöhnlichen Gebrauch kein Leinen, dagegen in erster Linie Baumwolle. Rohe Seide oder Jägersche Wollwäsche sind nur für denjenigen, der sich durch längeres Tragen an dieselben gewöhnt hat, zum dauernden Gebrauch zu empfehlen. Danach besteht an warmen trocknen Tagen die tägliche Leibwäsche am besten aus einem baumwollenen Hemd, ebensolchen Unterbeinkleidern und Strümpfen. Zur Reserve namentlich für feuchte, kalte Tage und noch mehr Nächte, besonders auf Expeditionen, ist Flanell- und Wollwäsche angebracht. Zum gewöhnlichen Gebrauch ist letztere dagegen für jeden nicht daran Gewöhnten zu warm und erhöht die ohnehin gesteigerte Reizbarkeit der Haut.

Auch in den obengenannten Ausnahmefällen wird die Haut durch die unmittelbar anliegende Wolle zu sehr gereizt; zeigt sich roter Hund oder Neigung zu Wundwerden und Geschwüren, so ziehe man unter die Wollwäsche baumwollene. Auf Expeditionen trage man lange bis zum Knie reichende, weiche baumwollene Strümpfe. Dieselben müssen durch Tragbänder gut befestigt sein und dürfen am Fuss namentlich an der Ferse keine Falten schlagen. Wollene Strümpfe sind auf Expeditionen nicht zu empfehlen, da sie erfahrungsgemäss auf denselben schlecht gewaschen werden und dadurch einlaufen. Lange baumwollene Strümpfe sind übrigens zur Zeit nicht in Ostafrika zu haben, deshalb sehe man sich in der Heimat mit einer ausreichenden Menge derselben vor.

Für die Nachtruhe ist ein aus Jacke und Beinkleid bestehender Schlafanzug praktisch. Derselbe ist auch sonst als Morgen- und Hauskleid empfehlenswert. Ein unentbehrliches Kleidungsstück für jeden Tropenreisenden ist die wollene Leibbinde. Dieselbe ist bei jeder Verdauungsstörung sofort anzulegen. An Schuhwerk genügen für den ersten Gebrauch zwei Paar naturlederne Schnürstiefel, ein Paar Segeltuchschuhe und ein Paar Schnürschuhe aus wasserdichtem Leinen. Dieselben müssen breite, niedrige Absätze haben und dabei bequem dem ganzen Fusse ansitzen. Zu weite oder zu enge Stiefel werden für den Träger eine Plage. Man nehme keine Stiefel mit, von deren obengenannten Eigenschaften man sich nicht überzeugt hat. Die Reinigung der Stiefel muss stets eine sehr sorgfältige sein, namentlich muss das Leder durch geeignete Stiefelschmiere (Vaselin) stets weich und geschmeidig gehalten werden.

Als Morgenschuhe werden bisher benutzte Leder-
schuhe, wenn noch in gutem Zustande, auch weiter sich
bewähren. Zum Schutze der Unterschenkel auf Märschen
dienen naturlederne Gamaschen. Hohe Schaftstiefel
eignen sich nur zum Reiten und sind für diesen Zweck,
als allgemein getragen, entschieden zu empfehlen. Von
Oberkleidern nehme man ˙3 weisse baumwollene und
2 gelbe Kakeyanzüge mit. Letztere sind in erster Linie
für Arbeitsthätigkeit und Expeditionen sehr praktisch.
Die Ergänzung genannter Kleidungsstücke ist an den
grösseren Küstenplätzen Ostafrikas leicht und billig
möglich. Betreffs europäischer Kleidung genügt ein
Reise- und ein schwarzer Gesellschaftsanzug, sofern
letzterer nicht durch Uniform gegeben ist. Als Kopfbedeckung dient der Tropenhelm mit weissem oder gelbem
Überzug mit grossem Stirn- und Nackenschirm. Ein
Nackenschleier ist im allgemeinen nicht zu empfehlen,
da er, um gehörig gegen die Sonne zu schützen, sehr
dicht sein muss und dadurch auf die Dauer zu warm
wird. Derselbe bringt höchstens, wenn Wind weht, Kühlung.
An Ort und Stelle sind übrigens die verschiedensten
praktischen Formen dieser Kopfbedeckung zu haben.
Man achte beim Kaufen derselben neben der hellen
Farbe vor allem auf eine genügende Dicke des Tropen-
helmes. Ein dünner Tropenhelm gewährt gar keinen
Schutz vor den Strahlen der Tropensonne. Für die
Zeit vor und nach Sonnenuntergang sind leichte weiche
Filzhüte die beste Kopfbedeckung. Als Decken für
Reise und Expeditionen sind eine Decke aus roher Seide
sowie ein bis zwei Kameelhaardecken am meisten zu
empfehlen. Bei Wahl der bunten seidenen Decke achte

man darauf, ob die Farben derselben echt sind. Eine
abfärbende Decke ist ein höchst ärgerliches Ausstattungs-
stück. Zur Kopfunterlage eignet sich am besten ein
zusammenlegbares Gummi-Luftkissen.

Als Schutz gegen den Tropenregen sind wasserdichte
Regenmäntel nicht zu empfehlen. Dieselben werden
nach kurzer Zeit zu warm und hindern die Haut-
ausdünstung. Ein wasserdichter Überzug über den
Tropenhelm und ein sogenannter Poncho, die Arme frei-
lassender wasserdichter Überwurf, leistet auf Expeditionen,
ein genügend grosser Regenschirm auf der Station die
besten Diensten dem, der sich gegen den Tropenregen
schützen will. Da die Regengüsse ausserhalb der Regenzeit
meistens kräftige aber nur kurzdauernde Regenschauer
sind (diese können ja nur für Expeditionen in Betracht
kommen), so wird der Poncho, der gegen dieselben
schnell übergeworfen, lose über dem Körper hängt, nicht
zu warm, zumal da er auch Raum für die Haut-
ausdünstung giebt. Als Reisekoffer bewähren sich am
meisten die wasserdicht verschliessbaren Blechkoffer,
welche mit Füllung eine Trägerlast ausmachen. Zur
täglichen Wäsche empfehle ich einen Badeschwamm und
eine zusammenlegbare Gummibadewanne, in der man
stehend den ganzen Körper mit dem genannten Schwamm
bequem abspülen und abwaschen kann. Empfehlenswert
ist ausserdem für den Hausgebrauch ein an seinem Boden
mit verschliessbarer Brause versehener Eimer, der mit
einer festen Schnur an einem Haken in der Zimmerdecke
sich aufhängen und auf- und niederziehen lässt. In der
untergestellten Wanne stehend kann man bequem durch
Zug an der die oben genannte Brause öffnenden und

schliessenden Schnur ein Douchebad nehmen. Die übrigen
Ausrüstungsgegenstände habe ich in der folgenden Liste
für eine erste Ausrüstung aufgeführt und bedürfen dieselben keiner weiteren Erklärung.

1 Essbesteck.

1 grosse Feldflasche von Kupfer.

1 kleine Taschen-Feldflasche.

1 Jagdmesser mit 2 Scheiden, 1 Taschenmesser
mit Korkzieher.

Taschentücher.

Handtücher, Frottir-Tücher, Badelaken.

Tasche für Toilettengeräte.

Toilettenseife.

Reisemütze.

Armee-Doppelfernrohr.

Kompass.

Perthes Taschenatlas.

Notizbücher mit Bleistift.

wasserdichte Lagerdecke.

Feldbett (zum Aufstellen und Aufhängen
eingerichtet, auch als Krankentrage verwendbar, dazu Sonnensegel.)

3 Bettlaken.

3 Kopfkissenüberzüge.

2 Moskitonetze.

wasserdichter, verschliessbarer Sack.

Petroleumlampe (auch in Deutsch-Ostafrika
zu erhalten).

Sturmlaterne.

Lichte.

Leuchter.

Zusammenlegbarer Lehnstuhl mit Riemen.
Generalkarte von Afrika.
Karte von Ostafrika.
Kochgeräte.
Zelt für Expeditionen.
Wasserkloset zum Gebrauch auf Stationen.
Klosetstuhl für Expeditionen.
Pneumatische Handeismaschinc.

Der Arznei- und Verbandmittelbedarf für etwaige
Erkrankungsfälle zur ersten Selbsthülfe auf der Reise,
sowie an Ort und Stelle bis zum Eintreffen notwendig
werdenden ärztlichen Beistandes ist von mir in mehreren
kleineren und grösseren Apotheken (Taschen - Reise -
Stations-Schiffsapotheken) zusammengestellt, von denen
bereits sämtliche Formen zum Teil in Ost- und Westafrika in Gebrauch sind. Dieselben enthalten die nötigsten
Arzneien sowie chirurgische Instrumente und Verbandmaterial mit Gebrauchsanweisungen. Bezüglich näheren
Aufschlusses über erste Hilfe für sich selbst und andere
bei Erkrankungen und Unglücksfällen siehe Teil II.*)

Abreisezeit. Als Abreisezeit ist für den, welcher
sich dieselbe wählen kann, am meisten der Monat Mai
und Juni zu empfehlen. Wer Anfang Mai oder Juni
die Reise nach Ostafrika antritt, kommt Anfang oder Mitte
Juni oder Juli in Ostafrika an. Der Übergang aus dem
heimatlichen Klima in das tropische ist in der genannten

---

*) Anmerkung. Alle vorstehend empfohlenen und
aufgeführten Ausrüstungsstücke werden von dem deutschen
Offizier-Verein geliefert und finden sich in den Räumen
desselben zur Besichtigung ausgestellt.

Zeit für den Beginn der Akklimatisation der beste, der Juni und auch noch der Juli sind in Ostafrika die ersten Monate der kühlen Jahreszeit. Die grosse Regenperiode ist nicht nur vor Beginn derselben abgelaufen, sondern auch die nachfolgende, für Erkrankung an Malaria-Fieber besonders günstige Auftrocknung des durch den Dauerregen durchnässten Bodens zumeist beendet. Die Temperatur hält sich im Durchschnitt noch auf der heimatlichen Gradzahl, um allmählich erst wieder anzusteigen (vergleiche Kapitel IV).

Bei Wahl der oben angegebenen Zeit trifft der Reisende allerdings im Roten Meere sehr grosse Hitze an, da die kühle Zeit in demselben in die Monate Dezember, Januar, Februar fällt. Allein es erscheint ratsamer, die höchstens 5 Tage während heisse Fahrt durch dasselbe auszuhalten, um bei günstiger Zeit in Ostafrika anzukommen, als bei Wahl der genannten kühlen Monate zur heissen Zeit oder Regenzeit dort einzutreffen.

Drittes Kapitel.

Verhalten auf der Reise nach Ostafrika.

Abfahrtshäfen. Gepäck. Verhalten vor der Abfahrt. Lebensweise an Bord. Seekrankheit. Aden. Indischer Ozean. Ernährung. Diät.

Abfahrtshäfen. Die Reise wird, wie bekannt, bis auf den kurzen Landweg zum Hafenplatz, zur See zurückgelegt. Sie beträgt, falls man von einem Mittelmeerhafen an Bord geht, von Deutschland aus durchschnittlich 21 bis 22 Tage, von denen 3 Tage auf die Landreise gerechnet werden. Wird jedoch ein deutscher Hafen (Hamburg) als Abfahrtspunkt gewählt, so dauert dieselbe ca. 31 bis 32 Tage. Es empfiehlt sich indessen, von einem Mittelmeerhafen, Marseille, Neapel, Brindisi, an Bord zu gehen. Wählt man die am 12. jeden Monats von Marseille auslaufenden Dampfer der Messageries maritimes, so nimmt man am zweckmässigsten sein ganzes Gepäck mit sich. Bei Vorzug der letztgenannten beiden Häfen Neapel oder Brindisi, welche von den Schiffen der „Deutsch - Ostafrika - Linie" (Hamburg — Ostafrika) angelaufen werden — der letztere ist auch zugleich Abfahrtshafen der Schiffe der British India-Line —, sendet der Reisende zweckmässig sein grösseres Gepäck, welches er auf der Reise voraussichtlich nicht gebraucht, 4 Tage vor dem Abfahrtstermin genannter Schiffe von Hamburg mit Seeversicherung an die Firma Woermann & Co. in Hamburg. Seine für die Reise notwendigen Kleidungsstücke und Utensilien führt er dagegen in einem Koffer mit sich.

Verhalten vor der Abfahrt. Vor dem Verlassen des Hafens bitte ich nochmals, meine schon einmal oben ausgesprochene Warnung vor geschlechtlichen Excessen beherzigen zu wollen. Wer sich dennoch in Gefahr geschlechtlicher Ansteckung begiebt, den verweise ich auf Teil II „Ansteckung", Geschlechtsgenuss, Geschlechtskrankheiten. Die Seereise selbst bringt jedem, der dieselbe noch nicht kennt, zunächst, abgesehen von der Seekrankheit, auch schon vor Eintritt in die Tropen veränderte Lebensbedingungen für den Körper. Auf der cinen Scite wirkt die reine, frische Seeluft sowohl auf Atmungs- und Blutorgane, wie auf den Appetit wohlthuend und fördernd ein. Auf der anderen Seite jedoch entsteht in erster Linie durch die mangelnde Körperbewegung Störung im Verdauungsgeschäft. Dieselbe äussert sich besonders durch Stuhlverstopfung. Deswegen suche man sich regelmässig Körperbewegung, namentlich in Verbindung mit der regelmässigen Einnahme der Mahlzeiten zu verschaffen. Danach empfiehlt sich ungefähr folgende Tageseinteilung:

Lebensweise an Bord. Aufstehen nicht nach 7 Uhr morgens; Vollbad je nach der Lufttemperatur kalt oder warm. Die in den Baderäumen angebrachten Seewasserbrausen geben eine erfrischende und kräftigende Körperdouche. Dabei ist jedoch der mit einer Badekappe bedeckte Kopf nur zu Beginn des Bades unter die Brause zu bringen. Letztere lässt man hauptsächlich auf die Brust und mehr noch auf den Rücken einwirken. Die Dauer des Bades darf 10 Minuten nicht übersteigen.

Nach demselben trockne man den Körper mit einem Frottir-Badelaken, indem man zuerst die Füsse, dann den übrigen Körper, zuletzt den Kopf abtrocknet. Brust und Rücken ist dabei kräftig zu reiben. Zeigt sich, dass die Haut, namentlich bei Einfahrt in das Rote Meer, zu empfindlich gegen das Seewasser wird (Hautausschläge, roter Hund), so wasche man jeden Morgen den ganzen Körper mit Süsswasser. An das Bad schliesst sich ein kurzer Spaziergang an Deck von 5—10 Minuten, demselben folgt das erste Frühstück. Getränk: Kaffee, Thee oder Cacao. Letzterer bei Neigung zu Stuhlverstopfung nicht ratsam. Zu den genannten Getränken ge-

niesse man als erste Speise Zwieback und gehörig durch-
gebackenes Weissbrot mit Fruchtgelee, dann Butter-
brot und kaltes Fleisch, auch zwei gekochte Eier sind
zu empfehlen. Ist Unregelmässigkeit im Stuhlgang eingetreten, so weise ich auch hier nochmals auf den Genuss von Früchten vor dem Frühstück hin. An das
reichliche erste Frühstück reiht sich ein Spaziergang an
Deck, der nicht unter einer halben Stunde währen darf.
Die Zeit bis zum zweiten Frühstück (12 Uhr) widme
man der Arbeit, Lektüre oder Unterhaltung, um ½ Stunde
vor demselben wiederum einen Spaziergang anzutreten.
Nach der Mahlzeit kurze Ruhe an Deck, aber nicht
Schlafen. Die Zeit bis zum Mittagessen (6 Uhr) füllt
sich bei mangelnder Arbeit angenehm durch gemein-
schaftliche Spiele, zu denen mannigfaltiges Material sich
an Bord befindet, aus. Die letzte halbe Stunde vor der
Hauptmahlzeit dient der Toilette zu derselben. Nach
der Mahlzeit wiederum kurze Ruhe. Den Schluss des
Tages bildet gewöhnlich die Teilnahme an der durch
längere Seefahrt gebotenen Geselligkeit.

Ehe der Reisende (gegen 10 oder 11 Uhr) das
Nachtlager aufsucht, empfehle ich ihm besonders bei
schönem Mond und Sternenhimmel einen kurzen Schluss-
spaziergang. Was die Nachtruhe selbst anbetrifft, so ist
Schlafen an Deck nicht ratsam. Unerwartete Abkühlung,
Nebel und plötzliche Regengüsse geben Veranlassung zu
Erkältungen. Der frühzeitige Beginn des Tagesdienstes
an Bord raubt dem, der erst spät eingeschlafen, einen
Teil seiner notwendigen Ruhe. Letztere Erinnerungen
gelten namentlich für den Eintritt in das subtropische

und tropische Klima, bei dem schon oft die Anzeichen mangelhaften Nachtschlafes sich bemerkbar machen. Was das Tabackrauchen anbetrifft, so möge das viele Rauchen schwerer Cigarren schon frühzeitig eine Einschränkung erfahren und im allgemeinen eine kräftige Cigarre nur im Anschluss an das Mittagessen geraucht werden. Morgens und abends ziehe man leichtere Cigarren vor, niemals rauche man nüchtern, d. h. ohne etwas genossen zu haben des Morgens. Stellt sich Herzklopfen nach kräftigen Cigarren ein, was ich in den Tropen häufig beobachtet habe, so wähle man leichte, trockene Cigarren. Diese sind in Ost- und Westafrika schwer und teuer zu bekommen. Es ist deshalb angebracht, gleich aus der Heimat einen nicht zu geringen Bedarf von Cigarren verschiedener Stärke in verlöteten Kisten (Holzkisten zu 100 Cigarren zusammen verlötet) mitzunehmen und sich gleich für etwaige Nachsendungen in derselben Verpackung zu sichern. Der Cigarettenraucher findet allerdings auf der Reise in Port-Said gutes Rauchwerk, mit dem er nicht versäume, sich zu versehen.

Seekrankheit. Ein gefürchteter Begleiter aller Seereisenden ist die Seekrankheit. Nur wenige Glückliche bleiben von derselben ganz verschont. Ein geringer Teil bekommt sie schon kurze Zeit nach dem Betreten des Schiffes beim Beginn der geringsten Schwankungen desselben, um sie vor Beendigung der Fahrt nicht wieder los zu werden. Die Durchschnittszahl verfällt ihr nur bei heftigeren Schiffsbewegungen. Ein guter Teil, namentlich des männlichen Geschlechts, überwindet sie, jedenfalls bis auf leichte und erträgliche Beschwerden. Das Wesen der Seekrankheit beruht auf Störungen des regelmässigen

Blutkreislaufes im Körper durch die Schwankungen des
bald sich um seine Längsachse, bald um seine Querachse
bewegenden Schiffes, welches der Seemann „Stampfen",
bezw. „Schlingern" nennt.

Die hauptsächlichsten Beschwerden zeigen sich neben
dem allgemeinen Schwindelgefühl und Kopfschmerz in
Übelkeit und Erbrechen. Ein spezifisches Mittel gegen
die Seekrankheit giebt es nicht. Alle angepriesenen
Arzneien dürfen keinen allgemeinen Wert beanspruchen,
wohl aber kann jeder, von einigen ganz hilflosen Unglücklichen abgesehen, durch sein eigenes Verhalten
dazu beitragen, des Übels Herr zu werden. Zu diesem
Zwecke richte er sich im grossen und ganzen nach
folgenden Vorschriften: Man trete niemals mit nüch-
ternem Magen die Seereise an, sondern nehme im Gegenteil, je nach der Tageszeit, entweder kurz vor oder kurz
nach dem Betreten des Schiffes eine gebratene Fleischspeise, am besten ein gutes Beefsteak, mit einem Glas
guten Rot- oder Portwein oder gar Sekt zu sich.
Prinzipiell wähle man zum Tagesaufenthalt das Deck
und meide nach Möglichkeit die Kajüte. Gerade bei
dem ersten Unwohlsein verharre man mutig an Deck
und bleibe möglichst in der Mitte des Schiffes, den Blick
nach dem Horizont gerichtet. Ein etwa dem Neptun
gebrachtes erstes Opfer darf niemand vor dem Genuss
der Mahlzeiten zurückschrecken. Man überwinde nach
Möglichkeit sein Übelbefinden und biete dem Magen
leichtgewürzte Speisen mit Wein. Fasten hilft jedenfalls
nicht gegen die Seekrankheit. Bewegung an Deck mit
gespreizten Beinen und etwas nach hinten übergelegtem
Oberkörper ist besonders bei guter Brise von wohl-

thätiger Wirkung. Wer seines Unwohlseins und seiner
Übelkeit so nicht Herr zu werden glaubt, der lege sich
mittschiffs mit möglichst horizontal gestrecktem Körper
hin, versuche jedoch, sobald ihm besser geworden ist,
sich immer wieder Bewegung zu machen. Ein kleiner
Wink für den, der dem Meeresgotte opfert, möge der
sein, sich stets mit dem Winde, auf der Leeseite des
Schiffes über Bord zu beugen. Bei unstillbarem Erbrechen habe ich oft Aufhören desselben nach Einnehmen
von 1—2 Tropfen reiner Jodtinktur, in ein halbes Glas
Wasser geträufelt und gut aufgelöst, beobachtet. Das
beste Mittel bleibt jedenfalls neben Befolgung der vorher
gegebenen Winke, die eigene Energie, um auch bei
schwererer Erkrankung sich auf ein erträgliches Mass
des Befindens zu bringen.

Das rote Meer. Den ersten Vorgeschmack tropischer
Temperatur bekommt der Reisende auf dem Wege nach
Ostafrika nach Einfahrt in das rote Meer. Den
grössten Teil des Jahres über herrscht in demselben
eine Durchschnittstemperatur von 24° (Reaumur). Die
Hitze wirkt um so bedrückender, als fast durchweg in
demselben zugleich jegliche Windbewegung fehlt. Die
letztere beginnt gewöhnlich erst wieder kurz vor der Aus-
fahrt durch die Strasse von Bab-el-mandeb. Im roten
Meer wird der Reisende zuerst seine Tropenkleidung anlegen. Dabei mache er schon jetzt zur Regel, niemals
an Deck, wenn dasselbe auch teilweise durch das Sonnensegel gegen die Sonnenstrahlen Schutz bietet, ohne hinreichend schützende Kopfbedeckung sich aufzuhalten.
Dasselbe gilt gleich nach Verlassen des roten Meeres
auch besonders für die, welche in Aden an Land gehen.

3

Aden. Indischer Ozean. Der Rest der Reise im indischen Ozean wirkt nach der Durchfahrt des roten Meeres und dem Besuch des heissen Adens durch die frische Seebrise von neuem belebend. Vorsicht bezüglich der Kleidung ist namentlich für die Abkühlung der Temperatur in den Abendstunden dringend ratsam. Wer im roten Meer es gar nicht mehr des Nachts in der Kajüte hat aushalten können, der kehre daher jedenfalls jetzt wieder dorthin zurück.

Ernährung. Diät. Was die Nahrung und Verdauung derselben schon vor Einfahrt in den Suezkanal anbetrifft, so glaube man nicht mit dem Eintritt in das tropische Klima eine besondere, von der in der Heimat gewohnten Lebensweise abweichende Diät einschlagen zu müssen. Man vermeide nur zu fette Speisen, ziehe magere Fleischdiät vor und unterstütze anregend die Verdauungsthätigkeit durch leichte Gewürze, wozu die Schiffstafel ja reichlich, wie beispielsweise durch mannichfaltige mit Curry-Pulver zubereitete Gerichte Gelegenheit bietet. Die gerade jetzt stärker in den Vordergrund tretende Neigung zu Verstopfung suche man in der oben schon angegebenen Weise durch Genuss von Früchten (man darf ruhig 2 Apfelsinen geniessen) auf nüchternen Magen, mit nachfolgender Bewegung an Deck zu bekämpfen. Erst wenn dieselbe nach diesem Verfahren nicht weicht, so greife man zu Abführmitteln. Als das angenehmste und die Verdauungsorgane am wenigsten schwächende darf das deutsche Fruchtsalz, von dem der Reisekoffer 2 Flaschen enthalte, bezeichnet werden. Ein Theelöffel desselben auf $1/4$ Liter Wasser gleich nach dem Umrühren und Aufbrausen der Flüssigkeit, des Morgens auf nüchternen

Magen getrunken, wirkt besonders bei nachfolgender Körperbewegung lange Zeit in derselben Dosis. Man steigere dieselbe erst, wenn die Wirkung mehrere Tage hindurch auch bei reichlichem Früchtegenuss während der Mahlzeiten geringer wird oder ganz ausbleibt. Mit Fruchtsaft im Wasser vermischt, liefert das Salz eine angenehme und erfrischende Brauselimonade.

Die im Beginn der Seefahrt durch die Schiffs-bewegungen und die Seekrankheit bedingte nächtliche Schlaflosigkeit weicht nach Gewöhnung an den neuen Aufenthaltsort, um bei Eintritt in tropische Gegend und Temperatur bei manchem sich wieder einzustellen. Die-selbe ist zunächst durch kalte Abreibungen des Körpers, besonders des Rückens und im Anschluss daran durch reichliche Bewegung bis zu grosser Ermüdung vor dem Schlafengehen zu bekämpfen. Erst wenn diese voll-ständig erfolglos ist, nehme man ein Schlafmittel, niemals aber, das sei hiermit das erste Mal betont, das gerade in den Tropen besonders gefährliche Schmerzlinderungs- und Betäubungsmittel, das Morphium. Das Mittel, welches einen dem natürlichen am meisten ähnlichen Schlaf be-wirkt und keinerlei unangenehme oder schädliche Neben-wirkung ausübt, ist das Sulfonal 1 Tablette = 1 gr zwei Stunden vor der beabsichtigten Nachtruhe genommen.

3*

Viertes Kapitel.

Einfluss des ostafrikanischen Klimas auf den Organismus des Europäers.

Klimatische Verhältnisse Ostafrikas. Einfluss des ostafrikanischen Klimas. Malaria-Erkrankungen.

Klimatische Verhältnisse Ostafrikas. Das deutschostafrikanische Küstengebiet liegt zwischen dem 4. und 11. Grad südlicher Breite. Wenn das Klima der Küstengebiete hier als das massgebende angesehen wird, so liegt der Grund dafür in den hygienischen Verhältnissen desselben im Vergleich zum Binnenlande. Denn gerade die Küste stellt gleich dem auf ihr zuerst den Boden Ostafrikas betretenden Europäer alle klimatischen Feinde, sowohl bezüglich der Temperatur- wie der Krankheitsverhältnisse entgegen, wie sie im Innern nicht schlimmer, eher bei dem ansteigenden Boden weniger gefährlich gefunden werden. Die Jahreszeiten Ostafrikas werden durch zwei in regelmässigem Wechsel wehende Winde, den schwächeren Nordost-Monsun und stärkeren Südwest-Monsun beherrscht und geschieden. Die Zeit des Nordost-Monsun ist die trockene und heisse Jahreszeit, sie erstreckt sich vom November bis zum März, die des Südwest-Monsun ist die kältere, feuchte Jahreszeit vom April bis zum Oktober. Die Trennung beider Jahreszeiten geschieht durch die grosse, vom Ende des März bis zur ersten Hälfte des Mai sich erstreckende und die kleine in den Oktober fallende Regenzeit. Von der kalten grossen Regenzeit steigt die Temperatur allmälig, zuerst sehr langsam und im Steigen durch die kleine Regenzeit aufgehalten an. Die heisseste Periode fällt in die Zeit von der zweiten Hälfte des Dezember bis zum Ende des März. Die mittlere Temperatur an der Küste beträgt 23—25° R. Die Temperaturschwankungen der einzelnen Jahreszeiten sind nur geringe und betragen durchschnittlich nicht mehr wie 3—4°. Ebenso beläuft sich die tägliche Abkühlung in der Regel nicht auf mehr.

Einfluss des ostafrikanischen Klimas. Die nachteilige Einwirkung des ostafrikanischen Klimas beruht erstens auf der geringen Abkühlung und dem hohen Feuchtigkeitsgehalt der Luft. Der Einfluss desselben lässt sich folgendermassen zusammenfassen. Infolge des hohen Dunstdrucks der feuchten und sauerstoffarmen Luft ist die Sauerstoffzufuhr zu den Lungen und dem Blute eine verringerte, die Blutbeschaffenheit wird verschlechtert, es entwickelt sich Blutarmut.

Andererseits wird die Abkühlung des Körpers durch Wasserabgabe seitens der Lungen und der Haut-verdunstung des reichlich abgesonderten Schweisses infolge des hohen Wassergehaltes der Luft beeinträchtigt. Es entsteht Wärmestauung sowie eine Vermehrung des Wassergehalts des Blutes, besonders bei gleichzeitigem, reichlichem Trinken; letzteres, bedingt durch die gesteigerte Schweissabsonderung und das daraus entstehende vermehrte Durstgefühl, steigert den Druck in der grossen Leberblutader (Pfortader) und bewirkt so eine Blutüberfüllung der Leber. Ebenso wird durch die viele Flüssigkeitszufuhr die Verdauungsthätigkeit des Magens abgestumpft.

Die Folgen der klimatischen Einwirkung des ostafrikanischen Klimas auf den Organismus des aus anderer Zone stammenden Europäers äussern sich somit zunächst in beschleunigter Atmungs- und Herzarbeit, in erhöhter Haut-, verminderter Nierenthätigkeit (Schweiss vermehrt, Urin verringert und konzentrierter). Der Magen ferner neigt zu Verdauungsstörungen (Appetitlosigkeit, Übelkeit, auch Sodbrennen), dabei ist die Darmthätigkeit in der Minderzahl der Fälle gesteigert (Durchfall), in der Mehrzahl verringert und träge (Verstopfung). Die gesteigerte Leberthätigkeit hat eine vermehrte Gallenabsonderung zur Folge. Die Blutbeschaffenheit verschlechtert sich, es entwickelt sich Blutarmut. Schliesslich macht sich bei den meisten Menschen gerade zu Anfang ihres Aufenthaltes eine gesteigerte Erregbarkeit des Nervensystems geltend. Dieselbe äussert sich beispielsweise in grosser Erregtheit bei ganz geringen Anlässen bei dem einen, in einer Neigung, selbst unbedeutende Dinge sehr schwer und ernst zu nehmen bei dem andern.

Durch diese Beeinflussung der Organe des menschlichen Körpers wird die Disposition zu den beiden Hauptkrankheiten Ostafrikas, dem Malaria-Fieber und der Dysenterie (Ruhr) erhöht. Was nun das Akklimatisationsvermögen des Europäers diesen hygienischen Verhältnissen Ostafrikas gegenüber anbelangt, so besitzt derselbe nicht die Fähigkeit zu dauerndem Aufenthalte daselbst ohne Verminderung seiner Arbeitskraft und Verschlechterung seines Gesundheits- und Kräftezustandes.

Seine Widerstandsfähigkeit nimmt direkt proportional zur Länge des Aufenthalts im Klima ab.

Malaria-Erkrankungen. Der Grund dafür liegt

weniger in den Temperaturverhältnissen und der Luft-
beschaffenheit, als in den Malaria-Erkrankungen.
Nach kürzerer oder längerer Zeit ist bis jetzt jeder,
der grössere Strecken Ostafrikas bereist hat, von den-
selben befallen worden. In ihnen ist der Hauptfeind der Gesundheit, Körperkraft und ausdauernder Arbeitsthätigkeit bisher zu suchen
gewesen. Allein zwei Waffen, abgesehen von Arzneimitteln,
werden schon jetzt erfolgreich gegen sie geführt. Das
ist die hygienische Verbesserung der Boden- und Woh-
nungsverhältnisse und eine sachgemässe Lebensweise.
Die Forschungsreisenden, die wissenschaftlichen und mili-
tärischen Expeditionen werden wohl stets mit ihnen zu
rechnen haben. Der in den Hauptplätzen der Verwaltung,
des Handels und Verkehrs thätige Beamte und Kolonist
aber wird in nicht allzu ferner Zeit die Gewähr jahre-
langer, fruchtbringender Arbeit durch das schnelle Auf-
blühen deutscher Kultur gerade in hygienischer Beziehung und sachgemässer Lebensweise finden.

Fünftes Kapitel.

Hygienische Vorschriften für die Ansiedelung in Ostafrika.

**Wahl des Ansiedelungs-Platzes. Baumaterial. Bauart.
Panka. Aborte.**

Wahl des Ansiedelungs-Platzes. Bei Auswahl des
Wohnortes sind feuchte Ebenen und Sumpfgegenden zu

meiden. Zu Wohnplätzen eignen sich am besten Höhen,
auf denen die Temperatur und der Feuchtigkeitsgehalt
der Luft verringert, die Windwirkung verstärkt und
somit die Ventilation verbessert ist. Höhen mit geneigten
Abhängen und undurchlässigen Bodenschichten sind die
zur Niederlassung geeignetesten, da auf diesen der Wasser-
abfluss leicht und somit Stagnieren des Wassers und
Sumpfbildung ausgeschlossen ist. Deshalb wähle man,
wenn möglich, nicht als Untergrund der Wohnstätte
Boden von Kalk, Lehm oder Thon, sondern ziehe Granit
und Gneis vor. Von den letztgenannten Steinarten ist
die erstere seltener, die letztere häufig in Deutsch-Ostafrika, namentlich im Küstengebiet anzutreffen. Reiner,
trockner Sandboden, namentlich mit Flächenneigung, darf
ebenfalls als guter Baugrund angesehen werden. Der
Platz um das Wohnhaus selbst muss freigelegt werden.
Bäume und Strauchwerk in der nächsten Umgebung sind
auszurotten. Befinden sich jedoch Sümpfe in der Nähe,
so lasse man gegen den Wind, der über dieselben gestrichen ist, eine Baumwand stehen, oder schütze bei
Mangel an Bäumen und Sträuchern die Häuser durch
Neuanpflanzung, natürlich immer mit Berücksichtigung
des um dieselben herum notwendigen freien Platzes.
Der gewonnene Raum ist zunächst zu drainieren und zu
kanalisieren zum besseren Abfluss der flüssigen Abfallstoffe sowie des Wassers in der Regenzeit. Das Haus
selbst umgiebt am geeignetsten ein gepflasterter Hof,
an welchen sich Gemüse- und Pflanzengärten (Eucalyptus,
Sonnenblumenanpflanzungen) schliessen. Was die Natur
der Sümpfe selbst anbetrifft, so zeigen dieselben zunächst
keinen Wasserspiegel, sondern bilden eine schlammige

Oberfläche, unter welcher der Morast sich mehr oder
weniger tief bis zu festerem Grunde erstreckt. In den
Regenperioden bilden sich in ihnen naturgemäss grössere
Wasseransammlungen, welche in den trockenen Jahreszeiten zum Teil schwinden. Das einzige Mittel, diese
Sümpfe dauernd unschädlich zu machen und die aus
ihnen aufsteigende Malaria zu vernichten, ist Trocken-
legen durch Drainage und Aufschüttung.

Baumaterial. Bauart. Von einheimischem Baumaterial eignet sich am meisten Mangroweholz und Gneis
oder Korallenfels, als Bindemittel Korallenkalk. Aus
dem Mangroweholz werden die sehr festen Buritis, Bau-
pfähle und Balken, gewonnen. Das Fundament muss
trocken liegen, darf auch niemals bei der Regenzeit im
Niveau des Grundwassers stehen. Bei feuchtem Grund
und Boden baue man auf Pfählen, Steinpfeilern oder
nehme zur Grundlage ein Betonschicht (bestehend aus
kleinen Steinen in Cement gebettet). Die Fussböden
müssen von Stein oder Cement, die Wände möglichst dick,
wenn möglich doppelt, mit zwischenliegender Luftschicht
sein. Die Zimmer lege man geräumig und hoch mit
guter Ventilation durch Fenster und Thüren an. Die
Dächer seien flach und mit Abzugsrinnen versehen. Das
Gerüst sei aus festem Holz, auf dem Steine durch Cement
oder Korallenkalk verbunden ruhen. Die nach diesen
Grundsätzen in Deutsch-Ostafrika gebauten erfahrungsgemäss bewährten Häuser sind folgendermassen konstruiert.
Das Fundament bilden in seiner untersten Schicht Stein-
pfeiler aus Korallen. In dieselben sind eiserne Pfeiler
eingelassen, kombinierte Steineisen-Pfeiler, welche zum
Schutz gegen die Insekten mit Theer bestrichen sind,

oder ungefähr in der Mitte ihrer Länge wassergefüllte Pfannen tragen. Statt der Eisenpfeiler werden auch Pfeiler ganz aus Stein gebaut. Auf diesen Pfeilern ruht das in Fussböden, Wänden, Decken und Dach aus Eisenschienen und Beton bestehende Haus. Dasselbe wird in der Weise gebaut, dass nach Aufstellung des Schienengerüstes die Zwischenräume desselben auf Holzunterlagen mit Betonmasse ausgefüllt werden. Das Holzgerüst wird nach Erhärten der letzteren entfernt. Thüren und Fenster bestehen aus dem gewöhnlichen Material, (Holz, Eisen, Glas) und sind mit Ventilations- und Schutz-Vorrichtungen versehen. Neben den aus genanntem Material gebauten Häusern sind vom hygienischen Standpunkte in gleicher Weise zu empfehlen die aus Metallgerippe mit Cementumhüllung und Hartgipsplatten kombinierten, nach dem System der Aktiengesellschaft für Monierbauten hergestellten Häuser. Die aus genanntem Material bestehenden Fussböden, sowohl die Cement-, wie die Hartgipsdielen sind völlig dicht gegen Grundwasser und lassen weder das zu ihrer Reinigung verwandte Wasser durch, noch saugen sie dasselbe an; dadurch wird ein vollständiger Abfluss des Spülwassers und somit schnelle Wiederherstellung eines trockenen Fussbodens möglich. Nach demselben System werden Zimmerdecken, sowie wärme- und regendichte Wände und Dächer hergestellt. Die Aussenwand besteht nach demselben aus dem Cement tragenden Eisenfachwerk, die Innenwand aus Hartgipsplatten, die letztere ist durch eine Luftschicht von der ersteren getrennt. Die in grösseren Zwischenräumen von einander stehenden Verbindungpfeiler bestehen gleichfalls aus Hartgipsplatten. Die Fugen der Fussböden

und Deckenfüllungen, die Aufnahme- und Brutstätten
der Krankheit erregenden und übertragenden Pilze
kommen ganz in Fortfall. Aus diesem Material ge-
baute Häuser sind empfehlenswert durch ihre verhältnis-
mässige Billigkeit und leichte Transportfähigkeit, ihre
grosse Dauerhaftigkeit und ausserordentliche Widerstandsfähigkeit gegen Feuer, Wasser sowie jede mecha-
nische Gewalt. Besonders bemerkenswert ist, dass das
von Cement umhüllte Eisen niemals rostet. Dabei sind
die Häuser schnell gebaut und durch schnelle Erhärtung
und Trocknung des Baumaterials in kurzer Zeit nach
dem Aufbau bewohnbar.

Thüren und Fenster bestehen aus demselben Material
wie bei den Betonbauten.

Panka. Eine einfache, praktische und angenehme
Ventilationsvorrichtung in Tropenländern ist die Panka.
Dieselbe besteht in Ostafrika z. B. gewöhnlich aus einem
leichten Holzrahmen, in dem ein Stück dünnes Zeug
ausgespannt und befestigt ist. Die Panka ist in Ringen
beweglich an der Zimmerdecke angebracht und gewährt,
mit einer nach einer Zimmerecke oder in einen Neben-
raum geführten Leine von einem Diener in gleichmässig
schwingende Bewegung gesetzt, namentlich bei der Mahlzeit angenehmen kühlen Luftzug. In grösseren Räumen
werden mehrere parallel aufgehängte und durch Leinen
mit einander verbundene Pankas angebracht.

Aborte. Was die Frage der Aborte betrifft, so hat
sich an den Küstenplätzen, beziehungsweise an allen
anderen Orten, wo durchlässiger Sandboden ist, die Anlage von Senkgruben (welche sich auch in allen Araber-
häusern finden) bewährt. Die allmälige und ununter-

brochene Aufsaugung der menschlichen Abfallstoffe durch
den Sandboden muss natürlich durch ausreichende Wasser-
zufuhr unterstützt werden. Die letztere lässt sich am
zweckmässigsten durch Wasserklosets, die ich bereits in
dem ersten von mir in Bagamogo eingerichteten Lazareth
aufstellen liess, erreichen. Die Anbringung derselben
kann in jedem beliebigen Stockwerke eines Hauses über
dem zur Senkgrube führenden Rohr, oder auf dem Hof
über derselben geschehen. Die genügende Menge Spül-
wasser wird täglich einem zu dem Wasserkloset gehörigen
und mit ihm durch Bleirohr verbundenen Wasserbehälter,
der an der Wand des Abortes oberhalb des Klosets angebracht ist, zugeführt. Die Vorrichtung zum Wasser-
spülen ist die bekannte. Die Wassermenge lässt sich
natürlich im Bedarfsfalle, z. B. bei einer ansteckungs-
verdächtigen Darmerkrankung eines Hausmitgliedes durch
Zusatz von geeigneten Mitteln (siehe II. Theil Acidum
carbol. Kreolin) zu einer Desinfektionsflüssigkeit um-
wandeln. Über das weitere Verhalten bei Darmerkrankungen zur Verhütung von Ansteckungen, (siehe Teil II,
Ansteckung, Darmerkrankungen, Dysenterie). Wenn
auch schon das Senkgrubensystem unter den oben angegebenen Verhältnissen als ein vom hygienischen Standpunkte hinreichend sicheres angesehen werden kann, so
lässt sich noch mehr für alle Plätze, die am Meere oder
an Flüssen mit hinreichender Strömung liegen, die Kanali-
sationsanlage empfehlen. Bei derselben verdienen zur
Vermeidung jeder Stockung und Verstopfung zwei Gesichtspunkte in erster Linie Berücksichtigung, erstens
allmäliges Abfallen des Kanalgrundes nach der Ab-
flussstätte — dem Meere oder dem stromabwärts vom

Wohnort gelegenen Flusslaufe, zweitens Vermeidung jedes Winkels, jeder Knickung der Abzugskanäle. Die letzteren müssen beständig bergab führend, wenn sie nicht geradlinig geführt werden können, jede Richtungsänderung im Bogen überwinden. Wo die genannten Anlagen nicht ausführbar sind, müssen Aborte angelegt werden, die transportable Gefässe zum Fortschaffen der Stuhlentleerung in angemessene Entfernung vom Wohnplatze ermöglichen. Die peinlichste Reinigung, wenn möglich, tägliche Desinfektion dieser Aborte muss eine der Hauptaufgaben der Haushygiene sein. Die Wasserklosetanlage lässt sich übrigens auch bei genügend grossen Unterstellgefässen bei diesem (Tonnen-)System anbringen. · Bei Vermeidung von Spülwasservergendung und häufigerer Entleerung der Aborte ist dieselbe entschieden auch hier zweckmässig.

Wo für die Schwarzen des Hausstandes oder der Station derartige Anlagen noch nicht ausführbar sind, muss für dieselben in angemessener Entfernung der Station eine Senkgrube ausgeschachtet werden, welche unter gewöhnlichen Verhältnissen mindestens zweimal wöchentlich in der Weise desinfiziert wird, dass auf eine Schicht Stuhlentleerungen eine dieselbe bedeckende Schicht Chlorkalk gebracht wird (siehe Teil II. Ansteckung, Darm-Erkrankungen, Dysenterie).

Die genannte Senkgrube muss bei Androhung strenger Strafe und unter ausnahmsloser Verhängung derselben im Übertretungsfalle jeder Schwarze ausnahmslos als Abort benutzen.

Sechstes Kapitel.

Ernährung in Ostafrika.

Trinkwasser. Verhalten in Bezug auf das Trinken. Essen.
Fleisch. Eier. Hülsenfrüchte. Gemüse. Genussmittel.
Gebäck. Butter. Honig. Früchte. Gewürze.

Trinkwasser. Als Trinkwasser wähle man vorzugsweise Quellwasser oder durch Bohrung in Fels oder Sand
gewonnenes Wasser. Solches aus stehenden Gewässern
oder Sümpfen geniesse man nur, nachdem es vorher eine
halbe Stunde lang abgekocht worden ist und durch Zusatz von Rum, Essig oder Zitronensäure (siehe III. Teil
Acid. citric.-Tabletten) schmackhaft gemacht worden ist.
Nur Wasser, welches die angegebene Zeit hindurch gekocht hat, und natürlich destilliertes Wasser, ist vollständig frei von Krankheitskeimen. Für Stationen, wo
die Mittel und Möglichkeit, einen Destillierapparat zu
halten, vorhanden sind, ist ein Destillierapparat zweck-
entsprechend, welcher eine grösstmögliche Ausbeute mit
Ersparnis von Feuerungsmaterial und Wasser gestattet.

Der für diesen Zweck brauchbarste und zugleich
dauerhafteste Apparat ist der Destillierapparat mit kon-
stantem Wasserstand in eisernem Ofen, eingerichtet für
continuierlichen Betrieb. Das in einer kupfernen, 100 Liter
Wasser haltenden Blase zu Dampf erhitzte Wasser steigt
in das Übergangsrohr, aus demselben in die durch das
mit kaltem Wasser gefüllte Kühlfass gehende Kühlschlange; in derselben wieder verdichtet, fliesst es nunmehr destilliert aus dem Abfluss aus. Durch die Temperatur des Wassers in der Kühlschlange wird die, die-

selbe umgebende obere Wasserschicht des Kühlfasses erwärmt. Dieselbe fliesst durch ein Verbindungsrohr, welches eine sehr einfache Vorrichtung zur Erhaltung und Regulierung des konstanten Niveaus der Wassermenge in Kühlfass und Kupferblase hat, in die letztere. Der im Kühlfass entstandene Wasserverlust wird durch von aussen neu in das Kühlfass aus einem Wasserbehälter geleitetes Wasser ersetzt. Durch die Verwendung des erwärmten Kühlwassers wird Wasser und Feuerungsmaterial erspart, sowie ein continuierlicher Betrieb des Apparates ermöglicht.*)

Einfacher ist natürlich die Methode, jeden Morgen die für den täglichen Gebrauch bestimmte Wassermenge abzukochen und in fest verschlossenem Gefäss aufzubewahren. Für Expeditionen ist, wenn ein guter Wasserplatz am Marschziel, beziehungsweise Ruheplatz nicht in Aussicht ist, nach Möglichkeit Getränk mitzunehmen, sodass jeder so lange damit versehen ist, bis das sofort nach dem Halt geschöpfte und zum Kochen aufgesetzte Wasser genussfähig gemacht worden ist. Vor der Nachtruhe auf dem Halteplatz muss ausserdem eine genügende Menge Wasser durch den stets mitzunehmenden Koch für den nächsten Morgen und den nächsten Marsch abgekocht und in der Nacht verschlossen aufbewahrt werden. Ist Zeit und Möglichkeit zum Abkochen des Wassers nicht vorhanden, so muss man sich mit dem Filtrieren des Wassers begnügen. Was die Funktions-

---

*) Anmerkung. Derartige Apparate werden in der Fabrik von A. Lentz, Berlin, Spandauerstrasse 36/37, angefertigt.

fähigkeit der für den Gebrauch in Ostafrika in Betracht
kommenden Filter betrifft, so ist es bis jetzt noch nicht
gelungen, einen Filter herzustellen, der namentlich zur
Benutzung auf Märschen bestimmt, längere Zeit völlig
krankheitskeimfreies Wasser zu liefern im Stande ist.
Dagegen giebt es Filter, welche im Stande sind, Wasser
von darin befindlichen Schmutzteilen zu befreien und
dasselbe durch Absorbierung der Zersetzungsprodukte
von in Fäulnis übergegangenen Substanzen zu reinigen
und genussfähiger zu machen. Stinkendes Wasser, sowie Wasser, welches durch fein suspendierten Thon oder
Erdteile getrübt ist, geruchlos zu machen und zu klären,
wird man oft auch durch mehrmaliges Filtrieren nicht
im Stande sein. Es möge an dieser Stelle die Fähigkeit
der Zitronensäure, durch Thon getrübtes Wasser zu
.klären, Erwähnung finden (siehe Teil II. Acid. citricum).
Eine vielfach zur Wasserverbesserung angewandte Methode
st ferner die von Hager angegebene. Durch diese wird
jedenfalls eine chemische Reinigung des zum Trinken
bestimmten Wassers und Befreiung desselben von übelem,
durch Schwefelwasserstoff, Ammoniak und salpetrige
Säuren bedingten Geruch und Geschmack, wo der Filter
allein sich ohnmächtig erweist, erzielt. Dieselbe setzt
sich zusammen aus einer durch Chemikalien und Fil-
tration bestehenden Behandlung des Wassers. Ein dazu
praktischer Behälter für Expeditionen ist aus Eisenblech
und mit einem wasserdichten Überzug versehen, an einem
Riemen um die Schulter gehängt, tragbar; er enthält
neben einem mit Saugschlauch versehenen Kohlefilter
zwei Flaschen mit Tabletten aus schwefelsaurer Thonerde und übermangansaurem Kali, sowie zwei zu der

Lösung dieser Tabletten erforderliche Flaschen. Bevor man den Filterblock in ein mit dem aufgefangenen Wasser gefülltes Gefäss legt und durch das Schlauchmundstück das Wasser ansaugt, verfährt man in folgender Weise:

Es werden ca. 50 Liter des Wassers zuerst mit der in beigegebener Flasche bewerkstelligten Lösung einer weissen Tablette (aus schwefelsaurer Thonerde) versetzt, worauf nach erfolgtem Umrühren der Zusatz der in der beigegebenen zweiten Flasche bewerkstelligten Lösung einer roten Tablette erfolgt. Nach nochmaliger gründlicher Durchmischung lässt man mehrere Stunden absetzen und filtriert in der unten angegebenen Weise durch den Kohlefilter. Geringere Quantitäten Wasser werden in dem entsprechenden Verhältnis mit der ungefähren Hälfte, einem Drittel, einem Viertel der Lösungen versetzt. (Beim sofortigen Gebrauch kleiner Quantitäten Wasser muss man sich auf die alleinige Anwendung des Filters beschränken.) Man lege den Filter in den mit unreinem Wasser gefüllten Sturzdeckel der Büchse, sauge am Mundstück des Schlauches die Luft aus, bis das Wasser zum Munde kommt, lasse den Schlauch über den Rand der Büchse herabhängen und fange sodann das in ununterbrochenem Strahle abfliessende Wasser auf. Nach dem Gebrauche blase man durch den Schlauch Luft in den Filter, damit das noch in der Kohlenwand befindliche Wasser an die Oberfläche tritt, wodurch die Poren desselben gereinigt werden.

Wenn Zeit und Gelegenheit vorhanden, lege man den Filter an einen warmen Ort und kratze nach dem Trocknen die darauf haftenden Schmutzteile mit einem

4

Messer sauber ab. Von den Filtern, die für Ostafrika
den vorher erwähnten beschränkten Anforderungen genügen, sind die Bühringschen Kohlefilter, sowie die
Maignenschen Filter wohl als die zweckmässigsten anzusehen. Die Versuche, einen längere Zeit funktions-
fähigen Marschfilter herzustellen, der ein in jeder Beziehung genussfähiges Wasser liefert, bieten übrigens
zur Zeit entschiedene Aussicht auf Erfolg.

Gleich an die Erwähnung des Trinkwassers möge
die Besprechung der Grundsätze für das Trinken überhaupt in den Tropen sich anschliessen.

Verhalten in Bezug auf das Trinken. Es ist von
vielen in den Tropen die Beobachtung gemacht worden,
dass, wenn sie am Morgen vor längerer Thätigkeit oder
Bewegung eine Frühmahlzeit mit reichlichem Getränk,
Kaffee oder Thee, eingenommen hatten, der Körper
lange Zeit ohne Getränk auszuharren und zu arbeiten
vermochte. Man folge dem Beispiel dieser und nehme
erst bei erhöhtem Durstgefühl bei der Arbeit und auf
Märschen besser öfter kleinere Mengen Flüssigkeit zur
Befriedigung desselben, als auf einmal grosse Quantitäten.
Das beste erquickende und anregende Getränk ist kalter,
nicht zu starker Kaffee oder Thee. In Gegenden, wo
die Kokospalme wächst, liefern die Früchte derselben
einen erfrischenden und wohlschmeckenden Labetrunk.
Die verstopfende Wirkung der Kokosmilch habe ich nie
empfunden. Als tägliches Tafelgetränk empfiehlt sich
bei normalem Stuhlgang am meisten Rotwein, bei bestehender Verstopfung oder Neigung zu derselben leichter
Mosel- oder anderer Weisswein, beide zur Hälfte mit
Kohlensäure-haltigem Wasser verdünnt. Dabei ist nicht

ausgeschlossen, dass besonders nach grösserer Anstrengung oder sonstiger Veranlassung zur Hebung der Kräfte ein Glas unvermischten Weines wohl zu empfehlen und dienlich ist. Champagner gewährt dagegen mit Mineralwasser verdünnt, völlig den gleichen Genuss wie unverdünnt in der Heimat. Die belebende und wohlthuend erregende, die Verdauung fördernde Wirkung desselben erleidet bei der grösseren Reaktion des Körpers gegen alkoholhaltige Getränke durch die Verdünnung keinerlei Abbruch; sie tritt im Gegenteil allmählicher, nachhaltiger ein, ohne ein Übermass und dessen Folgen zu erreichen. Das für die Tropen stark eingebraute Bier ist nur in mässiger Menge dem, welcher in der Heimat dauernd an dasselbe gewöhnt war, zu empfehlen und sein Genuss auf die Abendstunden zu verlegen. Am Vormittag genossen, macht es den Körper müde und schwerfällig. Zum Abendtrunk weckt der schäumende Bierkrug, wenn auch die erfrischende Kühle fehlt, im Kameradenkreise angenehm die Erinnerungen an die Heimat und wirkt, oft schon in geringer Menge genossen, fördernd auf den Nachtschlaf, giebt, wie man zu sagen pflegt, dem Körper die nötige Bettschwere; eine bei der leider in den Tropen häufigen Schlaflosigkeit nicht zu unterschätzende Eigenschaft. Durch ein Quantum, das zwei Flaschen übersteigt, dieselbe zu erproben, ist jedoch nicht ratsam.

Konzentrierte alkoholische Getränke sind für den gesunden Menschen in den Tropen völlig überflüssig und öfter genossen, direkt schädlich. Auf Märschen an heissen Tagen sind sie ganz zu meiden. Bei starker Durchnässung und dadurch hervorgerufenem Frösteln liefert ein Schluck Rotwein oder Sherry viel bessere

Dienste als Branntwein. Man nehme unter den eben-
erwähnten Verhältnissen einen Schluck von dem letzteren
(nur guten Cognac), beim Fehlen der ersten Getränke,
wenn irgend möglich, in Wasser, Kaffee oder Thee.
Was den regelmässigen Genuss von Kaffee am
Morgen und nach dem Mittagessen im Anschluss an
die Gewohnheit in der Heimat betrifft, so ist eine Be-
schränkung dieses am Morgen belebenden und nach der
Hauptmahlzeit die Verdauung anregenden Getränkes nur
dann geboten, wenn sich nach seinem Genuss Herzklopfen und Beklemmungsgefühl in der Herzgegend einstellen. In diesem Falle trinke man zunächst den Kaffee
weniger stark, wie bisher gewohnt, ersetze namentlich
nach dem Essen den nach arabischer Art zubereiteten
Kaffee durch solchen, der auf europäische Art gekocht
ist. Bleiben die genannten Beschwerden trotzdem nicht
aus, so trinke man des Morgens Thee. Derselbe ist
auch als Schlussgetränk nach der Abendmahlzeit vielfach
in den Tropen beliebt. Man hüte sich aber auch bei
seinem Genuss, namentlich des Abends, den Thee zulange
ziehen zu lassen. Ein drittes Getränk, besonders für das
erste Frühstück geeignet, ist Cacao. Derselbe ist für
den, welchem die beiden ersten nicht zusagen, auch schon
durch seinen bekannten Nährwert zu empfehlen. Denselben auszusetzen ist nur dann geraten, wenn nach
seinem Genuss sich Verstopfung bemerkbar macht. Ein
angemessener Wechsel der drei genannten Genussmittel
beziehungsweise Verdünnung derselben richte sich nach den
vorhergenannten Erscheinungen des Allgemeinbefindens.

Essen. Fleisch. Bezüglich des Genusses fester Speisen
gilt als erster Grundsatz, wie auch schon früher mehrfach

hervorgehoben ist, den in der Heimat zuträglichen Ge-
wohnheiten nach Möglichkeit treu zu bleiben. In erster
Linie darf der an **Fleischgenuss** Gewöhnte denselben,
namentlich in der ersten Zeit seines Tropenaufenthalts,
nicht beschränken, wenn nicht absolute Abneigung oder
Erkrankung dazu zwingt. Erst bei längerem, über
mehrere Jahre währendem Tropenaufenthalt darf die
reichlich vorhandene vegetabilische Nahrung durch all-
mähliche Gewöhnung mehr in den Vordergrund der täglichen Ernährung treten. Dabei muss jedoch stets dem
persönlichen Empfinden und Wohlbefinden Rechnung getragen werden. Zu vermeiden sind strengstens fette
Fleischspeisen, sowie überhaupt die Fette in fester und
flüssiger Form einzuschränken. Es ist dagegen, wenn
irgend möglich, zweimal täglich, zum zweiten Frühstück
und zur Hauptmahlzeit, frisches mageres Fleisch, am
besten gebraten, zu geniessen, auch soll bei keiner Hauptmahlzeit eine kräftige Fleischbrühe, der nicht ihr Haupt-
nährbestandteil, das Eiweis, durch Abschöpfen entzogen
ist, fehlen. Zusätze von Fleisch-Extrakt zu derselben
sind anzuraten. Vorgenannte Fleischnahrung, namentlich
die obenerwähnte Fleischbrühe, verbunden mit dem Genuss guten Rotweins, ist das beste diätetische Mittel für
den Rekonvalescenten vom Malaria-Fieber, die angegriffene Körperkraft wieder herzustellen. Bei auftretender Abneigung gegen Fleischbrühe, welche in der gewöhnlichen Weise zubereitet ist, ersetze man dieselbe
durch ein Fleischextrakt, welches auf folgende Weise
hergestellt wird:

Man schneidet gutes mageres Rindfleisch in würfel-
förmige Stücke und füllt von denselben in eine weit-

halsige Flasche, soviele nur hineingehen, dann korkt man die Flasche fest zu und setzt dieselbe in heisses Wasser, das allmählich zum Kochen gebracht und dann längere Zeit in gleicher Temperatur unter dem Siedepunkt gehalten wird. Der auf diese Weise aus den Fleischstücken nach 2—3 Stunden gewonnene Saft, dessen Menge noch durch Auspressen derselben vermehrt wird, ist sehr kräftig, nahrhaft und wohlschmeckend. Selbst bei grosser Appetitlosigkeit nach überstandenem Fieberanfall wird derselbe vom Magen aufgenommen. Durch solchen Fleischsaft, der esslöffelweise — halbstündlich bis stündlich 2 bis 3 Esslöffel, gefolgt von einem Schluck guten Rotwein in der Zeit von 10—12, von 2—4 und von 6—8 Uhr am Tage — genossen wird, können auch bei grosser Schwäche und sehr geringem Appetit die Kräfte erfolgreich gehoben werden.

Hinsichtlich der Fleischart ist die Wahl zwischen Kalb- und Rindfleisch, Ziegen- und Hammelfleisch und Geflügel vorhanden; dazu kommt für den Jäger die Jagdbeute, von der das Fleisch junger Büffel das schmackhafteste ist. Vorsicht ist anzuraten bezüglich des Schwarzwildes, da dessen Fleisch vielfach finnig ist. Hierbei sei gleich vor dem Genuss rohen Fleisches gewarnt, dessen Genuss mit der Erkrankung durch Eingeweidewürmer gebüsst wird. Mit dem Genuss von Fleisch ist derjenige von **Fischen,** wo irgend Möglichkeit dazu vorhanden, in angemessenen Wechsel zu bringen.

Das Meer, wie die Flüsse Ostafrikas, sind reich an grossen Fischen, die sich ganz nach europäischer Art zubereiten lassen.

Die Genussfähigkeit des Fleisches nach dem Töten

des betreffenden Tieres überdauert in der Regenzeit durchschnittlich nicht einen, in der trockenen Zeit nicht 2 Tage. Es empfiehlt sich daher am meisten, ein Stück, wenn möglich ganz, auf zwei Tage zu verteilen und je nach Forderung der Jahreszeit die zuletzt zum Genuss bestimmten Teile in Essig einzusäuern. Das gilt in erster Linie für Rind- und Hammelfleisch; Ziegenfleisch säuert man wegen seines süsslichen Geschmacks gern auch schon frisch an. Ein Ziegen·Sauerbraten ist wohlschmeckend, selbst für verwöhnte Gaumen. Das frischgeschlachtete Rindfleisch ist ausserordentlich zähe und lässt sich oft selbst durch energisches langes Klopfen nicht erweichen. Es empfiehlt sich hierfür am ersten Tage nach dem Schlachten, dasselbe zu hacken und als gehacktes Beefsteak oder sogenannten falschen (polnischen) Hasen (gehackt mit Currypulver) zu geniessen und es erst am zweiten Tage, wenn es mürber geworden ist, in grossen Stücken zu braten, man versäume aber an keinem Tage, schon morgens für die Hauptmahlzeit ein tüchtiges Stück mit Knochen in Wasser zur Brühe auf das Feuer zu setzen. Auf längere Zeit, d. h. für mehrere Wochen, lässt sich Fleisch konservieren, wenn es tüchtig mit Pfeffer bestreut wird, um die Insekten fern zu halten und dann mehrere (3—4) Tage dem Luftzug ausgesetzt wird. Vor dem Genuss ist dasselbe tüchtig zu wässern, um den Pfeffergeschmack zu vertreiben. Ausgewässert lässt es sich auf jede Weise zubereiten und ist schmackhaft und gut verdaulich. Eine gleichfalls bewährte Konservierungsmethode des Fleisches für mehrere Tage besteht in tüchtigem Einreiben desselben mit Salicylsäureoder Borsäure-Pulver. Nach dieser Behandlung in den

Luftzug, vor der Sonne geschützt, aufgehängt, muss es vor dem Genuss tüchtig und wiederholt ausgewaschen werden.

Eier. Neben dem Fleisch und Fisch liefern Eier, Reis und Gemüse die Bestandteile des täglichen Küchenzettels. Eier, welche die Eingeborenen zum Teil als Exkremente der Hühner verabscheuen, sind meist leicht und billig zu haben und somit zu den mannichfaltigsten, nach heimischer Weise zubereiteten Speisen zu verwerten. Beim Eierkauf überzeuge man sich jedesmal durch die Wasserprobe, (frische Eier stehen in demselben aufrecht, angebrütete und faule liegen), ob dieselben frisch sind; denn die Eingeborenen bringen sehr häufig die Eier erst, wenn sie mehrere Tage gelegen haben.

Hülsenfrüchte. Gemüse. Von den Hülsenfrüchten gebührt dem nahrhaften und leicht verdaulichen Reis die erste Stelle. Durch die sehr vielgestaltige Zubereitungsweise desselben kann täglich eine Reisspeise auf dem Küchenzettel stehen, ohne dass sein Genuss Überdruss erregt. Von den übrigen Früchten des Feldes liefern die einheimischen Bohnen, der Schirokko, (ähnlich unserer Erbse) der Mais, das Mtama, der Maniok, der Mhogo wohlschmeckende und gut verdauliche Speisen. Vom Maniok finden sich zwei Arten in Ostafrika; der bittere aus Südamerika eingeführte enthält einen Giftstoff und ist deshalb vor seinem Genuss in gekochtem Zustande tüchtig auszulaugen und dann zu trocknen. Der süsse, einheimische Maniok ist roh und gekocht geniessbar, man hüte sich jedoch, ihn roh in grösserer Menge zu geniessen, da er dann schwer verdaulich ist. Aus dem Mais und ebenso aus Mtama, Mhogo wird das

Ugalli, ein schmackhafter und leichtverdaulicher Brei,
bereitet. Hinsichtlich der leichten Verdaulichkeit steht
das nahrhafte Arrow-root obenan, ein Stärkemehl, das
aus der namentlich an der Küste bei den Eingeborenen
bekannten, wenn auch nicht sehr häufig vorkommenden
Pflanze Uanga durch Ausschlemmen gewonnen wird.
Einen beliebten Zusatz zu Suppe und Braten geben die
reichlich vorhandenen Tomaten. Auch als Salat zubereitet sind dieselben sehr schmackhaft. Zur Bereitung
des letzteren eignen sich gleichfalls die einheimischen
Gurken, sowie der sogenannte Palmenkohl. Derselbe
wird aus der Keimknospe der Kokospalme gewonnen
und liefert fein zerschnitten, mit Essig und Öl, Pfeffer
und Salz zubereitet, einen schmackhaften, die Verdauung
anregenden Salat. Man sorge nach Gewinnung von
Palmenkohl für eine möglichst umfangreiche Verteilung
am Tage seiner Ernte, da er am zweiten Tage bereits
schwarz und ungeniessbar wird. Von einheimischen Ge-
müsen seien noch das unserem Spinat verwandte, gleich
demselben schmeckende und zubereitete Mschi-Dscha,
sowie die zu Gemüse zu kochenden Kürbisblätter und
der Lattich erwähnt. Einen Ersatz für die importierte
europäische Kartoffel liefert die einheimische süsse Kartoffel, die Batate. Dieselbe wird geröstet oder als Purée
zubereitet genossen; sie ist, wenn auch nicht schwer verdaulich, so doch nicht sehr widerstandsfähigen Magen
auf längere Zeit nicht sehr zuträglich. Die europäische
Kartoffel wird für die erste Zeit wohl noch einen grossen
Importartikel abgeben. Die Versuche, sie anzubauen,
sind zwar nicht fehlgeschlagen, jedoch schiesst die ge-
pflanzte Kartoffel sehr stark ins Kraut und liefert nur

kleine wässrige Früchte. Besser gedeihen in erster
Linie Kohlrabi, dann Rettig, Radieschen, rote Rüben,
Karotten. Diese erreichen dieselbe Schmackhaftigkeit
wie in der Heimat. Ferner wird Weisskohl und Rot-
kohl gleichfalls mit gutem Erfolg angepflanzt. Das öfter
beobachtete Indaskrautschiessen derselben wird durch
richtige Behandlung und gute Düngung vermieden. Nur
der Blumenkohl schiesst immer ins Kraut. Auch Sauerkohl lässt sich in Zwischenräumen von 14 Tagen erneuert
(eine grössere Zeitdauer überschreitet seine Genussfähigkeit nicht) gut zubereiten. Von gutgedeihenden Salaten
sind Endiviensalat und Kopfsalat (letzterer ausgezeichnet)
dazu noch schliesslich die Petersilie nennenswert.

Genussmittel. Gebäck. Butter. Honig. Von andern
Genussmitteln sind Kaffee, Cacao, Vanille, Tabak zu erwähnen. Nicht angebaut wird dagegen Getreide. Das für
den mannichfachen Bedarf und namentlich zum Brotbacken
gebrauchte Mehl wird vielmehr aus Indien in Fässern
eingeführt. Dasselbe lieferte die verschiedensten Arten
feinen und groben Gebäcks. Im Anschluss an das letztere
sei die Butter erwähnt. Die zu ihrer Bereitung notwendige Milch wird von den einheimischen Kühen in
geringerer Menge als von den unsrigen geliefert. Dieselbe dickt leicht ein, säuert dagegen schwer und schlecht.
Die aus ihr gewonnene Butter ist nach europäischer Zu-
bereitung der unseren gleich. Die dagegen von den Eingeborenen hergestellte Butter, samli, ist nur zum Braten,
Kochen und Backen verwendbar. Neben der Butter wird
zum Frühstück der wohlschmeckende einheimische Honig
auf Brot gestrichen. Derselbe wird auch gern mit Reis
genossen.

Früchte. Unter den roh geniessbaren Früchten sind die beliebtesten und zumeist auf jeder Tafel anzutreffenden: die Bananen, die Orangen, die saftigen und süssen, in ihrem Äussern grossen Eierpflaumen ähnlichen Mangos, die Ananas. Nächst diesen zu nennen sind die Mustafeli, grünen Himbeeren ähnliche süsse Früchte mit schwarzen Kernen, die Mapela, von der Gestalt unserer Birne, besonders gekocht als Kompot sehr schmackhaft, ferner die Granat-äpfel, die bis Kindskopf grosse birnenförmige Papaia-frucht mit melonenähnlichem Fleisch, die Stinkfrucht mit ihrem käseähnlichen Geruche und sehr süssem Ge-schmack, die Kürbis- und Wassermelonen. Sorgfältig geschält gewähren sie namentlich am Morgen und Vor-mittag ein erfrischendes und verdauungförderndes Genuss-mittel. Besondere Beachtung von den vorhererwähnten Früchten verdienen die Bananen. Dieselben werden reif zu allen Mahlzeiten roh genossen und lassen sich ausser-dem sowohl reif, wie unreif in der verschiedensten Zu-bereitung essen (namentlich gebacken); sie dürfen nicht als leicht verdaulich angesehen werden, da sie nicht selten Verstopfung verursachen; ihr Genuss ist in der ersten Tageszeit, bis zum zweiten Frühstück einschliess-lich, zuträglicher als am Abend.

Gewürze. Zu den von der Heimat her gewohnten Gewürzen tritt für den Deutschen das in vielfacher Form als schmackhafter Speisenzusatz verwendbare Currypulver, das der Reisende schon auf der Fahrt nach Ostafrika auf dem Schiffe, wie erwähnt, kennen lernt. Ein mässiges Würzen der Speisen ist als auf die in den Tropen trägere Verdauung anregend und fördernd wirkend entschieden anzuraten.

Siebentes Kapitel.
Lebensweise in Ostafrika.

Lebensweise auf der Station. Tagesbeginn. Bäder. Erstes Frühstück. Stuhlverstopfung. Thätigkeit in der ersten Tageshälfte. Zweites Frühstück. Thätigkeit in der zweiten Tageshälfte. Hauptmahlzeit. Tagesschluss. Nachtruhe. Moskitos. Verhalten auf Expeditionen. Wahl der Zeit für Expeditionen. Ausrüstung. Körperliches Verhalten vor dem Aufbruch. Mundvorräte. Lagergeräte für Gebrauch am Lagerplatz. Marschzeit. Lagerplatz. Trinkwasser. Verhalten beim Lagern. Nachtlager. Latrinen. Lagerstätte des Dieners. Nachtmärsche.

Lebensweise auf der Station. Die Lebensweise richtet sich naturgemäss nach den äusseren Lebensbedingungen und teilen sich die Vorschriften für dieselben erstens in solche für Aufenthalt und regelmässige tägliche Thätigkeit an einem Platz beziehungsweise in Dauer-Stationen oder Städten und zweitens in solche für das Verhalten auf Reisen und Expeditionen. Die Tageseinteilung für das Leben auf einer Station geschieht am zweckmässigsten auf folgende Weise:

Tagesbeginn. Bäder. Aufstehen vor Tagesanbruch morgens 5½ Uhr. Morgenwäsche in Form einer Douche oder eines Brausebades nach den auf SS. 24. 29 gegebenen Verhaltungsmassregeln. Auf den Stationen der Küste befinden sich dazu zweckmässig eingerichtete Baderäume. In Ermangelung des genannten Morgenbades ist kalte Wäsche und Abreibung namentlich des Rückens mit

Schwamm und Frottierhandtuch vorzunehmen. Bäder im Freien sind in den Tropen nicht zu empfehlen. Bei den Bädern in Süsswasser, welche am Tage genommen werden, ist der unbedeckte oder nur wenig geschützte Kopf der unmittelbaren Einwirkung der Sonnenstrahlen ausgesetzt. Bei Sonnenaufgang oder Sonnenuntergang genommene Bäder wirken durch die um diese Zeit aus dem Wasser aufsteigenden Nebel gesundheitsgefährdend. Bei Seebädern kommt zu den vorhergehenden Nachteilen noch der die ohnehin empfindlichere Haut reizende Salzgehalt des Wassers. Seebäder haben ausserdem vielfach Nervenaufregung und Schlaflosigkeit zur Folge, dazu kommen die durch Krokodile beziehungsweise Haifische verursachten Gefahren.

Erfahrungsthatsache ist ausserdem, dass die genannten Bäder oder Abwaschungen im geschlossenen Raume, welche gleich nach dem Verlassen des Lagers ohne grosse Vorbereitungen genommen werden können, sehr wohlthuend und fördernd auf den Gesundheitszustand wirken.

Derjenige, welchen Douche- oder Brausebäder auf die Dauer zu sehr angreifen und ermüden, setze an ihre Stelle leichte Abspülungen (durch Ausdrücken eines grossen Badeschwammes von oben über den Körper herunter) mit nachfolgender Abreibung oder leichter Massage des Körpers. Letztere wird in Ostafrika von den Schwarzen vielfach ausgeübt und hat, richtig angewandt, einen entschieden wohlthätigen und günstigen Einfluss auf den Körper. An das Bad schliesst sich nach vollendeter Toilette zweckmässig eine Promenade von 10 Minuten vor dem ersten Frühstück.

Erstes Frühstück. Die Zusammensetzung desselben ist bei der Seereise und den Nahrungsmitteln schon besprochen und sei hier nur kurz wiederholt: Getränk: Milch, Kaffee, Thee oder Cacao, dazu als erstes Gebäck, wenn irgend möglich, scharf geröstete Zwiebäcke oder Semmel, in Ermangelung derselben Schiffszwieback, Cakes oder Hartbrot. Diese erste Nahrungszufuhr ist für den nüchternen Magen die gesündeste.

An dieselbe schliesst sich als Beigabe zum Morgengetränk Weissbrot mit kaltem geräucherten oder gebratenen Fleisch und weich gekochte Eier. Zu warnen ist vor weichem frischen, noch mehr vor nicht durchgebackenem Brot. Wer Butter entbehren kann, verzichte des Morgens auf dieselbe oder streiche sie nur in kleiner Menge auf das Brot, wenn er auf Konservenbutter angewiesen ist. Dieselbe bekommt des Morgens nicht jedem Magen gut. Gegen gute, frische Butter, wo solche zu haben ist, ist nichts einzuwenden. Den Schluss des Frühstücks bilden Früchte, Apfelsinen, Mangos, Bananen.

Stuhlverstopfung. Bei Stuhlverstopfung sind Bananen zu meiden, dagegen vor dem Frühstück zwischen Bad und Morgenpromenade Apfelsinen bis zu 3 Stück zu geniessen, wenn erfahrungsgemäss bei Genuss einer geringeren Anzahl vorher keine abführende Wirkung eingetreten ist.

Thätigkeit in der ersten Tageshälfte. An das Frühstück schliesst sich die bis 11 Uhr währende Berufsthätigkeit. Von 11 bis 3 Uhr ist Ruhezeit. Dieselbe wird, je nachdem es die vorhergegangene Arbeit erfordert, mit Körperreinigung, Wechsel der Wäsche nach

vorherigem starken Schwitzen, der Kleidung und Wäsche
nach starker Durchnässung begonnen.

Hat der Dienst rege Bewegung im Freien gebracht,
so ist vor dem zweiten Frühstück kurze Ruhe angezeigt,
die mit Lesen oder Erledigung persönlicher Angelegen-
heiten ausgefüllt wird. Nach Bureauarbeit schicke man
der genannten Mahlzeit einen kurzen Spaziergang voraus,
treibe kurze leichte Gymnastik (Hanteln) oder beteilige
sich an einem körperlichen Spiel, (Lawn-Tennis).

Zweites Frühstück. Das zweite Frühstück in
der Zeit zwischen 12 und 12 ½ Uhr eingenommen,
besteht aus einem Vorgericht (Gemüse mit kaltem ge-
räuchertem Fleisch, Konserven, Huhn mit Reis, Fisch-
Curry, Eier-Curry), einem Fleischgericht und Früchten,
Getränk nach Wahl mit Berücksichtigung des augenblicklichen Körperzustandes (siehe S. 50. 51). Die Zeit bis
zur Wiederaufnahme der Arbeit um 3 Uhr sei der Ruhe
und Erholung gewidmet und zwar am zweckmässigsten
in sonnengeschütztem kühlem oder ventiliertem Raume.
Schlafen in dieser Zeit ist nicht ratsam, es erfrischt nicht,
sondern erzeugt Eingenommenheit des Kopfes und Schwer-
fälligkeit des Körpers. Eine Tasse Kaffee ist nach
Wahl nach dem Frühstück oder vor Beginn des Nach-
mittagsdienstes empfehlenswert, letzterer umfasst die Zeit
von 3 bis 5 ½ oder 6 Uhr. **Thätigkeit in der zweiten Tageshälfte.** An denselben schliesst sich zwischen 6 und 7 Uhr
die **Hauptmahlzeit.** Für die unmittelbare Zeit vor derselben gelten dieselben Vorbereitungen wie zum zweiten
Frühstück. In dieser Zeit sind Bewegung und kurz
dauernde körperliche Spiele im Freien (wie oben) nament-

lich nach vorhergegangener Arbeit im Sitzen anzuraten.
Die Hauptmahlzeit besteht zweckmässig aus Suppe
(Fleischbrühe), Vorgericht, Braten, Reisspeise, Früchten;
Getränke nach Wahl wie zum Frühstück. Nach der
Hauptmahlzeit geselliges Zusammensein, je nach der
Witterung in geschlossenen Räumen oder im Freien.
Dem Aufenthalt im Freien trage man auch bei nur ge-
ringer Temperaturabkühlung durch Anlegen wärmerer
Kleidung Rechnung. Ist die Abendluft trocken und
nebelfrei, so bildet das Verweilen auf der Veranda oder
dem platten Hausdach unter dem schönen Tropenhimmel
beim heimischen Glase Bier einen reizvollen und der
Gesundheit nicht unzuträglichen Tagesabschluss. Zu
warnen ist vor dem Aufenthalt nach Sonnenuntergang
an niedriggelegenen Plätzen, die vom Sumpf umgeben
sind, oder die unter Wind, der über nahe gelegene
Sümpfe streicht, stehen. Hinsichtlich des Rauchens verweise ich auf die früheren auf Seite 31 gegebenen Verhaltungsmassregeln.

Tagesschluss. Nachtruhe. Die Zeit zum Schlafengehen liegt zwischen 9 und 10 Uhr. Die normale Zeit
für die Nachtruhe erstreckt sich von $9^1/_2$ Uhr abends
bis $5^1/_2$ Uhr morgens.

8 Stunden Schlaf in 24 Stunden genügen bei normalen Gesundheitsverhältnissen und vorher beschriebener
Lebensweise zur Ruhe des Körpers nach gethaner Arbeit
und zur Kräftigung desselben zu neuer Thätigkeit vollkommen. Zu lange namentlich nach Sonnenaufgang aus-
gedehnter Schlaf wirkt wie der Schlaf am Tage ungünstig auf den Körper ein. Der Schlafraum hat stets
in den obersten Stockwerken des Wohnhauses zu liegen,

muss trocken und gut ventiliert sein. Die Fenster sind am zweckmässigsten für die Nacht geschlossen, dagegen regulierbare Ventilationsöffnungen in der Nähe der Zimmerdecke bei gutem Wetter offen zu halten. Schwere Vorhänge, grosse Fussteppiche und Matten sollen in einem gesunden Schlafraum fehlen, wenn sie nicht täglich zweimal entfernt und sorgfältig ausgeklopft und gereinigt werden können.

Moskitos. Das mit Moskitonetz versehene Nachtlager steht am zweckmässigsten frei im Zimmer, nur mit dem Kopfende an eine stets trockene Wand gelehnt. Als Unterlage dienen Matratzen oder mit Bettlaken belegte wollene Decken und ein hartes Kopfkissen. Zum Zudecken je nach der Temperatur eine seidene Decke oder eine bis zwei wollene Decken, letztere auch schon bei mässiger Abkühlung sehr angenehm. Will man ganz sicher vor Moskitostichen sein, so schlage man die unteren Enden des Moskitonetzes, nachdem man sich überzeugt, dass an der Innenseite desselben keine Moskitos befindlich, an allen vier Seiten des Lagers zwischen Bett und Bettunterlage fest ein oder beschwere die auf den Fussboden reichenden Enden mit Steinen. Für warme Nächte ist ein dünnes baumwollenes Hemd, für kühle der Schlafanzug anzuraten. In letzteren ist namentlich der Leib bedeckt und warm zu halten.

Verhalten auf Expeditionen. Wahl der Zeit für Expeditionen. Die günstigste Zeit für Expeditionen ist natürlich die trockene und noch mehr die kühle Jahreszeit. In der Regenzeit dagegen ist grundsätzlich jede Expedition zu unterlassen. Längere Expeditionen sind in derselben stets an geeigneten Plätzen zu unterbrechen.

Ausrüstung. Als Kleidung wähle man Anzüge aus Kakey, sowie solche aus wärmeren Stoffen (für etwa notwendige Nachtmärsche u. s. w.) Schuhe, Stiefel, baumwollene und wollene Wäsche, Unterkleider, Leibbinden je nach der Länge der Expedition in genügender Zahl. Die Wäsche und die Unterkleider sind bei Ruhe sofort nach heftigem Schwitzen auf dem Marsche zu wechseln, nachdem vorher der Körper getrocknet und dann, wenn möglich nass abgerieben und frottiert worden ist; nach Durchnässung ziehe man ausserdem wollene Wäsche über die baumwollene.

Körperliches Verhalten vor dem Aufbruch. Zwei Tage vor Aufbruch zu einer solchen Expedition vermeide man jede Überanstrengung bei Vorbereitungen, ebenso, namentlich am letzten Vorabend übermässigen Wein- oder Biergenuss. Jeder, der die trockene Kehle am Morgen nach einem solchen kennt, wird sich hüten das Flüssigkeitsbedürfnis des Körpers auf anstrengenden, heissen Märschen durch vorhergehenden Alkoholgenuss zu steigern. Je nach der Aufbruchszeit wähle man den für 7 stündigen Schlaf nötigen Zeitpunkt zum Beginn der Nachtruhe.

Am Morgen des Aufbruches richte man sich mit der gewohnten Toilette, Packen des Koffers, Versorgung mit Getränk und Nahrung für den Marsch so ein, dass man eine halbe Stunde vor Aufbruch zu demselben vollständig fertig ist.

Mundvorräte. Das Frühstück sei, wenn Zeit dazu vorhanden ist, reichlich, namentlich auch das gewohnte Morgengetränk (siehe Kapitel VII, Trinken). An Vorrat versehe man sich mit Kaffee, Thee, Cacao, Chokolade (letztere auch auf dem Marsche gegen Durstgefühl zum Essen empfehlenswert), kondensierte Milch. Von Fleischwaren nehme man gut geräucherte Wurst, ferner Schinken und Cornedbeef zum Frühstück mit; zum Mittagessen kann man stets auf frisches Fleisch rechnen. Ferner sind die getrockneten Gemüse, Currypulver, Zwieback, Cakes, Hartbrot nicht zu vergessen.

Lagergeräte für Gebrauch am Lagerplatz sind Spaten, Picken, Zelt, Kochgerät, Feldbett; die übrigen zum persönlichen Gebrauch bestimmten Gegenstände bedürfen keiner weiteren Erwähnung. Doch ist daran zu erinnern, dass, wenn die Wasserverhältnisse der zu passierenden Gegenden ungünstig oder unbekannt sind, neben den bei grösserer Zahl der Reisenden allgemein mitgeführten Getränken von jedem für sich persönlich möglichst viel Kaffee oder Thee mitzunehmen ist.

Eine kleine Feldflasche mit genanntem Getränk trägt man zweckmässig selbst, eine zweite, besonders gut verschlossene, der Diener.

Marschzeit. Für die Wahl der Marschzeit ist Vermeidung der grössten Tageshitze Prinzip, die Zeit von $10^1/_2$—3 Uhr Mittags muss Ruhezeit sein. Die Marschdauer richtet sich nach den Reisezielen, soll aber im allgemeinen 5 Stunden für den Tag nicht übersteigen.

Lagerplatz. Bei Wahl der Lagerplätze sind nach Möglichkeit die im Kapitel V angegebenen Weisungen bezüglich Bodenbeschaffenheit und Nähe von Trinkwasser zu berücksichtigen. Die Lagerstätte muss von einem Europäer ausgesucht werden.

Trinkwasser. Sofort nach Ankunft auf demselben ist Wasser zu holen und abzukochen. Auf die Enthaltung des Genusses nicht abgekochten Wassers, das aus Sümpfen,

übelriechenden und stagnierenden Gewässern und Fluss-
läufen geschöpft wird, sei hierbei nochmals dringend hin-
gewiesen.

Verhalten beim Lagern. Bei Lagern am Tage ist
im Freien, auch bei schattigen Baumplätzen, vor dem
Entblössen des Kopfes nochmals zu warnen. Der ab-
gesetzte Korkhelm ist sofort mit dem breitrandigen,
weichen Filzhute zu vertauschen. Auf feuchtem Boden
lagere man sich niemals ohne Unterlage, sondern bediene
sich der wasserdichten Lagerdecke oder des Feldbettes.
Für die Nachtruhe gelten folgende Massnahmen:

Nachtlager. In trockenen und sehr warmen Nächten
auf einem trockenen, von sumpfigem Untergrund und
sumpfiger Umgebung freien Lagerplatz stelle man sein
Feldbett (beziehungsweise hänge es als Hängebett) an
einem geeigneten Platze auf und lasse Kleidung und
Gepäck daneben beziehungsweise darunter legen. Stets
sei die wasserdichte Lagerdecke unter dem Nachtlager
ausgebreitet. Nur unter diesen Wetter- und Boden-
bedingungen ist Schlaf im Freien statthaft, in allen
anderen Fällen, bei kühlen oder feuchten Nächten, bediene man sich des **Zeltes,** da eine trockene, saubere
und geeignete Eingeborenen-Hütte wohl fast nie zu Ge-
bote steht. Die Wahl des Platzes und Aufstellung
desselben geschehe nach den im Kapitel V für Wohnungen
angegebenen Grundsätzen.

Den Boden des Zeltes bedeckt wiederum die wasserdichte Lagerdecke. Ist die Nähe eines Sumpfes unver-
meidlich, so sind zwischen demselben und dem Lagerplatz
angezündete Feuer zweckmässig. Dabei ist immer, wie
hier nochmals erwähnt sei, festzuhalten, dass die Lager-

plätze nie in der Richtung des über den Sumpf streichenden Windes liegen sollen.

Latrinen bezw. dem gleichen Zwecke dienende Plätze müssen mindestens 50 m vom Lager entfernt hinter Strauch- und Buschwerk sich befinden und dürfen niemals in der Nähe des zum Genuss bestimmten Wassers liegen. Unter Wind dieselben anzulegen, hat wenigstens in den Küstengebieten keinen grossen Zweck, da der Wind fast stets gegen Abend umspringt. Dasselbe gilt für die Anlage der Kochfeuer.

Für die Nachtruhe sei nochmals an Schutz des Körpers und warme Bedeckung des Leibes bei Abkühlung der Temperatur erinnert.

Lagerstätte des Dieners. Die Lagerstätte des Dieners muss sich dicht bei dem Gepäck beziehungsweise in unmittelbarer Nähe des Zeltes befinden. Derselbe muss $1^1/_2$ Stunden vor dem Aufbruche am nächsten Tage sich erheben und die Morgentoilette, sowie die am Abend vorher bestimmte Reisekleidung und Ausrüstung zurecht legen, namentlich sich von der Beschaffenheit der Fussbekleidung überzeugen, dieselbe reinigen und einschmieren. Eine halbe Stunde später erhebt sich der Reisende selbst und vollendet alle Vorbereitungen zum Marsch, so dass er eine halbe Stunde vor Aufbruch völlig gerüstet ist. — Regelmässige Stuhlentleerung, möglichst ausgiebige Wäsche des Oberkörpers mit Beachtung der hierfür im Anfang des Kapitels gegebenen Regeln, Waschen und Revidieren der Füsse, (Reinigen und Verbinden kleiner Hautwunden, siehe II. Teil Wund-laufen, -reiten,) bei Berittenen des Gesässes, sowie der Beine) und nach dem Ankleiden reichliches Frühstück dürfen an keinem Morgen fehlen.

Die Aufbruchszeit richtet sich nach der Marschdauer, soll aber wenn möglich niemals nach Sonnenaufgang beziehungsweise Tagesanbruch angesetzt werden. **Nachtmärsche.** Was die Nachtmärsche anbetrifft, so wird man dieselben nur in mondhellen Nächten antreten. Nur im äussersten Notfall marschiere man in dunklen Nächten, da die Marschordnung in denselben nur mit grösster Mühe aufrecht zu erhalten ist. Märsche bei hellem Mondschein sind zu empfehlen, wenn die zurückzulegende Strecke über Steppen führt, auf denen am Tage die Marschierenden lange Zeit ununterbrochen den sengenden Sonnenstrahlen ungeschützt ausgesetzt sind. Eine zweite Veranlassung für Märsche in hellen Nächten liegt in grosser Entfernung des nächsten Trinkwasserplatzes. Ist derselbe beispielsweise 10 Stunden Marsch entfernt, so ist die bestgeeignete Aufbruchszeit nachmittags 4 Uhr. Der erste Marschabschnitt dauere bis 11 Uhr, daran schliesse sich Ruhe von 11—6 Uhr morgens. Der Rest von 3 Stunden ist dann um 9 Uhr morgens zurückgelegt. Bei dieser Zeiteinteilung wird die heisseste Zeit und somit die Hauptursache von Durst und Ermüdung am besten vermieden.

Achtes Kapitel.

Umgang mit der Bevölkerung Ostafrikas.

Volkselemente. Araber. Beludschen. Inder. Goanesen.
Sudanesen. Sulus. Somalis. Eingeborene. Behandlung
der schwarzen Untergebenen. Diener. Weibliche
Bevölkerung.

Volkselemente. Die Volkselemente, mit denen der
Europäer an der Küste in Berührung kommt, setzen sich
ausser den eingeborenen Schwarzen aus den Arabern,
Indern, Beludschen und Goanesen Ostafrikas zusammen.
Ruhe, Vorsicht und Energie in allen Situationen sind
die in erster Linie für den Verkehr mit denselben notwendigen Eigenschaften.

Araber. Die aus Südarabien stammenden Araber
Ostafrikas, gemeinhin Maskataraber genannt, sind zum Teil
Vollblutaraber, zum Teil bereits aus Mischung zwischen
reinen Arabern und Eingeborenen hervorgegangen. Die
äusserlich im gewöhnlichen Verkehr auffallende Haupt-
eigenschaft, namentlich des älteren Arabers, mag derselbe
reich oder arm sein, ist eine sichtlich zur Schau getragene
ruhige Würde, verbunden mit gemessener Höflichkeit,
die gerade den Europäer sympathisch berührt, ja, bei
den älteren Arabern etwas Imponierendes haben kann
Dass unter dieser Achtung gebietenden Hülle grösste
Schlauheit bezüglich des persönlichen Vorteils, ja auch
Ränkesucht, Lug und Trug sich verbergen, darf dem
ungläubigen Christen, dem gegenüber dem gläubigen
Muhamedaner jedes Mittel erlaubt ist, nicht Wunder

nehmen. Trotzdem bietet sich nicht selten dem Europäer
Gelegenheit, auch wirklich vornehme Denkungsweise,
sympathische Charaktereigenschaften kennen zu lernen.
Dahin gehört ein hohes, persönliches Ehrgefühl, eine
Anerkennung und Würdigung der Verdienste desjenigen,
in dem er seinen Gegner, seinen Verdränger und Be-
sieger voraussieht. Ein Herzenszug, der mich als Arzt
häufig ausserordentlich sympathisch berührt hat, war eine
grosse und dauernde Dankbarkeit selbst für die kleinste
gewährte ärztliche Hilfe. Ein Beispiel derselben an dieser
Stelle zu erwähnen, sei mir gestattet. Als ich Stations-
arzt von Pangani war, kam eines Tages ein arabischer
Fischer mit dichtverbundenem Kopf zu mir und bat mich,
ihn von seinen furchtbaren Zahnschmerzen zu befreien;
ich zog ihm den mir angegebenen Attentäter aus. Der
Araber sprang freudig erleichtert auf, setzte sich aber
sehr schnell wieder nieder, fasste in den Mund nach dem
ebenfalls erkrankten Nachbar des entfernten Zahnes und
bat mich mit den Worten: „ingine bana doctori" (Noch
einen, Herr Doktor), auch diesen zu entfernen. Nachdem
das gleichfalls geschehen war, erhob sich mein Patient
mit grosser Würde und verabschiedete sich mit den
unter arabischem Gruss pathetisch gesprochenen Worten:
„assente bana" (Danke, Herr). Nach zwei Stunden kehrte
er mit einem sehr grossen Fisch, den er inzwischen gefangen
hatte, zurück und überreichte mir denselben als Dankes-
geschenk; ich nahm dasselbe als Messvorstand sehr gern
an und knüpfte die Bitte daran, mir jeden Tag, natürlich gegen Bezahlung, einen Fisch für unsere Tafel zu
liefern. Dieser Bitte wurde nicht nur pünktlichst Folge
geleistet, sondern der mit den Verhältnissen in und um

Pangani sehr vertraute Mann leistete uns auch sonst in vielen Beziehungen wesentliche Dienste. So oft ich, von Pangani versetzt, später vorübergehend dorthin kam, wurde ich nach kurzer Zeit sicher von meinem alten Patienten aufgesucht und begrüsst. Wie sehr der Araber auch die kleinste ihm erwiesene Wohlthat in dankbarem Andenken bewahrt, so wenig vergisst er eine Ungerechtigkeit und Beleidigung oder gar einen Schlag. Ich habe einmal, als ich in einem Ruderboot vom Dampfer an Land gesetzt wurde, einem vor mir sitzenden arabischen Matrosen, der lange Zeit das Ruder unthätig über Wasser hielt, ungeduldig einen leichten Schlag zur Ermunterung auf die Schulter gegeben. Ein sehr böser Blick und Nichtbefolgung meiner Ermahnung war trotz begütigender Worte und Geberden die Folge. Der Mann, der mich früher stets freundlich begrüsst hatte, sah mich von dem Moment bei jeder Begegnung mit finsterem, ja feindlichem Blick von der Seite an. Die beiden kleinen Beispiele mögen zur Erläuterung des Vorhergehenden dienen. Man begegne im Verkehr dem Araber stets mit grösster Ruhe, äusserlicher Achtung, auch wenn man noch so sehr innerlich erregt ist, beobachte ihn ebenso vorsichtig, wie er es unausgesetzt umgekehrt thut, vermeide jede, auch die geringste Beleidigung und rühre ihn niemals auch nur mit dem kleinsten Schlage an.

Beludschen. Eine weniger achtungsvolle, aber ebenso vorsichtige Behandlung verdienen die Beludschen, deren schon wenig sympathie- und vertrauenerweckendes Wesen verrät, dass sie nur die schlechten Eigenschaften des Arabers besitzen.

Inder. Für den Handelsverkehr beobachte man dem

geschmeidigen, stets höflichen, stets auf seinen Geschäfts-
vorteil bedachten Inder, dem Kaufmann en gros & en
detail, namentlich dem Händler gegenüber von vornherein
die grösste Vorsicht. Gerade bei den ersten Einkäufen
lasse man sich von Sachverständigen unterstützen, will
man das oft nicht kleine Lehrgeld sparen. Je beharr-
licher der indische Händler auf seinem geforderten Preise
beharrt, um so energischer drücke man denselben bis zu
dem, welchen man geben will, herunter. Man lasse ruhig den
Händler, der in das Haus gekommen, seine Waren, falls
der Preis zu hoch erscheint, alle wieder zusammen packen
und ihn unmutig und scheinbar sehr betrübt abziehen.
Am nächsten Tage erscheint er sicher wieder und verkauft sie freundlich lächelnd zu dem zuvor bedungenen
Preise; er macht doch sein Geschäft dabei.

Goanesen. Für die persönlichen Bedürfnisse des
Europäers sorgt der Goanese, der zum grössten Teil als
Mischling von Portugiesen und Indern aus Goa ein-
gewandert ist; reine Portugiesen sind wohl verschwindend
wenige unter den Goanesen zu finden. Dieselben stellen
namentlich an den Küstenplätzen die Wäscher, Köche,
Schneider, Schuster, Kaufleute für europäische Bedarfs-
artikel. Eine nicht gerade grosse Zuverlässigkeit und
Schnelligkeit in Ausführung von Aufträgen, zu der eine nicht
geringe Neigung zum Becher hinzukommt, giebt Veranlassung, beständig zu ermahnen und sich nie auf die
noch so bestimmt versprochene Ablieferungsfrist zu verlassen. Die Arbeit der Goanesen ist im übrigen, was
Kleidung, Schuhwerk und Wäsche betrifft, keineswegs
als schlecht zu bezeichnen. Aussehen und Haltbarkeit
entsprechen durchaus bei nicht zu hohen Preisen euro-

päischen Anforderungen. Auch die Kunst der goanesischen Köche trägt vielfach über das Gewöhnliche gehenden Ansprüchen vollkommen Rechnung, so lange der Kochkünstler nüchtern ist. Gerade dieser verlangt besondere Beobachtung wegen der vorher erwähnten Neigung zum Alkohol.

Von den übrigen nicht eingeborenen Vertretern der schwarzen Nation in Deutsch-Ostafrika sind, ehe ich zu den Eingeborenen selbst übergehe, die deutschen schwarzen Soldaten zu nennen, die Sudanesen, Sulus, Somalis (die Asikaris sind Eingeborene).

Sudanesen. Der Sudanese mit seinem stattlichen, kräftigen und gut gebauten Körper ist durchaus Soldat, in dem der Geist deutscher, im Feuer des Gefechts fest geschmiedeter Disziplin und Zuverlässigkeit eingewurzelt ist. Sein im Anfang etwas stupides und verschlossenes ich möchte sagen mechanisches Wesen, gewinnt bald bei ruhiger, freundlicher Behandlung an Vertrauen im Verkehr und weckt dauernde Sympathie.

Sulus. Von Anfang an gefälliger erscheint der Sulu mit seinem offenen und kindlich zutraulichen Wesen; wenn derselbe in diesen Eigenschaften dem Sudanesen über ist ist er ihm in der Zuverlässigkeit unterlegen. Er will vorsichtig behandelt sein und muss stets das Gefühl haben, dass der Europäer weiss, zur rechten Zeit den Daumen darauf zu drücken.

Somalis. Von Somalis ist nur eine geringe Zahl in Deutsch-Ostafrika vertreten, dieselben haben sich gleich im Beginn der deutschen Aktion daselbst in erster Linie als äusserst wenig widerstandsfähig gegen das Klima gezeigt. Als anspruchsvolle, misstrauische und dabei fana-

tische Muhamedaner sind die schönen, schlankgewachsenen
Menschen mit den regelmässig europäisch geschnittenen
Gesichtern zu betrachten und deshalb mit der grössten
Vorsicht und Reserve zu behandeln. Bei der geringsten
Gelegenheit auf der einen Seite verletzt, auf der anderen
Seite anmassend, verlieren sie bald die Zuneigung, die
ihr Äusseres zuerst erweckt.

Eingeborene. Wenn ich nun zu den Eingeborenen
Deutsch-Ostafrikas selbst komme, so muss ich mich von
vornherein dagegen verwahren, ein für alle die verschiedenen Stämme, welche dieses Gebiet und seine
Nachbargebiete bevölkern, umfassendes Urteil abgeben
zu wollen. Wie jeder Mensch ein Kind seines Landes
ist und sich in seinem äusseren und inneren Wesen nach
den ihn umgebenden Verhältnissen und Lebensbedingungen
formt, so sind auch die ·Eingeborenen unseres neu erworbenen Gebietes verschieden. Die Bewohner Usaramos,
des Landes, das am meisten durch den Aufstand und
die Greuel der Banden Buschiris zu leiden gehabt hat,
sind auf den ersten Blick verschieden mit ihrem scheu
zurückhaltenden, furchtsamen Wesen, von den dem
Europäer mit einem gewissen Selbstbewusstsein gegen-
übertretenden Waseguah, den im deutschen Schutze sich
sicher und geborgen fühlenden Waniamuesi, welche
sogleich mit offenem Vertrauen den deutschen Unter-
drückern des Aufstandes sich näherten und mit ihnen
verkehrten. Der ganze Charakter des Schwarzen Ostafrikas trägt noch den Stempel der Unruhe, des Un-
fertigen. Bedingt ist dieser durch die dauernd ruhelosen
Verhältnisse, denen er gerade in der letzten Zeit unterworfen ist. Die Bewohner unserer Länder befanden sich

vor der Besitzergreifung unter den Stürmen einer fast
ununterbrochenen von Süden nach Norden vordringenden
Völkerwanderung, einer fortdauernden Unsicherheit in
der eigenen Heimat: sie schwebten in der steten Gefahr
gefangen, ausgeraubt, vertrieben, hingemordet zu werden.
Ein grosser Teil durchlebte die Schrecknisse des Sklaven-
fangs und Transportes, um am Ziele seiner Wanderung d. h.
an den endgültigen Herren verkauft, ein arbeitsames, aber
dabei gleichmässig ruhiges und sorgenloses Leben unter
der jedenfalls im Vergleich zu ihren früheren Lebens-
verhältnissen humanen Behandlung der Araber hin-
zubringen. Jetzt dringt mit Macht deutsche Kultur auf
sie ein, die sie zum nutzbringenden Arbeiter unseres
Landes erziehen soll. Anspruchslos in äusseren Bedürf-
nissen, auf einer kindlichen Stufe des Geistes und Ge-
fühlslebens, mit einem nicht geringen Grade von Langsamkeit und Trägheit behaftet, thut der Schwarze nur
das, was zu seiner Existenz, zu seines Leibes Nahrung
und Notdurft erforderlich ist, oder was er unbedingt
thun muss. Zwei Redensarten charakterisieren seine
Denk- und Handelsweise recht treffend. Jede nicht ganz
bestimmte Aufforderung zu irgend einer Arbeit erwidert
er entweder mit einem: imschalla kescho, so Gott will
morgen, oder ni ta fania schauri, ich werde mit mir erst
zu Rate gehen. Die in diesen Worten ausgesprochene
Langsamkeit des Entschlusses und Trägheit des Handelns
legt den Europäern, namentlich im Anfang des Verkehrs,
oft harte Geduldsproben auf. Dem gegenüber hilft nur
ein ruhiges, aber festes und energisches Auftreten. Wer
erregt wird, sich zu Schimpfworten, ja Schlägen leicht
verleiten lässt, wird nie mit seinen schwarzen Dienern,

Arbeitern und Untergebenen viel erreichen. Der Europäer imponiert durchaus nicht von vornherein dem Schwarzen in dem Grade, wie vielfach angenommen wird. Der Letztere hat das instinktive Gefühl, dass der msungu (Europäer) ein über ihm stehendes Wesen ist, ohne sich vor ihm zu fürchten und begreift auf der anderen Seite nicht, was den aus uleia (dem Lande der Wunder) kommenden Eindringling, dem es doch nach seinem ganzen Aussehen und Auftreten daselbst gewiss recht gut ging, nach Afrika zieht, wo er allein schon durch das schlimme homa (Fieber) in seiner Arbeit und Gesundheit gestört wird. Jede Heftigkeit, jedes Schimpfwort wird im Moment ihn vielleicht erschrecken, im Grunde genommen denkt er, wie man häufig aus seinen Gesichtszügen lesen kann, warum regt sich denn der mbana (Herr) so auf! Jeder Schlag wird ihn für den Augenblick schmerzen, wenn auch infolge seiner schon geringen Schmerzempfindlichkeit weit weniger, als der Schlagende glaubt; lo leicht wird er aber eine Züchtigung nicht vergessen und sicher nicht, wenn er sie unrechter Weise erhalten zu haben glaubt. Das Gefühl für Gerechtigkeit und Ungerechtigkeit der Behandlung ist bei ihm ein entschieden ausgeprägtes. Eine ihm gerecht zudiktierte Strafe wird er ruhig hinnehmen und für die Zukunft wohlweislich sich danach richten, für jede Ungerechtigkeit aber wiederum sich in seiner Weise rächen. Die Zuverlässigkeit des Schwarzen darf im allgemeinen nicht zu hoch angeschlagen werden und Mein und Dein sind nicht selten für ihn schwer auseinander zu haltende Begriffe. Jedenfalls wird dieselbe durch das stets wachgehaltene Bewusstsein eines aufmerksamen und offenen Auges seines Herrn geregelt, be-

ziehungsweise gebessert. Das Gefühl der Kontrole seiner
Arbeit und der ihm anvertrauten Dinge darf ihn bei
wohlwollender und gerechter Behandlung, die im ge-
nügenden Falle keine Strenge scheut, namentlich in der
ersten Zeit seines Dienstes keinen Augenblick verlassen.
Welche Früchte die sachgemässe Erziehung der eingeborenen Untergebenen zu erzielen vermag, dafür dient
als Beweis die Erwähnung der Zuverlässigkeit in längerem
Dienste erprobter schwarzer Boten, die die ihnen anvertrauten Briefe nur mit Verlust ihres Lebens ans der
Hand lassen. Das Gefühl der Dankbarkeit lernt der
Europäer am meisten beim Schwarzen kennen, wenn er
seinem grossen Bedürfniss nach Daua, Medizin für alle
ihn angehenden Verhältnisse, willfahrt. Für seine Person
trägt der Schwarze dieselbe gern in Form von schützenden
Amuletts, er weiss aber auch, dass der Europäer für
seines Leibes Krankheiten und Gebrechen heilende Medizin
besitzt, wenn er auch bisweilen im Vertrauen anf die
Heilkraft derselben etwas weitgeht. So kam eines Tages
einer unserer eingeborenen Soldaten mit der bekannten
Bitte: mbana natakka Daua (Herr, ich will Medizin)
zu mir. Auf meine Frage, wofür? erhielt ich die Aus-
kunft, dass er sie zur Wiederherstellung seines gestörten häuslichen Friedens wünsche; aus seinen Schil-
derungen schien hervorzugehen, dass er bei dem häuslichen Kampfe wohl keine sehr siegreiche Rolle gespielt.
Die Verhaltungsmassregeln, nur immer hübsch ruhig zu
sein, wenn seine Frau schelte und zur Beruhigung einige
Aloëpillen für beide Teile brachten mir schon am nächsten
Tage das versöhnte Ehepaar, welches sich von auf-
richtiger Dankbarkeit für die ableitende erfolgreiche

Daua bewegt zeigte, zugleich aber für etwaige zukünftige Ereignisse noch um einige Pillen bat. Wenn diese kleine Episode mir stets eine scherzhafte Erinnerung erweckt, so habe ich auf der anderen Seite zu meiner Freude von dem guten, Dankbarkeit und Vertrauen erweckenden Einfluss, der seiner Zeit von mir auf· den Küstenplätzen Deutsch-Ostafrikas errichteten und seitdem fortgeführten Polikliniken gehört, in denen den Eingeborenen unentgeltlich ärztliche Behandlung und Arznei gewährt wird.

Behandlung der schwarzen Untergebenen. Aus der Schilderung der für den persönlichen Verkehr namentlich hervortretenden Eigenschaften der Schwarzen Ostafrikas ergiebt sich, dass Ruhe, Energie und ein wachsames Auge die hauptsächlichsten Erziehungs-Eigenschaften des Europäers für den Schwarzen sein müssen. Strenge, aber gerechte Strafe für jedes Vergehen, wenn es notwendig erscheint, Züchtigung auf gesetzlichem Wege und wohlwollende Anerkennung guter Leistungen mögen dabei die Grenzpfähle der Behandlung sein.

Diener. Als persönliche Diener wähle man kräftige, gut gewachsene Knaben. Das geeignetste Lebensalter für diesen Dienst liegt zwischen dem 10. bis 14. Jahre. In demselben sind die Knaben für leichte Arbeit kräftig genug, noch erziehungsfähig und halten sich im allgemeinen noch vom weiblichen Geschlechte fern. Mit dem 14. Jahre hört letztgenannter, für die Brauchbarkeit eines Dieners nicht zu unterschätzende Vorzug gewöhnlich auf. Bei der Wahl überzeuge man sich, dass die Knaben gesund, vor allen Dingen frei von ansteckenden Krankheiten, Hautausschlägen etc. und sauber sind. Wenn

die Sauberkeit des Negers auch nicht unseren zivilisierten
Begriffen entspricht, so ist es durchaus keine schwere
Aufgabe, ihn in Kürze sowohl zu persönlicher Sauberkeit
als auch zu reinlicher, sorgfältiger Behandlung der ihm
anvertrauten Gegenstände der Kleidung und des Haus-
halts zu erziehen und anzuhalten. Wer nur einige Male
vor Aufbruch zum Reisen das Einpacken der Reise-
effekten aufmerksam überwacht und bestimmt hat, wird
bei jeder späteren Revision bei einem gut erzogenen
Diener selten Vergesslichkeiten entdecken. Wie hierbei,
so lasse man sich auch in den kleinsten Dingen der persönlichen Bedienung zu Anfang die persönliche Anleitung,
wenn sie auch bisweilen viel, Geduld erfordert, nicht ver-
driessen und revidiere später täglich einen oder den
anderen Teil des Haushaltes. Die Freude an der ruhigen
und geräuschlosen Thätigkeit der gelehrigen Knaben
lohnt allein schon die Arbeit. Mühevoll ist die Kultur-
arbeit bei unseren Schwarzen in kleinen wie in grossen
Verhältnissen, aber der Boden ist, wenn auch von Anfang
an nicht sehr ergiebig, so doch gut und ertragsfähig.
Wird auch langsam die Arbeit fortschreiten, die Ernte
wird nicht ausbleiben.

Weibliche Bevölkerung. Was die weibliche Bevölkerung Deutsch-Ostafrikas betrifft, so sind die oben
allgemein geschilderten Charaktereigenschaften der ostafrikanischen Neger ebenso bei dem männlichen wie bei
dem weiblichen Teil vertreten. Dieselben treten für die
Arbeit nicht so bei den Weibern in den Vordergrund,
da nur der kleinere Teil, die häusliche Arbeit, weniger
häufig die Feldarbeit, von diesen gethan wird. Eine

6

besonders von Weibern verrichtete Arbeit ist das Wassertragen. Das Wasser wird von den Wasserträgerinnen von den betreffenden Wassergräben, Brunnen, Cisternen oder Bächen für den gewöhnlichen Gebrauch namentlich abends geschöpft und auf dem Kopf in Thongefässen oder anderen Behältern transportiert. Bezüglich der Moral der Negerinnen besteht eine scharfe Grenze zwischen den ledigen Mädchen und den verheirateten Frauen. Während die eheliche Treue der letzteren unter strenger Bewachung des Ehegemahls steht, sind die Moralbegriffe der unverheirateten Weiber nach unseren Anschauungen sehr freie. Diese Thatsache liegt in dem sozusagen auch noch moralisch unreifen Kulturzustande der Schwarzen begründet, wenn gleich ein natürliches Schamgefühl durchaus nicht ausgeschlossen ist. Auch Sinnlichkeit ist durchaus nicht eine häufig anzutreffende Eigenschaft der Negerinnen. Dieselbe unterliegt vielmehr oft der schon vorher erwähnten Eigenschaft der ostafrikanischen Bevölkerung, ihrem Phlegma.

Die Richtschnur für den Verkehr mit dem schwarzen weiblichen Geschlecht möge jeder nach seinem eigenen moralischen Gewissen bemessen, und möge jeder die Achtung, die er in der Heimat demselben in Wort und That gezollt hat, in Ostafrika eingedenk seiner Mitarbeiterschaft an der allgemeinen Kulturaufgabe auf derselben Stufe stehen lassen.

, Trotz ihrer noch tief stehenden Moral hat die Negerin ein ausgeprägtes, instinktartiges Gefühl für die Schonung und Achtung, die ihr als Weib gezollt wird, und wird dieselbe in jedem Falle durch bleibende Dankbarkeit sicher entgelten. Bezüglich der Beurteilung des

Geschlechtsgenusses in den Tropen vom hygienischen Standpunkte verweise ich auf Teil II. Geschlechtsgenuss, Geschlechtskrankheiten.

Neuntes Kapitel.

Umgangssprache in Ostafrika.

Die Verkehrssprache der Schwarzen in Deutsch-Ostafrika ist die Suaheli-Sprache, Kisuaheli. Dieselbe wird in den ganzen Küstengebieten sowohl von den Eingeborenen wie den Arabern, Indern und Goanesen gesprochen. Verstanden wird sie von der grossen Karawanenstrasse bis zu den grossen Seen hin, wenn auch in Usagara und Ugogo schon vielleicht nur von einem kleinen Teil der Bevölkerung. Im Norden des Gebietes versteht auch noch an den Grenzen immerhin eine leidliche Anzahl Kisuaheli; im Süden dagegen hört nach drei Tagereisen in das Innere das Sprachverständnis dafür auf.

In den genannten Gebieten, wo nicht Kisuaheli gesprochen, aber verstanden wird, herrschen stammverwandte Sprachen, jenseits derselben aber völlig von demselben verschiedene Sprachen. Für die Erlernung der wohlklingenden, vokalreichen Sprache ist bekanntlich in dem orientalischen Seminar zu Berlin Gelegenheit zum Vorstudium gegeben.

Unterstützt wird dasselbe durch das deutsche Hilfsbuch von G. A. Büttner und die französische, von der französischen Mission in Bagamoyo herausgegebene Gram-

6*

matik. Hoffentlich schliesst sich diesen beiden bald ein drittes, von dem trefflichen Kenner der Suaheli-Sprache, Herrn von St. Paul-Illaire, verfasstes und für den Sprachverkehr bestimmtes Unterrichtsbuch an, nachdem eine wissenschaftliche Abhandlung über Kisuaheli von demselben bereits erschienen ist. Wenn auch ein Beherrschen der in Wort und Satzgefüge durchaus nicht einfachen Sprache entschieden schwer zu erreichen ist, so lassen sich die für den gewöhnlichen Verkehr notwendigen Redewendungen doch schnell und leicht durch den Umgang mit den Eingeborenen erlernen, namentlich für den, der ihre grammatikalischen Grundbegriffe sich zuerst angeeignet hat. Den Wortschatz kann sich jeder schon dadurch ganz praktisch erwerben und bereichern, dass er sich von seinem Diener alle Gegenstände, die derselbe bringt oder zur Bedienung gebraucht, wiederholt nennen lässt und diesem dafür die deutsche Bezeichnung sagt. Dies Verfahren ist für beide Teile lehrreich und bietet auch durch das Bestreben jedes einigermassen gelehrigen Dieners, sich deutsche Ausdrücke und Redeweise anzueignen, oft eine angenehme und interessante Zugabe zu den kleinen Geschäften des täglichen Lebens.

Zehntes Kapitel.

Verhaltungsmassregeln für die Heimkehr.

Jahreszeit.   Erster Aufenthaltsort.   Lebensweise.

Jahreszeit. Die Zeit zur Heimkehr, möge dieselbe für die Dauer oder nur für Urlaub berechnet sein, wird am zweckmässigsten so gewählt, dass der Heimkehrende im Frühjahr oder im Sommer in der deutschen Heimat eintrifft. Man vermeide die Temperaturunterschiede, die der heimatliche Spätherbst oder Winter dem an tropisches Klima gewöhnten Körper bringt. Derselbe, schon gegen geringe Temperaturerniedrigungen empfindlich geworden, neigt auch, wenn er vom Malaria-Fieber verschont geblieben ist, in erster Linie zu Erkältungs-Krankheiten. Entschieden anzuraten ist jedem aus den Tropen Heimgekehrten bei warmem, schönem Wetter ein mindestens dreiwöchentlicher Aufenthalt in Gebirgsklima. Die durch längeres Tropenleben auch ohne Malaria-Erkrankung verschlechterte Blutbeschaffenheit wird am besten durch sauerstoffreiche, reine Bergluft wieder gebessert. Die angegriffene Herzthätigkeit wird durch systematisch, zeitlich und örtlich ansteigende Bewegung in den Bergen wieder gekräftigt. Man beginne mit Spaziergängen von einer halben Stunde Dauer mit nur mässiger Steigung in langsamem Tempo, das man ja beim Gehen und Marschieren in den Tropen auch bei grösster Schnellfüssigkeit bald genug üben und lieben lernt und lege jeden Tag zu. Die Ermüdung in den ersten Tagen sei das Zeichen zur Umkehr und Ruhe. Die letztere darf auch nicht der leiseste Gedanke an alles, was Dienst und Geschäft heisst, stören. Dabei regelmässige, kräftige Nahrung und gute Nachtruhe, Sorge für tägliche Körperpflege nach tropengewohnter Weise (Bäder, Abreibungen) werden in kurzer Zeit erkennen lassen, dass man wieder ganz der Alte geworden ist und mit alten Kräften seine Arbeit und Thätigkeit in der Heimat wieder aufnehmen kann. Ein vorübergehender Aufenthalt in der Heimat nach zweijähriger Thätigkeit in Ostafrika darf, wenn er wirklich Erholung und Kräftigung zu neuer Arbeit daselbst bringen soll, nicht geringere Zeit als 6 Monate dauern.

II. Teil.

Verhaltungsmassregeln für einzelne Erkrankungen, Verwundungen und plötzliche Unglücksfälle bei Mangel, beziehungsweise bis zur Ankunft ärztlicher Hilfe.

Erstes Kapitel.

Bau des menschlichen Körpers.

Einteilung. Bestandteile.

Der Laie muss, um bei Erkrankungen, Verwundungen oder plötzlichen Unglücksfällen zweckentsprechende Hilfe bis zur Ankunft eines Arztes leisten zu können, eine übersichtliche Kenntnis vom Bau des menschlichen Körpers besitzen. Eine kurze Beschreibung desselben sei darum den anleitenden Ratschlägen des zweiten Teiles vorausgeschickt.

Einteilung. Am menschlichen Körper werden äusserlich drei Teile unterschieden: der Kopf, der Rumpf und die Gliedmassen. Der Kopf besteht aus dem Schädel und dem Gesicht. Der Schädel umschliesst das Gehirn in der Schädelhöhle und ist normaler Weise mit Haaren bedeckt. Zwischen der vorderen Haargrenze und den

Augen liegt die Stirn; von der Stirn nach hinten sich
erstreckend die Scheitelgegend und das Hinterhaupt, zu
beiden Seiten der Scheitelgegend liegen die Schläfen.
Am Gesicht unterscheidet man die beiden Augen (genauere Beschreibung bei Augenkrankheiten), die Nase,
den Mund mit den Lippen, das Kinn, die Backen und
die Ohren.

Der Rumpf wird eingeteilt in den Hals, die Brust,
den Bauch und das Becken. Im Halse befinden sich die
mit dem Kehlkopf beginnende Luftröhre, zu beiden Seiten
derselben die grossen Halsschlagadern, hinter ihr die
Speiseröhre, hinter dieser die Halswirbelsäule, der erste
Teil des Rückgrats, welches die hintere knöcherne Stütze
des Rumpfes bildet. Das Rückgrat oder die Wirbelsäule
umschliesst einen mit der Schädelhöhle verbundenen Kanal,
in dem das Rückenmark verläuft. Die hintere Seite des
Halses heisst das Genick oder der Nacken.

Die Brust besteht aus dem Brustkorbe, welcher die
Brusthöhle umschliesst. Der Brustkorb wird gebildet
aus der Brustwirbelsäule (hintere Wand), den 12 Rippen
zu jeder Seite (Seitenwände) und dem Brustbein (vordere
Wand). Der obere Teil des Brustkorbes weist vorn zu
jeder Seite des Brustbeins die Schlüsselbeine, hinten zu
jeder Seite der Brustwirbelsäule die Schulterblätter auf.
Bekleidet ist der knöcherne Brustkorb mit Haut, Fett,
Muskeln. Die hintere Seite der Brust heisst der Rücken.

In der Brusthöhle liegen die beiden Lungen und das
Herz. Die rechte Lunge hat 3, die linke 2 Lungen-
lappen. Die oberen Lappen jeder Lunge endigen in die
Lungenspitzen, welche hinter und über den Schlüsselbeinen liegen. Das Herz, von kegelförmiger Gestalt, liegt

in der linken Brusthälfte zwischen beiden Lungen. Die
Herzthätigkeit wird an der nach unten gekehrten Herz-
spitze dicht unter der linken Brustwarze am deutlichsten
gefühlt. Man unterscheidet an der vorderen Brustseite
in der Mitte von oben nach unten: die Kehlgrube, die
Brustbeingegend, die Herzgrube oder Magengrube. Zu
beiden Seiten der Kehlgrube liegen über und unter den
Schlüsselbeinen die Schlüsselbeingruben. Auf der linken
vorderen Brustseite liegt von der Brustwarze, wo die
Herzthätigkeit gefühlt wird, ungefähr handbreit nach
oben und der Mitte zu, die Herzgegend.

Auf der hintern Brustseite, dem Rücken, ist die
Schulterblattgegend zwischen beiden Schulterblättern zu
merken.

Der Bauch hat grösstenteils nur eine schmale
knöcherne Rückwand, den untern Teil der Rückenwirbel-
säule. Die Seitenwände und die vordere Wand desselben
werden, bis auf den obern von Rippen bedeckten Teil,
von Weichteilen, Haut, Fett, Muskeln gebildet. Die
Bauchhöhle, welche durch das Zwerchfell von der Brusthöhle geschieden ist, birgt in ihrem linken oberen Teile
den Magen, nur ein kleiner Teil des Magens liegt rechts
von einer in der Längsachse des Körpers durch die
Mitte des Bauchs gedachten Linie. Die untere Grenze
des Magens liegt normal 2 bis 3 Querfinger breit über
dem Nabel. Links vom Magen hinter den untersten
Rippen liegt die Milz; hinter dem Magen liegt die Bauchspeicheldrüse. Im rechten obern Teile der Bauchhöhle
liegt die grösstenteils von den untersten Rippen bedeckte
Leber mit der Gallenblase. Der unter den genannten
Organen liegende Teil der Bauchhöhle wird von den an

den Magen sich anschliessenden Därmen zum grössten Teile ausgefüllt. Direkt an den Magen setzt sich der Zwölffingerdarm an, in den die Galle durch den Gallengang aus der Gallenblase und Leber geleitet wird, dann folgt der Dünndarm und der Dickdarm. Das Ende der Därme, der Mastdarm, liegt in der Beckenhöhle. Die Endöffnung heisst die Aftermündung. Das Übergangsstück vom Dünndarm in den Dickdarm heisst Blinddarm und liegt in der rechten unteren Bauchgegend, der rechten Weichengegend.

Im hinteren unteren Teile der Bauchhöhle liegen zu beiden Seiten der Wirbelsäule unterhalb der letzten Rippen die Nieren; die linke Niere grenzt oben an die Milz, die rechte an die Leber. Man teilt den Bauch von oben nach unten in drei Gegenden ein: die obere Bauchgegend, die Nabelgegend, die untere Bauchgegend oder den Unterleib und die Schamgegend. Die seitliche Gegend des Bauches von der untersten Rippe bis zur Hüftgegend (siehe unten) nennt man die Weichen. Die Gegend über den Nieren heisst die Lenden- oder Nierengegend.

Das Becken hat eine feste knöcherne Hinterwand, das Kreuzbein mit dem Steissbein. Die Seitenwände bilden die Hüftknochen, (Darmbein und Sitzbein), die vordere Wand die beiden in der Mitte sich vereinigenden Schambeine. Die starken platten Beckenknochen umschliessen die mit der Bauchhöhle zusammenhängende Beckenhöhle. Dieselbe enthält (beim Mann) in ihrem vorderen Teile die Harnblase, in dem hinteren Teile, wie oben schon erwähnt, den Mastdarm mit der Aftermündung. Die Gegend des Beckens, die Beckengegend, teilt sich in die beiden seitlich gelegenen Hüftgegenden und das an der hintern Seite gelegene Kreuz; zu beiden Seiten desselben liegen die Hinterbacken.

Von den Gliedmassen teilt man die oberen, die durch das Schultergelenk mit dem Rumpf verbundenen Arme, in Oberarm, Vorderarm und Hand. Im Schultergelenk berühren sich Schlüsselbein, Schulterblatt und Oberarm. Die Gegend desselben heisst die Schulter. Der Oberarm hat einen starken röhrenförmigen Knochen und ist durch das Ellenbogengelenk, dessen Gegend die Ellenbeuge heisst, mit dem Vorderarm beweglich verbunden. Der Vorderarm besteht aus zwei nebeneinander liegenden Knochen, der Speiche und der Spindel. Die erstere liegt an der Daumenseite, die letztere an der Kleinfingerseite des Vorderarmes. Die Hand, durch das Handgelenk mit dem Vorderarm verbunden, wird aus vielen kleinen Knochen zusammengesetzt und wird eingeteilt in die Handwurzel, die Mittelhand mit dem Handteller und dem Handrücken. Die Gegend des Handtellers, an welche sich der Daumen ansetzt, nennt man die Maus.

Auf den Beinen ruht der Rumpf mit dem Becken im Hüftengelenk. Der Oberschenkelknochen (ein sehr starker röhrenförmiger Knochen) bewegt sich mit seinem oberen Ende, dem Oberschenkelkopfe, in der Pfanne des Hüftgelenks. Die Verbindung zwischen Oberschenkel und Unterschenkel wird durch das Kniegelenk gegeben. Dasselbe wird an seiner vordern Seite durch einen kleineren platten Knochen, die Kniescheibe, geschützt. Die Gegend des Kniegelenks heisst das Knie, seine hintere Seite die Kniekehle.

Der Unterschenkel besteht wie der Vorderarm aus zwei Knochen, dem stärkeren Schienbein und dem

schwächeren Wadenbein. Das erstere liegt an der Seite
der grossen, das letztere an der Seite der kleinen Zehe.
Das untere kugelig unter den Weichteilen hervortretende
Ende des Schienbeins und Wadenbeins nennt man inneren
beziehungsweise äusseren Knöchel. Die scharfe Kante
des Schienbeins ist vorn in der Längsrichtung des Unter-
schenkels durchzufühlen.

Der im Fussgelenk bewegliche Fuss besteht wie die
Hand aus mehreren kleinen Knochen und wird eingeteilt
in die Fusswurzel, den Mittelfuss und die Zehen. Der
obere Teil des Fusses heisst der Fussrücken, die untere
Fläche die Fusssohle, der hintere vorspringende Teil des
Fusses heisst die Ferse, der vor dem Ansatz der grossen
Zehe an der Fusssohle und Innenseite des Fusses liegende
Teil, der Ballen.

Bestandteile. Die Bestandteile des Körpers sind
Knochen und Weichteile. Die Knochen bilden das
Knochengerüst, die Stütze des ganzen Körpers. Dieselben teilen sich in platte und Röhren-Knochen und
sind alle mit einer Haut bekleidet, der Knochenhaut,
die grossen ˙ Knochen enthalten Knochenmark. Das
Knochengerüst des menschlichen Körpers wird umkleidet
beziehungsweise die oben beschriebenen Körperhöhlen
werden ausgefüllt von Haut, Fett, Muskeln, Blutgefässen,
Nerven und Eingeweiden

Die Haut bildet die äussere Bedeckung des Körpers
und ist bei dem einen mehr, bei dem andern weniger
reichlich mit Haaren besetzt. Auf dem Kopf, beim
Mann auch im Gesicht, an den Bartstellen, an der
Schamgegend, in der Achselhöhle sind die Haare be-

sonders dicht gewachsen, an andern Stellen, z. B. an Handteller und Fusssohlen fehlen sie. Die Nägel an der Rückseite der äussersten Finger- und Zehenglieder geben diesen besondere Festigkeit.

Die Haut, welche viele innere Organe, so den Verdauungsapparat von der Mundhöhle bis zum After umkleidet, heisst Schleimhaut, weil sie mit zahlreichen schleimabsondernden Drüsen besetzt ist.

Das Fett liegt in dem die einzelnen Teile im Innern des Körpers verbindenden Gewebe, dem Bindegewebe, und dient zur Warmhaltung und Rundung des Körpers, sowie zum Schutz innerer Organe.

Die Muskeln vermitteln die Bewegung der einzelnen Körperorgane; sie bilden in Bündeln angeordnet als mehr oder weniger feste elastische rote Masse das Fleisch des Körpers.

Die Nerven, weisse, feste Stränge, entspringen aus dem Gehirn und Rückenmark und teilen sich in Empfindungs- und Bewegungsnerven. Die Organe, welche die Eindrücke der Aussenwelt auf die ersteren übertragen, sind die des Gefühls, Gesichts, Geruchs, Gehörs, Geschmacks.

In den Blutgefässen kreist das Blut im Körper. Der Mittelpunkt dieses Blutkreislaufs ist das Herz. Das Herz liegt, wie oben angegeben, in der linken Brusthälfte. Dasselbe ist ein kegelförmiger Hohlmuskel und hat ungefähr die der Faust eines Menschen entsprechende Grösse. Man unterscheidet am Herzen eine rechte und eine linke Herzhälfte, welche durch eine Scheidewand von einander getrennt sind. Jede Hälfte hat einen Vorhof und eine Kammer. Durch seine Thätigkeit (Zu-

sammenziehung und Ausdehnung) bewirkt das Herz den
Kreislauf des Blutes im Körper durch die Schlagadern
und Blutadern in folgender Weise: Aus der linken Herzkammer wird das Blut in die Hauptschlagader des Körpers
getrieben, von derselben gelangt es bis durch die kleinsten
Schlagader-Verzweigungen in alle Teile, in alle Gewebe
des Körpers. Nach Versorgung und Ernährung dieser
wird das Blut von den feinsten Verzweigungen der Blutadern, welche mit denen der Schlagadern durch ein so-
genanntes Haargefässnetz in Verbindung stehen, angesaugt. Die Blutadern vereinigen sich zu immer grösseren
Stämmen, deren Hauptendigungen, die beiden grossen
Hohl-Blutadern, das Blut in die rechte Vorkammer des
Herzens leiten. Von dieser gelangt es in die rechte
Herzkammer, um durch die Lungenschlagader in die
Lunge getrieben zu werden. In den Lungen scheidet
das Blut die durch die bei der Ernährung der Körper-
gewebe stattfindenden Verbrennungsprozesse erzeugte
Kohlensäure aus und wird dafür mit neuem, durch die
Lunge eingeatmetem Sauerstoff gespeist, um darauf durch
die Lungenblutadern in die linke Vorkammer, von dort
in die linke Herzkammer zu neuem Kreislauf zu gelangen.
Durch die Thätigkeit des Herzens, welche sich in dem
Herzschlag (siehe oben), äusserlich wahrnehmen lässt,
wird das Blut stossweise in die Schlagadern getrieben.
Dadurch werden dieselben gleichmässig erweitert und
zusammengezogen. Diese Erweiterung und Zusammen-
ziehung, welche bei gesunden Menschen 72—75 mal durchschnittlich in der Minute geschieht, ist bei oberflächlicher
liegenden Schlagadern als Puls durch den aufgelegten
Finger fühlbar. In den Blutadern fliesst das Blut da-

gegen in ruhigem Strome dahin. Der Unterschied der Blutfarbe zwischen Schlagadern und Blutadern wird bei Blutungen erkennbar (siehe Kap. V Blutungen). Das Blut selbst besteht aus flüssigen und festen Bestandteilen, dem Blutwasser, den roten und weissen Blutkörperchen (siehe Kapitel III) und dem Blutfaserstoff. Ausser den Blutgefässen besitzt der Körper noch Saugadern, Lymphgefässe, welche aus dem Körper Flüssigkeit, so auch die Nahrungsflüssigkeiten aus dem Darm durch feinste Verästelungen aufsaugen und in die Blutadern führen. In das Gefässnetz der Saugadern sind die Lymphdrüsen eingeschaltet. Durch die Verdauungswerkzeuge wird die zur Ernährung des menschlichen Körpers notwendige Speise demselben zugeführt. Durch den Mund aufgenommen, zerkleinert und erweicht, gelangt die Nahrung durch die Speiseröhre in den Magen. Hier wird sie durch Verdauungssäfte in einen Speisebrei umgewandelt. Der letztere gelangt nach vollendeter Magenverdauung in den Zwölffingerdarm und wird hier durch Zufluss der in der Leber bereiteten, in der Gallenblase aufgespeicherten Galle und des Saftes der Bauchspeicheldrüse in seinen bisher noch unveränderten Bestandteilen endgültig verarbeitet und gesichtet. Die zur Ernährung gebrauchten Bestandteile werden durch die feinsten Saugader-Verzweigungen angesaugt, die unverdaulichen Reste durch die Darmbewegung, zu deren Anregung auch die Galle und der Bauchspeicheldrüsensaft dient, ausgeschieden; ihre Entleerung erfolgt durch den After.

Von den mit zur Verdauung dienenden Organen ist der Mund allein dem Auge zugänglich. Bei geöffneten Lippen bemerkt man in demselben hinter den Zähnen die im Grunde des Mundes liegende Zunge, die im gesunden Zustand feucht ist und wie die ganze, die Mundhöhle auskleidende Schleimhaut frischrot aussieht. Die obere Wand der Mundhöhle bildet der harte und der sich daran nach hinten schliessende weiche Gaumen. Von der Mitte des letzteren hängt das Zäpfchen herab. Seitlich von demselben liegen zwischen den vorderen und hinteren Gaumenbögen die Mandeln. An die Mundhöhle schliesst sich die Rachenhöhle, der Rachen, welcher sich in die Speiseröhre fortsetzt.

Die Harnwerkzeuge dienen zur Absonderung des Urins aus dem Blute und zu seiner Ausscheidung aus dem Körper. Die erste Arbeit thun die Nieren, die letztere die den Urin aus den Nieren in die Harnblase führenden Harnleiter. Ist dieselbe gefüllt, so entsteht Harndrang. Derselbe veranlasst die Entleerung des Harns durch die Harnröhre.

Die Harnröhre führt aus der Harnblasse durch das männliche Glied. Am Beginn der Harnröhre und zwar zum grössten Teile hinter derselben liegt die platte Vorsteherdrüse. Die Mündung der Harnröhre liegt in der Eichel, welche von der Vorhaut umgeben ist.

Im Hodensack liegen die beiden Hoden, die Samen bereitenden Drüsen, aus denselben führen die Samenstränge zu den zu beiden Seiten der Vorsteherdrüse liegenden Samenbläschen, die wieder mit der letzteren in Verbindung stehen. Die Samenstränge sind von einem dichten Adergeflecht umgeben.

Die Gegend zwischen dem Ansatz des Hodensacks und der Aftermündung heisst der Damm.

Zum Schluss zu erwähnen sind noch die in der

Leistenbeuge, der Furche zwischen Schamgegend und
Oberschenkelansatz, liegenden, bei Gesunden wenig durch-
fühlbaren Lymphdrüsen. Dieselben gewinnen namentlich
bei allen Erkrankungen der Geschlechtsorgane eine besondere Bedeutung.

Zweites Kapitel.

Fieber.

Zum Verständnisse und zur richtigen Beobachtung
einer grossen Reihe von Krankheiten und namentlich
der häufigsten und bedeutungsvollsten Erkrankungen Ostafrikas und tropischer Gegenden, der Malaria-Erkrankungen, ist die Erkenntnis eines der wichtigsten Krankheitssymptome, des Fiebers, in erster Linie notwendig.
Die Besprechung desselben mit besonderer Berücksichtigung
der Malaria-Erkrankungen sei deshalb unmittelbar vor
die Abhandlung der letzteren gesetzt.

Fieber ist keine selbständige Krankheit, wenn man
auch beispielsweise das Malaria-Fieber kurzweg als Fieber
bezeichnet, sondern ein sehr wichtiges Krankheitssymptom.
Dasselbe kennzeichnet sich durch Erhöhung der Körpertemperatur und Steigerung der Pulszahl, Beschleunigung
der Herzthätigkeit. Es ist von grosser Wichtigkeit, bei
jeder Erkrankung von vornherein die Körpertemperatur
zu messen und dadurch zu konstatieren, ob Fieber vorhanden ist oder nicht, eine schwere oder leichte Erkrankung
vorliegt. Erkrankungen, die von Fieber begleitet sind,
sind in der Regel als schwerere zu betrachten, wie

7

solche, die fieberlos verlaufen. Ergiebt die Messung der
Körperwärme das Vorhandensein von Fieber, so ist der
Grad desselben zu notieren und der weitere Fieberverlauf
durch 2 stündliche Wiederholung der Messung zu beobachten und zu kontrolieren. Die Körpertemperatur
wird in der Weise gemessen, dass ein in 100 Grade
nach Celsius eingeteiltes Thermometer in den Mund, in
die Achselhöhle oder in den After eingelegt wird. Die am
meisten gewählte Körperstelle ist die Achselhöhle. In
dieselbe wird das Thermometer so eingeschoben, dass
das Quecksilberbassin vollständig und fest von Fleisch —
ohne dazwischenliegende Kleidung — eingeschlossen ist.
Dabei wird zum möglichst vollständigen Abschluss der
Achselhöhle der Oberarm bei erhobenem und vorn auf
der Brust gelegtem Vorderarm fest an die Seitenwand
des Brustkorbes angedrückt. In der Mundhöhle ruht es
bei festgeschlossenen Lippen auf dem hinteren Teile der
Zunge. In den After pflegt man hauptsächlich bei
Kindern das Thermometer einzuführen, oder bei be-
sinnungslosen Kranken, welche es im Munde oder in der
Achselhöhle nicht festhalten können. Das Thermometer
muss so lange an einer der genannten Stellen liegen bleiben,
bis es nicht mehr steigt. Diese Zeit beträgt im Munde
und im After durchschnittlich 10 Minuten, in der Achselhöhle aber 20 Minuten.

Eine wirklich genaue Angabe der Körpertemperatur
erhält man, wenn man das anfangs schnelle, später langsamere Steigen der Quecksilbersäule des Thermometers,
während es in der Achselhöhle beispielsweise liegt, genau
beobachtet. Steigt die Quecksilbersäule innerhalb 5 Minuten
nicht mehr, so hat sie ihre grösste Höhe erreicht, das

Thermometer zeigt die vorhandene Körpertemperatur
richtig an. Die Gradeinteilung der für Ostafrika in Gebrauch
kommenden Thermometer muss in den Grenzen von
34°—50° C. liegen. Die Thermometer müssen stets in
einem festen Futteral, am besten Metall-, Nickel-, vor Nässe
und Sonnenhitze geschützt aufbewahrt und transportiert
werden. (Siehe auch Gebrauchsanweisung Teil III.)
Für den Gebrauch kommen neben den gewöhnlichen
Krankenthermometern, als besonders bequem, die Maximum-
thermometer in Betracht. Während bei den ersteren
die Quecksilbersäule sofort nach dem Herausnehmen des
Thermometers aus einer der genannten Körperhöhlen
naturgemäss heruntersinkt, die Temperatur also von dem
in der Körperhöhle liegenden Thermometer abgelesen
werden muss, bleibt beim Maximumthermometer die
richtige Temparaturangabe auch nach der Herausnahme
des Thermometers bestehen. Das Maximumthermometer
ist so eingerichtet, dass in dem obersten Theil der Quecksilbersäule ein Luftbläschen eingeschaltet ist. Sinkt
nun nach Herausnahme des Thermometers die erstere infolge der Erniedrigung der umgebenden Temperatur, so
bleibt das Luftbläschen und das darüber befindliche
Stück der Quecksilbersäule haften und zeigt mit seinem
oberen Ende so die in der Körperhöhle höchst erreichte
Temperatur an. Nach Ablesen derselben fasse man das
Thermometer an seinem oberen Ende, das Bassin nach
unten gerichtet, mit der vollen Faust und schwinge es
ein- bis zweimal kräftig von vorn oben nach hinten unten
in der Luft. Dadurch wird das losgelöste Bläschen und
Stück der Quecksilbersäule wieder an die übrige Quecksilber-

7*

säule herangebracht. Bei Anschaffung von Thermometern
lasse man sich die geschilderte Bewegung vom Verkäufer
vormachen und zeigen Ist die den Kranken umgebende
Lufttemperatur höher als die Körpertemperatur, was
durchschnittlich selten in Ostafrika vorkommt, so ist
nach genauer Feststellung der Lufttemperatur ein gewöhnliches Thermometer — kein Maximumthermometer — in den After einzuführen und nach 20—25 Minuten an dem daselbst festliegenden Thermometer nach
dem Fallen der Quecksilbersäule die Temperatur abzulesen.

Gleichzeitig mit der Messung der Körpertemperatur
ist die Kontrole der Herzthätigkeit im Fieber von
Wichtigkeit. Dieselbe geschieht durch das Fühlen des
Pulses an der Handflächenseite des Vorderarms zwei
Finger breit über dem Handgelenk an dem an der
Daumenseite gelegenen Vorderarmknochen (Speiche).

Indem man an dieser Stelle den Zeigefinger und
Mittelfinger auf die pulsierende Speichenschlagader legt,
zählt man mit der Uhr in der Hand die Zahl der Pulsschläge in der Minute. Sind die Hände verbunden, so
fühlt man den Puls an einer der beiden Schläfen, zwei
Finger breit über der Ohröffnung an der voi deren Haargrenze in derselben Weise. Die normale Pulszahl in
dieser Zeit beträgt im Durchschnitt 76 —80, entsprechend
der normalen Körpertemperatur, welche in den Grenzen
zwischen 36,5 und 37,5° C. liegt. Zugleich mit dem
Sinken und Steigen der Körpertemperatur erniedrigt und
erhöht sich auch die Pulszahl. Einen Schluss aus der
Beschaffenheit des Pulses — ob derselbe kräftig oder
schwach ist — auf die Kraft der Herzarbeit zu ziehen,
ist man nur nach Anweisung und längerer Übung im-

stande. Von Wichtigkeit ist auch, die Regelmässigkeit der Aufeinanderfolge der Pulsschläge zu beobachten; ein unregelmässiger, bald schneller, bald langsamer, bald kräftig, bald schwach arbeitender Puls ist stets ein bedenkliches Zeichen, noch mehr ein sehr schneller und schwacher Puls, dessen Zahl, siehe unten, nicht im Verhältnis zur Temperatur des Kranken steht.

Eine die Beschleunigung der Herzthätigkeit kennzeichnende Vermehrung der Pulsschläge kommt übrigens auch bei Gesunden, infolge von Anstrengungen, Speisen- und namentlich Weingenuss, und Gemütserregungen, Schreck, Ärger, Erwartung, vor.

Die menschliche Temperatur ist im tropischen Klima im allgemeinen ein wenig erhöht, sie ist morgens am niedrigsten: 36,5—37,2, steigt vorübergehend — bis zu 37,8 — nach reichlichen Mahlzeiten und ist abends am höchsten: 37,4—37,7° C. Durchschnittlich bezeichnet man Temperaturen unter 36,0 als unternormale Temperaturen. Dieselben begleitet ein Puls in den Grenzen von 66—70 Schlägen in der Minute. Auf die Erhöhung der Körpertemperatur um 1° kommt ungefähr die Vermehrung der Pulszahl um 8—10 Schläge. Die Fiebertemperaturen sind folgende:

Temperatur:

	erste Tageshälfte	zweite Tageshälfte
Leichtes Fieber . . .		38,0—38,5°
Mässiges Fieber . . .	38,5—39,0°	38,5—39,5°
Hohes Fieber . . .	39,0—39,5°	39,5—40,5°
Sehr hohes Fieber . .	40,0—41,0°	40,5—41,5°
Unbedingtes lebensgefähr- liches Fieber . . .	42,0°	

Die Temperatur ist wie unter normalen Verhältnissen, so auch im Fieber täglichen Schwankungen unterworfen; am Morgen sinkt die Temperatur und steigt des Abends wieder an. Beträgt der Unterschied zwischen Morgen- und Abendtemperatur nur bis zu 1°, so spricht man von kontinuierlichem Fieber; beträgt derselbe mehr als 1°, so spricht man von einem remittierenden Fieber. Fieber, bei denen die Temperatursteigerung nur wenige Stunden, bis eine Tageshälfte anhält, während in der übrigen Zeit der Kranke fieberfrei ist, nennt man intermittierende oder Wechselfieber, — Fieberform der Malaria-Erkrankungen. — Je nachdem diese Temperatursteigerungen täglich oder jeden 3. oder 4. Tag u. s. w. regelmässig wiederkehren und einen bestimmt ausgesprochenen Typus zeigen, spricht man von täglichen, 3tägigen, 4tägigen u s. w. typischen Wechselfiebern. Kehrt die Temperatursteigerung in unregelmässigen Zwischenräumen mit wechselnder Dauer, Stärke und Beschaffenheit des Fiebers wieder, so gebraucht man die Bezeichnung atypische Wechselfieber.

In dem Verlauf des eigentlichen Fieberanfalls selbst unterscheidet man die Zeit des Ansteigens der Temperatur, die Zeit der Fieberhöhe und schliesslich die Zeit des Temperaturabfalls. Die Temperatur steigt entweder mit dem Beginn des Fiebers allmählich oder sehr schnell an und wird in dem letzten Falle sehr häufig, so namentlich beim Wechselfieber die Temperatursteigerung durch einen Schüttelfrost eingeleitet, der wenige Minuten lang bis zu ½ Stunde und darüber dauern kann. Im Schüttelfrost hat der Kranke ein intensives Kältegefühl, während sein Körper unter Zittern und Zähneklappen hin- und hergeschüttelt wird. Dem Schüttelfrost folgt ein ausgesprochenes Hitzegefühl, das auf der Höhe des Fiebers anhält. Der Temperaturabfall erfolgt entweder schnell unter reichlichem Schweissausbruch oder allmählich. Die erste Art des Fieberabfalls ist die gewöhnliche beim Malaria-Fieber.

Die Steigerung der Bluttemperatur auf der Höhe des Fiebers ist bei schweren Fieberformen (siehe unter Malaria-Erkrankungen) von Einfluss auf das Bewusstsein des Kranken und erzeugt bei demselben Benommenheit und Bewusstlosigkeit. Dieselbe äussert sich entweder in apathischer Ruhe oder grosser Unruhe und Delirium. Über die Behandlung dieser Symptome, wie des Fiebers überhaupt durch den Laien giebt die folgende Betrachtung der Malaria-Erkrankungen Aufschluss.

Drittes Kapitel.

Die Malaria-Erkrankungen.

Name. Malaria-Quellen. Klimatische Ursachen und Bedingungen als Grundlage. Krankheitserregender Mikro-
parasit. Prädisponierende Gelegenheitsursachen. Wechsel-
beziehungen der Malaria-Erkrankungen zu anderen Krank-
heiten. Entwickelungszeit der Krankheitserreger von der
Infektion bis zum Krankheitsausbruch. Vorläufersymptome.
Formen der ostafrikanischen Malaria - Erkrankungen.
Schwerer Verlauf der beiden ersten Formen. Heilausichten
der einzelnen Formen. Prophylaktische Behandlung der
Malaria-Erkrankungen. Behandlung der Malaria-Fieber-
Anfälle. Behandlung nach dem Anfall. Verlassen der
Malaria-Gegend. Behandlung der chronischen IV. Form.
Verhalten des menschlichen Organismus dem Chinin gegen-
über. Nebenwirkungen des Chinins. Zusammenfassende
Schlussübersicht der Behandlung der Malaria-Erkrankungen.

Name. Die Malaria-Erkrankungen gehören zu der
Gruppe von Krankheiten, welche durch Ansteckung in
den menschlichen Körper gelangen. Der Name Malaria,
schlechte Luft, zeigt als Träger des Krankheitsgiftes die
den Menschen umgebende Atmosphäre.

Malaria-Quellen. Diese Malaria, schlechte Luft,
lagert in erster Linie über Sumpfgegenden, besonders
über den Sümpfen, die wie die ostafrikanischen (siehe
Teil I, SS. 40. 41) keinen eigentlichen Wasserspiegel besitzen, sondern deren schlammigen Boden den grössten Teil
des Jahres hindurch nur eine dünne Wasserschicht bedeckt. Eine gleiche Malaria-Quelle bieten Flussniede-
rungen, sumpfige Flussufer, Flussmündungen mit Brack-

wasser, einem Gemisch aus dem Süsswasser eines Flusses
und dem Salzwasser des Meeres. Das Brackwasser findet
sich auch in Küstensümpfen, die zum Teil vom Meere
gespeist werden. Auch das Salzwasser des Meeres allein
kann zum Vermittler der Erkrankung werden, wenn es
zur Zeit der Ebbe einen Grund frei lässt, der die Heim-
stätte verwesender Organismen bildet.

**Klimatische Ursachen und Bedingungen als Grund-
lage.** Neben dieser Bodenbeschaffenheit sind für die Entstehung, Häufigkeit und Intensität der Malaria-Erkrankungen die hohe Temperatur, der grosse Feuchtigkeitsgehalt der Luft, sowie die Niederschläge derselben
bestimmend. In feuchten Jahren ist die Zahl der Erkrankungen grösser als in trockenen. Die für Malaria-
Erkrankungen günstigste Zeit ist (siehe auch Teil I
SS. 26. 27) die Jahresperiode, welche sich unmittelbar
an die kleine und namentlich die grosse Regenzeit an-
schliesst. Durch das Auftrocknen des vorher mit Wasser
bedeckten Sumpfes oder vom Wasser durchtränkten
Bodens steigt die Zahl der Erkrankungen erheblich an.
Ebenso kann jede Bodenbewegung, jede Auflockerung
der Erde bei Pflanzungen, Bauten als Gelegenheitsursache
zur Erkrankung der damit Beschäftigten angesehen werden.

Diesen Ausführungen gegenüber steht die Beobachtung, dass es Gegenden giebt, die trotz Vorhandenseins
der eben geschilderten Bedingungen zur Erzeugung der
Malaria-Erkranknngen von denselben frei sind. Die Erklärung dafür liegt in dem Fehlen des Malaria-Giftes an
diesen Orten und den zu seiner Entwicklung und Ein-
wanderung in den menschlichen Organismus gegebenen
Gelegenheitsursachen.

Krankheitserregender Mikroparaşit. Wenn es auch noch nicht gelungen ist, den Träger des Giftes der Malaria-Erkrankungen frei, d. h. ausserhalb des menschlichen Organismus zu finden und wissenschaftlich zu züchten, so ist er doch in seiner im Blute vorhandenen Entwicklungsform jedes an Malaria-Fieber Erkrankten durch mikroskopische Untersuchung nachgewiesen worden; er stellt sich dar als ein der niedrigsten Tierstufe angehörender, zur Klasse der Rhizopoden (Wurzelfüssler) zählender, nur mikroskopisch sichtbarer Parasit, der seinen Nährboden in den zelligen Elementen des Blutes und zwar in den roten Blutkörperchen hat und sich durch Teilung und Sporenbildung fortpflanzt. Bei der mikroskopischen Untersuchung des Blutes zeigt er sich je nach seinem Entwicklungsstadium als rundlicher, Fortsätze ausstreckender oder unregelmässig geformter Körper, der sich hauptsächlich in den roten Blutkörperchen, aber auch in der Blutflüssigkeit bald schneller, bald langsamer bewegt.

Wie ein zweiter Name unserer Erkrankung „Wechselfieber" besagt, tritt dieselbe im Wechsel mit fieberfreiem Zustande, d. h. in einzelnen mit mehr oder weniger hoher Steigerung der Körpertemperatur einhergehenden Anfällen auf, in deren Zwischenpausen der Erkrankte bei normaler Körpertemperatur scheinbar gesund ist. Diese Anfälle werden durch die Entwickelung der Malaria-Parasiten im Blute ausgelöst. Die mikroskopischen Blutuntersuchungen zeigen vor, in und nach dem Fieberanfall bestimmte Entwickelungsformen. Die, in welcher Form ist noch unbekannt, in den Organismus gelangten Malaria-Fieber-Parasiten wachsen in einer bestimmten Zeit in den roten Blutkörperchen als ihrem Nährboden bis zu einer bestimmten Grösse und Form an. Mit dem Auskeimen dieser Form, ihrem Zerfall, „in eine Anzahl kleiner runder oder ovaler Körperchen"*) beginnt der Fieberanfall. Im Verlauf desselben werden diese Keime, Sporen genannt, frei, um sich nach Abfall des Fiebers nach kürzerer oder längerer Zeit wieder zu einer neuen, Fieberanfall hervorrufenden Form zu entwickeln. Die Form und Entwicklungsdauer der Parasiten bedingt den Typus des Fiebers (siehe Kapitel II). Dieser Typus fehlt den Malaria-Fieber-Erkrankungen in Ostafrika in einer grossen Anzahl von Erkrankungen, welche in unregelmässigen Zwischenräumen in verschiedener und unberechenbarer Form wiederkehren.

Ob hierfür besondere Formen der Malaria-Fieber-Parasiten oder äussere und innere individuelle Einflüsse bei den einzelnen Kranken, die eine bald schnellere, bald langsamere Entwickelung des Parasiten im Blute bedingen, verantwortlich zu machen sind, ist noch unentschieden. Jedenfalls habe ich häufig bei vorher regelmässigem Fiebertypus infolge von Anstrengungen, äusseren Schädlichkeiten, körperlichen Exzessen und Gemütsbewegungen ausserhalb der Zeit Fieberanfälle auftreten sehen, deren Verlauf auch entsprechend der Bedeutung der Gelegenheitsursache leichter oder schwerer war (siehe auch unten).

Die Entwickelung der Parasiten im Blute ist als ein Kampf derselben mit den Elementen des letzteren

---

*) Anmerkung. Dr. Friedrich Plehn, ätiologische und klinische Malaria-Studien.

aufzufassen, bei dem ein Teil der Parasiten zu Grunde
geht, der übrig bleibende Teil aber noch einen neuen
Fieberanfall auszulösen imstande ist. Der letztere ist
jedenfalls durch chemische an die Entwickelung der Parasiten im Blute und ihre Ausscheidungen geknüpfte Pro-
zesse bedingt. Durch diese letzteren wird gleichfalls ein grosser
Teil der Parasiten, ehe er sich zur Sporenbildung entwickelt hat, zerstört. Deshalb ist wohl anzunehmen,
dass ein kräftiger, widerstandsfähiger, blutreicher Organismus, der Neu-Infektion durch Verlassen des klimatischen
Krankheitsherdes entrückt, die erneuten Angriffe der
noch im Körper vorhandenen Parasiten siegreich zurück-
schlägt, dadurch, dass sowohl in der fieberfreien Zeit,
wie namentlich im Anfall allmählich die Zahl der
Parasiten verringert wird, bis die letzten aus den Sporen
hervorgegangenen Formen, ehe sie zu neuer Sporenbildung
kommen können, vernichtet sind. In diesem Kampfe ist,
Gott sei Dank, in den bei weitem häufigsten Fällen der
menschliche Organismus der Sieger. Der Tod im Fieberanfall erfolgt erstens, wenn die Elemente des Blutes und der
Körpersäfte durch frühere Anfälle bereits so geschwächt
sind, dass sie in demselben durch die neue zerstörende
Wirkung des Kampfes mit dem Parasiten soweit zu
Grunde gehen, dass sie die Lebensfähigkeit des Körpers
nicht mehr erhalten können.

Die zweite Form der tötlich verlaufenden Fieberformen ist die, dass ein bisher gesunder und kräftiger
Körper, der noch nicht durch Exzesse, schwere Krankheiten und namentlich Malaria-Erkrankungen geschwächt
ist, in kürzester Zeit einem Fieberanfall erliegt. Diese

schweren, perniciösen Fieber sind, wie wohl mit Sicherheit anzunehmen ist, an bestimmte Brutstätten des Malaria-Giftes und seiner Träger gebunden. Dieser Annahme entspricht die häufig beobachtete Thatsache, dass auf Expeditionen ein Teil der bisher gesund gewesenen Teilnehmer an perniciösem Fieber erkrankte und zu Grunde ging, der andere verschont blieb. Der erstere Teil hatte an einem Sumpf gelagert, der andere nur eine kurze Strecke davon, die nicht unter dem Winde der erstgenannten Stelle lag, seinen Lagerplatz aufgeschlagen. So giebt es im ganzen äquatorialen Afrika bestimmte, zum Teil nur wenig ausgedehnte Stellen, die als Brutstätte des perniciösen Fiebers sich erwiesen haben gegenüber andern, wo die durchschnittlich beobachteten Fieber vorkommen. Ob an diesen Plätzen die grosse Menge und Konzentration oder eine besondere Form der Malaria-Parasiten die für den verderblichen Verlauf massgebende ist, kann zur Zeit wohl noch nicht mit Bestimmtheit entschieden werden und muss noch im Bereich der Hypothese bleiben.

Gegenüber dem schweren Verlauf des Malaria-Fiebers, der sich durch eine schnelle tötliche Zerstörung des menschlichen Organismus charakterisiert, steht das allmählich durch die Malaria - Erkrankung hervorgebrachte Siechtum. Bei demselben beobachtet man besondere Entwickelungsformen von Malaria-Parasiten im Blute neben den sonstigen krankhaften Veränderungen des Blutes. Das Zustandekommen dieser Sekundärformen ist wohl hauptsächlich, wie ich aus selbsteigener Erfahrung anzunehmen mich berechtigt glaube, bei den von vornherein zu chronischem Verlauf neigenden Malaria-

Erkrankungen, die einen bestimmten Typus nicht erkennen lassen, zu beobachten; ich habe diese Formen
namentlich bei solchen Personen gesehen, bei denen die
Malaria-Erkrankung von Anfang an ohne oder nur mit
geringen Temperatursteigerungen auftrat. Der allgemeine
Kräftezustand war dabei nicht so angegriffen, dass die
Erkrankten das Bett hüten mussten, sondern stand nur
unter dem Einflusse eines schweren Unwohlseins mit
Kopf- und Gliederschmerzen, Übelkeit und Appetitlosigkeit. Dabei betrafen diese Fälle meistens sehr energische, mit einem hohen Grad von Selbstüberwindung
ausgestattete Menschen. Bei denselben — mag es in
einer besonderen individuellen Disposition liegen —
kommt das Fieber von vornherein nicht recht zum Ausbruch; der oben geschilderte, namentlich auf der Höhe
des Fiebers geschilderte Kampf und die in ihm erfolgende
teilweise Zerstörung, teilweise Weiterentwickelung und
Keimung der Parasiten kommt nicht recht zu Stande,
es entwickeln sich besondere Dauer-Formen derselben,
die entweder garnicht oder nach Klimawechsel nur
langsam mit der allgemeinen Aufbesserung der Körpersäfte und namentlich des Blutes verschwinden. Das
Verschwinden erfolgt häufig gegenüber dem früheren
atypischen Verlauf des Fiebers unter sich regelmässig einstellenden, immer schwächer werdenden Fieberanfällen, die die typische Form der Parasiten im Blute
darbieten. Das Auftreten dieser Anfälle darf als ein
Zeichen der beginnenden Genesung angesehen werden.
Aus dem Vorhergesagten geht hervor, dass in der mikroskopischen Blutuntersuchung und der dadurch ermög-
lichten Kenntnis der verschiedenen, den einzelnen Krank-

heitsstadien entsprechenden Parasitenformen ein ausser·
ordentliches Hilfsmittel für die Erkenntnis der Krankheit selbst und namentlich auch für die Verhütung
des Ausbruches eines Fieberanfalles nach Auffinden der
dem Anfall voraufgehenden Parasitenformen gegeben ist.
Die Natur des Hauptmittels gegen die Malaria-Erkrankungen, des Chinins, welches nur in der fieberfreien Zeit:
d. h. vor, beziehungsweise nach einem Fieberanfall gegeben, wirksam ist, lässt gerade das letztgenannte Resultat der Entdeckung der Parasiten mit grosser Freude
begrüssen. Auf Grund seiner mikroskopischen Untersuchung wird der geübte Arzt imstande sein, bei jedem
Unwohlsein, dessen Symptome dem Malaria-Fieberanfall
gleichen oder ähnlich sind, zu konstatieren, ob ein Fieberanfall zu erwarten ist oder nicht. Ebenso kann er die
Vernichtung der nach einem Fieberanfall neu zur Entwickelung gekommenen Parasiten (der aus den Sporen
hervorgegangenen amöboiden Formen) durch das Chinin,
ehe sie zu der einen neuen Fieberanfall auslösenden
Form ausgewachsen sind, kontrollieren. Das Chinin wird
jeden Tag (morgens) nach dem Fieberanfall in Dosis
von 1 Gramm so lange gegeben, als sich die oben-
erwähnten Parasiten noch durch das Mikroskop im Blute
nachweisen lassen. Dadurch wird der Arzt auf der einen
Seite einen Fieberanfall rechtzeitig zu verhüten oder abzuschwächen imstande sein, auf der anderen Seite seinen
Patienten vor jedem überflüssigen Chiningebrauch, der
leider in Malaria-Gegenden nur allzu häufig vorkommt,
bewahren.

Ich selbst bin in neuerer Zeit verschiedene Male
in dieser Lage gewesen, habe auch Zweifel über die

Richtigkeit der Angabe von Patienten, dass sie wenige
Stunden vor der Untersuchung durch mich einen Fieberanfall überstanden hätten, durch die Untersuchung gehoben. Letztere Thatsache ist entschieden von Wichtigkeit zur Beurteilung der Erkrankung von Personen,
welche, aus Malaria-Gegenden zurückgekehrt, in malaria-
freiem Klima von dem Malaria-Fieber äusserlich ähnlichen Zuständen befallen werden. Der Nachweis der Parasiten im Blute wird die Krankheit als eine Folge der Infektion im Malaria-Klima erweisen und in jeder Beziehung
danach beurteilen lassen. Ich habe bei mir selbst diese Erfahrung gemacht, als ich mein Blut mehrere Stunden
nach einem ohne Fiebererhöhung einhergegangenen,
scheinbar nur starken Unwohlsein untersuchte und zu
meiner geringen Freude die für die Zeit nach dem
Anfall charakteristische Form der Malaria-Parasiten
endeckte.

Soviel über den Stand unserer heutigen Kenntnis
von der Natur des Malaria-Krankheitserregers. Möge
die Zukunft die Richtigkeit der Forschungen über denselben weiter beweisen und die Hoffnung auf neue Resultate derselben erfüllen. Dahin gehört die Erkenntnis
der Bedeutung der bei der Blutbereitung mitwirkenden
Organe, namentlich der Milz, für die Entwickelung und
das Wiedererscheinen der Malaria-Parasiten im Blute,
in Fällen, wo längere Zeit dasselbe von ihnen frei gewesen ist und keine Neu-Infektion stattgefunden hat.

Nach Betrachtung der ursächlichen hygienischen
Bodenverhältnisse sowie des Erregers der Malaria-Erkrankungen wenden wir uns zur Besprechung der im
menschlichen Organismus bestehenden oder durch Ge-

legenheitsursache gegebenen, prädisponierenden Momente
zur Entstehung und zum Ausbruch der Krankheit.
Prädisponierende Gelegenheitsursachen. Bezüglich
der Beschaffenheit der Körperorgane, welche eine Malaria-
Infektion begünstigt und einen schweren und längeren
Verlauf, beziehungsweise eine nachhaltige Schwächung und
Schädigung des Körpers bedingt, verweise ich auf Teil I
Kapitel I und wende mich an dieser Stelle speziell zu
den prädisponierenden Gelegenheitsursachen. Dahin gehören in erster Linie Schwächung des Körpers durch
mangelhafte und unregelmässige Ernährung mit Speise
und Getränk (schlechtes Fleisch, schlechtes Wasser,
Sumpfwasser), Mangel der nötigen Ruhe, des nötigen
Nachtschlafes (siehe Teil I Kapitel VII); ferner jede
geistig und körperlich ermüdende und die Körperkraft
erschöpfende Anstrengung, dazu gehört auch anhaltende
Thätigkeit (Marschieren oder Arbeit) in der Tropensonne, jedes Unwohlsein, jeder Exzess in baccho seu
venere, im Trunk oder in geschlechtlicher Beziehung.
Wer am Tage nach einem reichlichen Trunk den Zustand durchgemacht hat, in dem man nicht weiss, wann
der Kater aufhört und das Fieber anfängt, wird mich
verstehen. Eine noch viel zu wenig geschätzte Gelegenheitsursache, die ich sehr häufig beobachtet habe,
geben Gemütsbewegungen, Schreck, Trauer und namentlich
Ärger, zu denen der Mensch in den Tropen viel mehr
wie in der Heimat (siehe Teil I Kapitel I) neigt.
    Aus den allgemeinen Gesundheitsvorschriften des
I. Teils rekapituliere ich ferner Wohnen und Schlafen
in dicht über der Erde gelegenen Wohnräumen, Erd-
geschossen. Auch Wohnräume, die dicht von hohen

Bäumen, welche die Sonnenstrahlen und ihre austrocknende
Wirkung fernhalten, umgeben sind, begünstigen die Entstehung des Fiebers (siehe Teil I Kapitel V). Ferner
Feuchtigkeit, namentlich der Schlafzimmer, bedingt durch
häufige Reinigung derselben mit Wasser und langsame,
mangelhafte Austrocknung, feuchte Bettwäsche. Von
Schädlichkeiten ausserhalb des Hauses erwähne ich
Aufenthalt und Bewegung im Freien (Sitzen, Spazieren-
gehen, Baden! Wasserfahren) zur Zeit der Früh- und
Abendnebel, vor Sonnenaufgang und kurz nach Sonnenuntergang an feuchten Tagen, auf feuchter Erde, dicht
an oder über Sümpfen, stehenden Gewässern (siehe Teil I
Kapitel VII). Neben dem Einfluss der Feuchtigkeit
kommt hierbei auch die Abkühlung der Luft und des
Körpers in Betracht, und ist in der That die feuchte Abkühlung schädlicher als die trockene.

Eine Haupt-Gelegenheitsursache der Malaria-Erkrankung, die schon früher wiederholt angedeutet ist,
liegt in dem Charakter der Krankheit selbst. Das ein-
oder mehrmalige Überstehen derselben giebt auf Grund
der vorgenannten den Körper treffenden äusseren Bedingungen sowohl zu Rückfällen, wie zu Neu-Infektion,
zu neuer Erkrankung Prädisposition. Der Grund für den
Rückfall liegt, wenn ich meiner Annahme diesen Ausdruck verleihen darf, in dem Wiedererwachen der im
Blute und den blutbereitenden Organen noch vorhandenen
schlummernden Krankheitserreger neben der allgemeinen
Verschlechterung des Blutes durch die früheren Anfälle;
die Ursache für die Neu-Erkrankung ist dagegen allein
in der Neu-Infektion und der durch allgemeine
Schwächung des Körpers durch frühere Fieberanfälle

erleichterten Empfänglichkeit des Organismus gegeben.
Das längere Zeit anhaltende Verstecktbleiben und damit
abwechselnde Wiederaufflackern der Malariakeime im
Blute (ohne Neu-Infektion) kann unter Umständen (siehe
Fieberformen, Behandlung) durch Jahre hindurch dauern,
auch wenn der Patient in dieser Zeit in völlig malaria-
freiem Klima sich aufhält.

Eine zweite, aus dem Vorhergesagten sich ergebende
Folge ist die, dass der aus fieberfreiem Klima in Malaria-
Gegenden übergesiedelte Mensch, mag er Europäer oder
Nicht-Europäer, Vertreter der weissen oder dunklen
Rasse sein, sich niemals der Malaria akklimatisiert, niemals durch das ein- oder mehrmalige Überstehen der durch
die Keime derselben erregten Krankheit gegen diese
gefeit wird; es nimmt im Gegenteil direkt proportional
zur Länge des Aufenthalts im Malaria-Klima die Widerstandsfähigkeit gegen dasselbe, gegen die Infektion wie
gegen die Überwindung der Malaria-Erkrankung im
Körper selbst ab; ich füge an dieser Stelle hinzu, dass
selbst die Eingeborenen durchaus nicht als geschützt
gegen das Malaria-Fieber zu betrachten sind, wenn sie
auch im allgemeinen leichter erkranken und häufig mehr
das Bild chronischer Malaria-Erkrankung bieten. Dabei
fallen sie jedoch ebenso wie die Fremden den schweren
und perniziösen Formen zum Opfer.

**Wechselbeziehungen der Malaria-Erkrankungen zu
anderen Krankheiten.** Ich darf die Bemerkungen über
die Gelegenheitsursachen der Malaria-Erkrankungen nicht
zu Ende bringen, ohne der Wechselbeziehungen derselben
zu anderen Infektionskrankheiten zu gedenken; als von
mir beobachtete Beispiele derselben seien erwähnt Dy-

8*

senterie, Pocken (leichte Form), Wund-Infektionsfieber,
Lungenkatarrh, Lungenentzündung, Rheumatismus, konstitutionelle Syphilis. Auf der einen Seite schliesst sich
Malaria-Neu- und Rückerkrankung gern an eine überstandene andere Infektionskrankheit an, auf der andern
prädisponiert sie den durch Fieberanfälle geschwächten
Körper zur Aufnahme anderer Krankheitsgifte.

Am ausgesprochensten habe ich das Hinzutreten der
Malaria-Erkrankung bei Wundfieber an zwei Fällen von
schwerer Schussverletzung bei europäischen Unteroffizieren
in dem seiner Zeit unter meiner Leitung stehenden Gar-
nison-Lazareth in Bagamoyo beobachtet.

Als die das Fieber bedingende Eiterung der Wunden
geschwunden war, die Wunden ausgesprochene Neigung
zur Heilung zeigten, stellte sich in beiden Fällen nach
einer fieberfreien Zeit von 1½ Tag abendliche Temperatursteigerung ohne besonders auffällige Vorläufersymptome
ein. Da der 2 Tage vorher angelegte Dauerverband gut
lag, die Wunde nicht schmerzte, gab ich zunächst 1 Gramm
Chinin in der Erwägung, dass nach meiner früheren
Erfahrung bei den Patienten das durch die Wunde verursachte Fieber durch Chinin-Gaben zeitweilig heruntergedrückt wurde (es folgte in diesen Fällen bei Wieder-
ansteigen der Temperatur Verbandwechsel). Die Temperatur fiel nicht nur, sondern stieg vielmehr, um erst
nach Antipyrin-Gabe zu fallen. Da das Chinin wohl bei
anderen fieberhaften Krankheiten, niemals aber beim
Malaria-Fieber Temperaturabfall bewirkt, sondern bei
dem letzteren nur in der fieberfreien Zeit gegeben sich
wirksam erweist, schloss ich, und wie ich am nächsten Tage
sah, mit Recht, dass Malaria-Fieber sich dem bestehenden

Leiden zugesellt habe. Der nächste Morgen war fieberfrei (ich gab kein Chinin), der Abend zeigte einen neuen Fieberanfall. Der dritte Anfall am nächsten Tage wurde durch Vorhergabe von Chinin verhindert. Wäre ich die Blutuntersuchung damals auszuführen imstande gewesen, so hätte ich dem Patienten und mir Zeit und Chinin erspart und mit einem Tröpfchen seines Blutes uns beiden zeitiger geholfen.

Möge mir dies längere, den Rahmen meiner Arbeit überschreitende Verweilen bei meiner persönlichen Erfahrung in diesem speziellen Falle mit der mir wertvoll erscheinenden Erinnerung von meinen Lesern gütigst verziehen werden.

Dass auch zu gleicher Zeit neben den Malaria-Erkrankungen schwere Allgemein- oder Lokal-Erkrankungen des Organismus bestehen und zu schwerem Krankheitsverlauf führen können, darf als ebenso zweifellos angesehen werden, wie die Richtigkeit der Annahme, dass unter der Firma Malaria-Fieber bis jetzt vielfach noch andere schwerere Tropen-Erkrankungen verborgen geblieben sind; den Wert der Blutuntersuchung für diese letzteren Fälle erlaube ich mir an dieser Stelle nochmals zu erwähnen.

Entwickelungszeit der Krankheitserreger von der Infektion bis zum Krankheitsausbruch. Was die Zeitdauer der Entwickelung der Malaria-Krankheitserreger von ihrem Eindringen in den Körper bis zum Fieberausbruch anbetrifft, so liegen die äussersten Grenzen dieser Zeit zwischen wenigen Stunden und 20—21 Tagen nach der Infektion, die mittlere Zeit beträgt 6—14 Tage, die von mir zumeist in Ostafrika beobachtete Zeitdauer betrug 12 Tage.

Vorläufersymptome. Die Symptome, welche dem Ausbruch der Erkrankung voraufgehen, die Vorläufersymptome, sind neben dem Gefühl allgemeinen Unwohlseins hauptsächlich folgende: Schmerzen in der Stirn- und Augengegend, Schwindelgefühl und Benommenheit des Kopfes, gepaart mit Verstimmung und geistiger Abgeschlagenheit. Unvermögen zu auch nur geringen Körperanstrengungen, Schlaflosigkeit und durch den ganzen Körper ziehende Schmerzen. Die letzteren erscheinen besonders heftig im Kreuz, in den Armen und Beinen, namentlich in den Knieen. Die Beine werden schwer. Von Seiten des Verdauungsapparates stellt sich schlechter Geschmack, Trockenheit des Mundes, Widerwillen gegen Fleischspeisen, Übelkeit ein. Dabei besteht Gefühl von Druck und Völle in der Magengegend und in der Lebergegend, oft auch schon in der linken Seite, in der der Milzgegend. Der Stuhlgang ist entweder verstopft (wie ich in den meisten Fällen beobachtet habe), oder es stellt sich Durchfall ein. Die Urinentleerung wird spärlich; der Urin dunkel und trübe. Die Haut wird trocken und heiss, häufig zeigt sich eine gelbliche Färbung derselben, die bei der allgemeinen Dunkelfärbung der Haut, am besten im Weissen der Augen, der Augenbindehaut in die Erscheinung tritt: es stellt sich Frösteln ein, die Zahl der Pulsschläge vermehrt sich, indem der Puls dabei oft schwächer wird. Schliesslich setzt die Krankheit mit hohem Fieber ein, das meistens mit einem Schüttelfrost eingeleitet wird. Die vorgenannten Symptome sind bald stärker, bald schwächer ausgesprochen

und je nach der Individualität der Kranken bald mehr
auf dem Gebiete der Nerven, des Blutkreislaufes oder Ver-
dauungssystems hervortretend. Die Achillesferse eines
jeden wird wie im Vorläuferstadium, so im Fieber besonders schwer getroffen. Ein besonders charakteristisches
Allgemein-Symptom, das ich in keinem der von mir beobachteten Malaria-Fieberfälle vermisst habe, ist neben dem
Kopfschmerz der Gliederschmerz, namentlich jener dumpfe,
ziehende Schmerz in den Knieen; auch möchte ich die
eigentümliche, seelische Verstimmung, die in dem Wunsche
gipfelt, dass einem möglichst keiner zu nahe kommt, als
besonders charakteristisch bezeichnen. Die Zeit vom
Eintreten der Vorläufersymptome bis zum Ausbruch des
Fieberanfalls überschreitet in der Regel nicht die Dauer
von 8—10 Stunden, ist vielmehr in der überwiegenden
Zahl der Fälle kürzer bemessen.

Alle die vorgenannten Symptome können, namentlich
bei Menschen, die sich wenig selbst in ihrem Befinden
beachten und beobachten, so gering ausgesprochen sein,
dass das Fieber scheinbar ganz unvorbereitet und plötzlich
einsetzt.

Formen der ostafrikanischen Malaria-Erkrankungen.
Was den Charakter des ostafrikanischen Malaria-Fiebers
selbst betrifft, so möchte ich hauptsächlich fünf Formen
unterscheiden. Dieselben treten vornehmlich bei der
Ersterkrankung zu Tage.

I. Ersterkrankung mit kontinuierlichem Fieber: Nach
einem individuell mehr oder weniger langen oder ausgesprochenen Vorläuferstadium setzt die Erkrankung —
mit oder ohne Schüttelfrost — mit hohem Fieber ein. Dasselbe dauert ohne wesentliche Temperaturschwankungen

1—7 Tage (längste von mir beobachtete Zeitdauer).
Symptome: Benommenheit geringen oder höheren Grades,
Kopf-, Knieschmerzen, Schlaflosigkeit, Appetitlosigkeit,
Übelkeit, mehr oder weniger häufiges Erbrechen von
Speise und Galle. Stuhlgang bald verstopft, bald diarrho-
isch, bis zu ruhrartigen Stühlen. Urin spärlich, dunkel-
farben; Schmerzhaftigkeit der Leber- und Milzgegend
(als Symptom der Anschwellung der betreffenden Organe),
bald geringer, bald stärker ausgesprochen, bald bei dem
einen oder andern Organ ganz fehlend. Die Milzschwellung
gehört für den Arzt zu den Hauptsymptomen des Malaria-
Fiebers: ich habe dieselbe in vielen Fällen ostafrikanischer
Malaria sehr wenig ausgedehnt gefunden. Nach der in
oben geschilderten Grenzen liegenden Zeitdauer tritt
ruhiger, langer Schlaf ein, Aus demselben erwacht der
Patient klar, fieberfrei unter dem Gefühl grösster Schwäche
An diesen ersten Anfall schliessen sich nun in einer
Zeit von 2—14 Tagen durchschnittlich Rückfälle. Die
Dauer des neuen Fieberanfalls schwankt im allgemeinen.
zwischen wenigen Stunden und einem Tage, zeigt jedoch
häufig keinen ausgesprochenen Typus ebenso wie die
Zeit der Wiederkehr. Bald erfolgt ein täglich wieder-
kehrender, mehrere Stunden anhaltender Fieberanfall
mit dazwischen liegender, fieberfreier Zeit, bald kehren
die Anfälle erst jeden 3. oder 4. bis 12., ja bis
14. Tag wieder. Neben regelmässigen Zeitintervallen
kommen jedoch, wie gesagt, Rückfälle vor, die das erste
Mal beispielsweise nach 6 Tagen, darauf sich nach
4 Tagen, dann wieder nach 12 Tagen wiederholten.
Dass hierbei besondere Gelegenheitsursachen, wie sie
orher erwähnt worden sind, für den Fieberausbruch

und seine unregelmässige Wiederkehr, eine gewiss be-
deutsame Rolle spielen, ist wohl sicher anzunehmen.
Dafür spricht auch nach öfterer Beobachtung, dass diejenigen, die nach dem ersten Anfall in möglichster Ruhe
und unter möglichst günstigen hygienischen Verhältnissen
lebten, den regelmässigsten Wechselfieber-Typus boten,
während ich oft genug eine unregelmässige Wiederkehr
nach Gelegenheitsursachen gesehen habe. Ich glaube in
diesen, die in Deutsch-Ostafrika unter den bisherigen
Verhältnissen überreich geboten wurden, einen nicht
unwesentlichen Faktor für jene Unregelmässigkeit zu
sehen, welche durch eine verschiedene Entwickelungs-
dauer der Krankheitserreger von einem Anfall bis
zur Erreichung des folgenden bedingt wird. Dazu
kommt noch die Möglichkeit der Verwischung des
Typus der Erkrankung durch bald hier, bald dort gegebene Neu-Infektion. Jedenfalls wird endgültiger Aufschluss hierüber erst von sorgfältigen Untersuchungen
über die Krankheitserreger und die Bedeutung ihrer
Formen und Arten an Ort und Stelle zu erwarten sein.

II. Die zweite Form der Ersterkrankung bietet das
Bild eines 3—8 Tage währenden Fiebers mit Temperatur-
abfällen von mehr als einem Grade, die jedoch niemals
die normale Körpertemperatur erreichen (remittierendes
Fieber). Der Ablauf desselben kennzeichnet sich durch
ein Sinken der Temperatur zur Norm unter denselben Erscheinungen, wie bei der vorherbeschriebenen Form. Auch
an diese Ersterkrankungen schliessen sich teils regelmässige, teils unregelmässig wiederkehrende Rückfälle an.

Schwerer Verlauf der beiden ersten Formen. Bei
beiden Formen können die bei Schilderung des Vorläufer-

stadiums aufgeführten, gleichsam in diesem sich vor-
bereitenden Krankheitssymptome in verschiedener Heftigkeit auftreten, die sich bis zu tötlichem Ausgang steigern
kann — von leichter Benommenheit bis zu tiefer Bewusstlosigkeit, Gliederzuckungen, Krämpfen und Läh-
mungen; von mässiger Übelkeit mit zeitweiligem Erbrechen
bis zu unstillbarem Gallenbrechen; von geringer Gelbsucht
bis zu gelbgrünlicher Verfärbung der Haut, von leichtem
Durchfall bis zu fast ununterbrochen mit Schleim und
Blut vermischten Stuhlentleerungen. Der tötliche Ausgang liegt in den schwer verlaufenden Fällen dieser beiden
Malaria-Fieberformen häufig entweder in der ganzen
weniger widerstandsfähigen Konstitution der betreffenden
Kranken, oder in der durch frühere Lebensweise oder Erkrankung gegebenen, besonders geringen Widerstandsfähigkeit einzelner Organe, wie des Blutes, des Herzens,
des Verdauungsapparates begründet. Davon zu unterscheiden dürften wohl die schon vorher mehrfach erwähnten perniziösen Fieber, unsere III. Form, sein.

III. Oft nach geringen Vorläufersymptomen setzen dieselben gleich mit tiefer Benommenheit des Patienten ein;
es entwickelt sich ein schneller Verfall der Körperkräfte,
die Haut färbt sich bläulich oder grünlich gelb; in der
Bewusstlosigkeit erfolgt heftiges Würgen, das sich nur
spärlich in Erbrechen löst; es erfolgen blutige Urin- und
Stuhlentleerungen; in 24—48 Stunden erfolgt, ohne dass
es gelungen wäre, den Patienten aus seiner Bewusstlosigkeit zu erwecken, unter Krämpfen und Zuckungen
der Tod.

Der Umstand, dass diese Form in kürzester Frist
auch vorher gesunde, kräftige Männer dahinrafft, darf

sie wohl, wie auch hier nochmals bemerkt sei, von dem durch individuelle Disposition der Kranken bedingten schweren Verlauf der beiden ersten Formen unterschieden lassen. Die rapide Zerstörung der Blutelemente, welche wohl durch eine besondere Form-Entwickelung der Malaria-Parasiten hervorgebracht wird (siehe oben), dürfte die Ursache des schweren, tötlichen Verlaufs sein.

IV. Dieser akuten, schweren Form mit ihren stürmischen Symptomen steht die, wie oben erwähnt, von vornherein zum chronischen Verlauf neigende, zum Siechtum führende Malaria-Erkrankung gegenüber. Dieselbe charakterisiert sich dadurch, dass der Kranke in seinem subjektiven Befinden nicht über die mehr oder weniger zahlreich ausgesprochenen Vorläuferymptome hinauskommt: er hat das Gefühl eines schweren Unwohlseins. Kopf- und Gliederschmerz, Appetitlosigkeit, Verstopfung oder Durchfall, allgemeine Mattigkeit und Abgeschlagenheit lassen ihn oft den Ausbruch des Fiebers vermuten, aber es kommt nicht dazu; ich habe wiederholt keine oder nur ganz geringe Temperatursteigerungen, die 39^0 C. nicht erreichten, dabei konstatiert. Dieser Zustand dauert von wenigen Stunden bis zu einigen Tagen, um in unregelmässigen Zwischenräumen wiederzukehren. Dass es sich bei den elben thatsächlich um Malaria-Erkrankung handelt, habe ich in neuester Zeit auch durch das Vorhandensein der charakteristischen Malaria-Parasiten im Blute konstatieren können. Die grösste Gefahr dieser Erkrankungsform liegt darin, dass der Kranke nicht durch sie unbedingt an das Bett gefesselt wird, sondern mit einiger Energie seinen, auch anstrengenden Berufsgeschäften nachzugehen imstande ist. Durch die an Stelle

der notwendigen Ruhe tretende Bewegung und Thätigkeit, ja Anstrengungen des in der That schwer kranken
Organismus wird in kurzer Zeit eine solche Schwächung
desselben herbeigeführt, dass sich die Gesundheit dauernd
immer mehr untergrabende, ja das Leben ernst gefähr-
dende Folgezustände entwickeln.

Wie weit hier Individualität der Kranken, die mir
auch hierbei von grossem Einfluss zu sein scheint, oder
eine besondere Form der Krankheitserreger in Betracht
kommt, ist wohl noch nicht entschieden.

V. Im Gegensatz zu diesen schweren Formen bietet
das tröstlichste Bild diejenige Erkrankung, der Malaria-
Anfall, welcher nach ausgesprochenem charakteristischen
Unwohlsein mit einem tüchtigen Schüttelfrost einsetzt
und unter Ansteigen bis zu sehr hoher Temperatur mit
ausgesprochenen Symptomen — Benommenheit, Kopfschmerzen, Übelkeit, Erbrechen — einen mehrstündigen
Verlauf zeigt, um dann mit dem Sinken der Temperatur
zur Norm unter Schweissausbruch zu endigen. Schon am
nächsten Tage, oder nach zwei bis drei Tagen, zeigt sich ein
Rückfall, ein täglich oder jeden dritten oder vierten Tag
auftretendes Wechselfieber. In kurzer Zeit wird so der
bestimmte Fiebertypus bekannt und der Patient in die
Lage gesetzt, rechtzeitig von seinem Feinde befreit zu
werden. Dazu kommt, dass diese Formen durch das
Hauptfiebermittel, das Chinin, am leichtesten und sichersten
mit Vernichtung ihrer Krankheitserreger geheilt werden.
Jedes Tropenfieber, das früher einen anderen Verlauf,
wie oben geschildert, zeigte, giebt durch Auftreten der
regelmässigen Fieberanfälle der gegründetsten Hoffnung
auf baldige Genesung Raum.

Was nun die Häufigkeit des Vorkommens der vorher geschilderten Fieberformen in Ostafrika betrifft, so begann die bei weitem grösste Zahl der von mir beobachteten Ersterkrankungen 6—12 Tage nach der Infektion nach eintägigem Vorläuferstadium, das durch Kopf-, Gliederschmerz, Übelkeit, Verstopfung namentlich gekennzeichnet war. Der Fieberausbruch erfolgte mit oder ohne Frost gleich mit hoher Temperatursteigerung. Das Fieber verlief in 2—8 Tagen unter der ersten oder zweiten (oben geschilderten) Fieberform mit Benommenheit, Kopfschmerz, Übelkeit, Erbrechen, mehr oder weniger grosser Schwäche; nach Ablauf der ersten Erkrankung bildet sich in einem grossen Teil der Fälle nur anfangs regelmässiger Typus (täglich bis zwölftägig) aus. Derselbe wurde in der Folgezeit häufig durch aussergewöhnliche Einflüsse (grosse Strapazen, Ernährungsstörungen) verwischt.

Heilaussichten der einzelnen Formen. Eine Anfangs-Erkrankung mit den oben genannten ausgesprochenen Symptomen von Seiten der Temperatur, des Nervensystems (Benommenheit), des Verdauungsapparates (Gelbsucht, Gallenüberfluss, Gallen-Erbrechen), die auf der blutzerstörenden Wirkung der Malaria-Parasiten beruhen, tritt in der Regel nur bei einem gesunden, kräftigen Menschen mit normaler Blutmischung und kräftigem Herz- und normalen Verdauungsorganen ein; sie bietet im allgemeinen — eine normale Lebensweise und Vermeidung aller Schädlichkeiten, Excesse, Strapazen etc. vorausgesetzt — eine günstige Aussicht für den ferneren Verlauf, die Ausbildung eines regelmässigen Wechselfiebers. Patienten mit schlechter Blutmischung, schwachem oder gar krankem Herzen (siehe Teil I. Kap. I.) können schon durch diese ersten Anfälle ernst gefährdet, ja durch Herzschwäche getötet werden, wenn auch ich im allgemeinen den Grundsatz festhalte, dass der erste Fieberanfall in der Regel nicht tötlich ist. Die perniziöse Natur des Fiebers liegt einerseits in der Individualität des davon Befallenen, seiner Reaktion auf das Krankheitsgift, der geringen Widerstandsfähigkeit besonders eines oder des anderen Körperorganes, gepaart mit äusseren ungünstigen Verhältnissen, andererseits in der Natur des Krankheitserregers (Menge und Form) und seiner Hilfstruppen. Zu den letzteren rechne ich die Einatmung der aus den sicher als Infektionsstätte des Fieberanfalls nachgewiesenen Orten ausströmenden Miasmen und Gase, Ammoniak und namentlich Schwefelwasserstoff.

Dass das perniziöse Fieber, auch wenn es von Anfang an mit den allerschwersten Symptomen: tiefer Benommenheit, Delirien, dauernd kleinem, sehr schnellen Puls, Gelbsucht, Gallenbrechen, blutigem Urin verläuft, nicht unbedingt tötlich ist, habe ich in mehreren Fällen erfahren; noch vor kurzer Zeit habe ich zwei Herren, die bei ihrer Erkrankung in Ostafrika einfach aufgegeben waren, gesund und ohne jedes Krankheitszeichen bei sehr gutem Kräftezustande hier in Deutschland begrüsst; sie hatten seit ihrem perniziösen Anfall keinen Fieberanfall (der eine $1^{1}/_{2}$ Jahr, der zweite $^{1}/_{2}$ Jahr lang) mehr gehabt, trotzdem sie durchaus nicht frei von Strapazen und Gelegenheitsursachen zur Wiedererkrankung gewesen waren. Der schwere Anfall hatte sie augenscheinlich gefeit.

Mit dieser tröstlichen Thatsache will ich die Charakteristik der Malaria-Erkrankungsformen in Ostafrika beschliessen, um mich nunmehr den Verhaltungsmassregeln, soweit sie für den Nichtarzt in Betracht kommen, zuzuwenden.

Prophylactische Behandlung der Malaria-Erkrankungen. Was die Prophylaxis der Malaria-Erkrankungen, den vorsorglichen Schutz des Körpers gegen diese, betrifft, so stelle ich als erste Regel für dieselbe die genaueste Befolgung aller im ersten Teil gegebenen Verhaltungsmassregeln hin, von dem Tage an, wo der Entschluss gefasst ist, nach Ostafrika zu gehen.

Die Arzneimittel, die, auch schon längere Zeit vorhergegeben, als prophylaktische gegen das Malaria-Fieber in erster Linie empfohlen werden, sind das Chinin, das Hauptmittel gegen diese Krankheit, und das Arsenik. Das letztere habe ich in einer, 4 Wochen vor Ankunft in Ostafrika beginnenden Kur bei 60 gesunden, bisher noch nicht an Malaria-Fieber erkrankt gewesenen Personen, unter denen ich mich selbst befand, angewandt: es gelang mir jedoch nicht, infolge ungünstiger äusserer Verhältnisse auf der Reise und einer durch dieselben bedingten nachteiligen Beeinflussung des allgemeinen Gesundheitszustandes, dieselbe systematisch bei allen durchzuführen; nur einer von uns ist soweit vom Malaria-Fieber verschont geblieben, dass er nur leichte, Malaria-Fieber ähnliche Zustände gehabt und nach 2 Jahren gesund zurückgekehrt ist; es lagen bei demselben besondere günstige individuelle und äussere Bedingungen vor, auf die hier näher einzugehen zu weit führen würde. Alle übrigen sind an den verschiedensten Formen von

Malaria-Fieber erkrankt; einer, der besonders regelmässig
die Kur durchgeführt hatte, starb 6 Wochen nach Ankunft in Bagamoyo an einer perniziös verlaufenden Malaria-
erkrankung (derselbe hatte bereits vor einem Jahre in
Westafrika Malaria-Fieber überstanden).

Da die Resultate der prophylaktischen Arsenik-Kur
unsicher sind, bin ich im allgemeinen nicht füs die Anwendung derselben für Personen, die dauernd im Fieber-
klima zu leben beabsichtigen, oder in unvorhergesehenen
Zwischenräumen wiederholten Erkrankungsgelegenheiten
ausgesetzt sind. Der unsichere Schutz steht nicht im
gleichen Werte mit der Gefahr der namentlich durch
lange Gebrauchsdauer gesetzten Nebenwirkungen des
Mittels. Dasselbe gilt vom Chinin. Eine, längere Zeit
vor Ankunft in Ostafrika begonnene, prophylaktische
Chinin-Kur schädigt eher den Körper, als dass sie ihn
sichert, und stumpft ihn ausserdem gegen die spätere,
im Einzelfalle direkt notwendig werdende Chinin-Ein-
nahme ab, setzt die Wirksamkeit des Chinins herab.

Wer nach Ostafrika geht, beschränke sich auf die
Innehaltung der im Teil I gegebenen Verhaltungsmassregeln und trete mutig, ohne sich ängstlich schon lange
vorher innerlich mit Arzneien zu panzern, den Einflüssen
des Malaria-Klimas entgegen mit dem Bewusstsein, dass
der erste Fieberanfall in den seltensten Fällen tötlich ist.
Art, Dauer, Überstehen und Folgezustände dieses geben
die Richtschnur für das weitere Verhalten.

Dabei ist eine für einzelne Fälle geübte Prophylaxis
neben richtiger Lebensweise durchaus angebracht. Steht
eine aussergewöhnliche Anstrengung des Körpers bevor
und ist derselbe dabei vermehrt dem Einflusse des

Malaria·Klimas ausgesetzt, so greife man zum Chinin. Das gilt in erster Linie vor jeder Reise, jeder Expedition, jedem Jagdausflug, wenn dieselben durch Malaria-Gegenden und namentlich in besonders durch schwere Malaria-Erkrankungen bekannte Landstriche führen. Ich rate am Abend des Tages vor dem Aufbruch 1,0 Chinin (2 Tabletten) zu nehmen; auf der Expedition selbst nehme man einen Tag um den andern 3mal täglich 1 Tablette à 0,1 Gramm neben Beobachtung der sonstigen bekannten Verhaltungsmassregeln und sorge für regelmässigen und normalen Stuhlgang.

Nach dem Passieren der Fiebergegend nehme man wie am Tage vor Aufbruch 2 Tabletten à 0,5 Chinin. Dies geschehe, mag man zurückgekehrt sein, oder in fieberfreie, gesunde Landstriche (trockene Steppen, Höhenzüge und in die allmälig von der ostafrikanischen Küste ansteigenden Hinterlande derselben) kommen. Darauf ist der Chinin-Gebrauch auszusetzen. Das Signal für den Wiederbeginn ist erst bei neuer Gelegenheit zur Infektion gegeben oder bei ausgesprochenen Vorläufer-Symptomen eines Malaria-Fieberanfalls. (Das Ideal der Sicherstellung der Symptome als charakteristische Vorläufer des Fieberanfalles durch die Blutuntersuchung seitens des bei jeder grösseren Expedition unbedingt notwendigen Arztes sei hierbei nochmals erwähnt). Wer einige Tage ·Neigung zu Stuhlverstopfung mit Kopfschmerz und Gefühl von Völle im Leibe, die sich gegen geeignete Diät (siehe Teil I Kapitel II und VI), ja gegen die gewöhnlichen Abführmittel hartnäckig erwiesen hat, beobachtet, der nehme sofort 1 Tablette Calomel 0,3 (wenn nach 3 Stunden keine

9

Wirkung eine zweite, erforderlichenfalls nach 2 Stunden eine dritte — mehr nicht).

Stellen sich nach erfolgter Stuhlentleerung die früher erwähnten Hauptsymptome des Vorläuferstadiums, namentlich die Gliederschmerzen und Knieschmerzen ein, so stelle man sofort jede Thätigkeit ein, lege sich zur Ruhe und nehme 1 Gramm = 2 Tabletten à 0,5 Chinin; zwei Stunden nach der ersten Gabe noch eine Tablette = 0,5. Leitet sich das Fieber mit Durchfällen ein, so empfehle ich bei häufigen, dünnen und dabei spärlichen Stühlen als erstes Mittel Calomel (wie oben bis zu 2 Tabletten), wonach sich reichliche Stuhlentleerungen einstellen, welche den häufigen Durchfall heben. Darauf nehme man Chinin wie oben. Treten bei bestehender Verstopfung zugleich die Vorläufersymptome sehr heftig auf, so muss die erstere durch Eingiessung oder Glycerinklystier von sachverständiger Hand schnell gehoben und zugleich Chinin genommen werden. Bei bestehender Übelkeit und der Gefahr, dass das gegebene Chinin erbrochen wird, empfiehlt sich, 20 Minuten vor der ersten Dosis Chinin 15 Tropfen Tinctura anticholerica vorauszuschicken.

Wird das Chinin durch den Mund und Magen nicht aufgenommen oder wegen heftiger Übelkeit erbrochen, so bieten sich drei andere Wege, dasselbe in den Körper gelangen zu lassen:

1. In Form des Clysmas, in den Mastdarm eingebracht, in Dosen von 0,2 bis 0,6.
2. In Form der subkutanen Injektion unter die Haut gespritzt, in Gaben zu 0,25.

Diese Form der Chinin-Gaben darf nur von geübter. durch praktische Erfahrung im Krankendienst zuverlässiger Hand nach ärztlicher Anordnung geschehen und kann ich deshalb in meinen Vorschriften für den Nicht-arzt nicht näher darauf eingehen.

Die dritte Form, die Einspritzung des Mittels direkt in das Blut, in einer filtrierten Lösung von 1,0 Chininum muriaticum und 0,75 Kochsalz in 10,0 Wasser ge-löst, ist nur Sache des geübten Arztes; ich gehe deshalb auch nicht näher auf dieselbe ein, wollte sie nur der Vollständigkeit halber erwähnt haben. Derartige Einspritzungen können in der Hand des Arztes, auch wenn er bei schwerem Fieber nur noch kurze Zeit' vor dem Ausbruch des Anfalls bei dem Kranken eintrifft, eine entscheidende, ja rettende Wirkung des Chinins bringen. Ein Trost für die schweren Fieberfälle, ein neuer schwerwiegender Grund, dass auf keiner Station und keiner Expedition ein Arzt fehlen darf.

Behandlung der Malaria-Fieber-Anfälle. Für den Ausbruch des Anfalls sind im Froststadium, namentlich bei längerer Dauer desselben, wo es möglich ist, heisse Bäder bis zu 40° C. zu empfehlen. Dieselben werden mit eintretendem Hitzegefühl und steigender Temperatur abgekühlt, so lange dem Patienten angenehm, indem zugleich bei Benommenheit leichte Übergiessungen des Kopfes gemacht werden. Nächst dem heissen Bade, oder wo dasselbe nicht möglich ist, empfiehlt sich Einschlagen des im Froststadium befindlichen Patienten in trockene warme Tücher oder in nasse Tücher mit sofortigem kräftigem Frottieren des Körpers. Diese Vornahmen dürfen nur durch geübte zuverlässige Personen geschehen. Dabei darf niemals als Hauptaugenmerk von Anfang an sorgfältige Überwachung und Erhaltung des Kräfte-

9*

zustandes vergessen werden, es ist die Herzthätigkeit
in erster Linie sorgfältig durch häufige Pulsunter-
suchung (siehe Kapitel II) zu kontrollieren und bei
jedem Schwächerwerden durch Wein zu heben. Wo
Bäder nicht möglich sind, oder nicht eine ganz sichere
Garantie für richtige Anwendung gegeben ist, lasse man
die Hauptaufgabe der Behandlung die Aufrechterhaltung
der Kräfte durch leichte, flüssige, kräftige Nahrung,
Fleischbrühe mit Ei, Fleischthee, Rotwein, Sherry sein.
Ich habe, wo jede andere Nahrung verweigert oder erbrochen wurde, halbstündlich 1—2 Esslöffel Fleischthee
mit sehr gutem Erfolg Tage hindurch gegeben und
empfehle denselben dringend auch hier (siehe auch Teil I,
Kapitel VI). Das Herunterdrücken bedenklich hoher
Temperaturen durch Antipyrin (1,0 = 2 Tabletten auf
einmal zu nehmen, $^1/_2$ Glas Rotwein oder Sherry nach-
zutrinken), überlasse man dem Arzt, zumal da die Herzthätigkeit — individuell verschieden — durch das Mittel
beeinflusst wird. Reichen diese dem Magen gegebenen
Stärkungsmittel, Kaffee, Thee, Portwein, Sherry, Sekt,
nicht mehr aus, oder werden dieselben nicht mehr aufgenommen oder erbrochen, so geht der Arzt zu Einspritzungen von Acidum benzoicum cum camphora et
aethere über. Benommenheit des Kopfes und Unruhe
lindere man durch kühlende Kompressen oder Umschläge
mit nassen, kalten Tüchern, oder, wo es zu bekommen,
mit künstlichem Eis in Kautschukblase, endlich durch
Vollbäder von 22—26⁰ C. mit leichten und vorsichtigen
kalten Übergiessungen des Kopfes. Auch Waschungen
des Körpers mit Essigwasser sind zu empfehlen. Bei
heftigem Erbrechen gebe man kühlende Getränke (Acidum

citricum) Eisstückchen, bei starken Würgebewegungen ohne Erbrechen warmen Thee oder Radix Ipecacuanhae um eine Entleerung grösserer Mengen herbeizuführen. Ebenso verfahre man bei unstillbarem Gallenbrechen, um eine einmalige reichliche Gallentleerung zu erzwingen, und so dem wiederholten Brechreiz zu steuern. Aus diesen Verhaltungsmassregeln im Fieberfall sei für den Laien als Resultat die Lehre gezogen: Man versäume bei keinem Fieberanfall, mag man selbst oder einer der Kameraden betroffen sein, sofort den Arzt zu rufen und beschränke sich bis zu seiner Ankunft auf die oben angegebenen Erleichterungsmittel, je nach den einzelnen Symptomen mit dem Hauptaugenmerk — um dies nochmals zu betonen — die Kräfte aufrechtzuerhalten.

Stellt sich mit dem Temperaturabfall das Schweissstadium ein, so gebe man bei schwachem Puls Wein in mässiger Menge, trockene nach erfolgtem Schweissansbruch unter tüchtigem Reiben den Körper ab und bekleide ihn dann mit reiner Wäsche.

Behandlung nach dem Anfall. Die Nahrungsaufnahme sei kräftig und leicht verdaulich. Bei geringem Appetit beschränke man sich auf Fleischbrühe; wird diese nicht genommen, auf Fleischthee (siehe oben); von festerer Nahrung, die gut vertragen wird, empfehle ich Kakes bestrichen mit Kemmerichschem Fleischpepton-Extrakt. Ich kann an dieser Stelle nicht unterlassen, die gute Verwendbarkeit und Branchbarkeit der Kemmerichschen Pepton-Präparate rühmend hervorzuheben. Ich habe dieselben nach sehr schweren Malaria-Erkrankungen, wo alle anderen leichten Nährmittel nicht angenommen wurden, mit sehr gutem Erfolge gebraucht und mich wiederholt von ihrer Schmackhaftigkeit wie leichten Verdaulichkeit und ihrem Nährwert überzeugt. Gewiss eine vortreffliche Eigenschaft bei einer Erkrankung, die eine hochgradige Verschlechterung des Blutes, Schwächung des Körpers mit darniederliegender Verdauungsthätigkeit zur Folge hat. Auch in den Fällen, wo sich nach dem Fieber starker Appetit, der sich bis zu Heisshunger steigern kann, einstellt, gebe man zuerst in kleinen Zwischenräumen (alle Stunde) kleine Mengen leicht verdaulicher Fleischnahrung in flüssiger oder Extrakt-Form und gehe erst allmälig zu festeren Speisen (frischem, gebratenen Fleisch) über. Die körperliche Ruhe richtet sich nach der Schwere des Anfalls, darf aber auch bei leichten Anfällen nicht unter die Dauer eines Tages sich erstrecken.

Chinin nehme man 3 Stunden nach dem Temperaturabfall in einer Gabe von 2 Tabletten à 0,5. An jedem Morgen der 4 nächsten Tage sind gleichfalls nüchtern 2 Tabletten à 0,5 Chinin zu nehmen, dann ist auszusetzen, bis sich Vorläuferstadien eines neuen Anfalles zeigen. Diese wiederholte Gabe nach dem Fieberanfall hat sich bei mikroskopischer Blutbeobachtung im allgemeinen als notwendig, beziehungsweise ausreichend gezeigt, um die früher besprochenen Parasiten im Blute zu vernichten. Bei dem neuen Anfall verfahre man wieder nach den oben gegebenen Vorschriften. Wird das Mittel durch den Magen nicht vertragen, so muss es mit ärztlicher Hilfe auf den oben angegebenen anderen Wegen in den Körper eingeführt werden. Die Dauer des Chinin-Gebrauchs wird der Arzt nach dem durch Blutuntersuchung konstatierten Vorhandensein der durch Chinin zerstörbaren Parasitenformen bemessen.

Als Hauptverhaltungsmassregel für die Zeit nach überstandenem Fieber gilt Fernbleiben von allem Dienst, jeder geistigen und körperlichen Anstrengung, Ruhe und kräftigende Pflege in guter, von Fieberkeimen freier Luft bis der Körper sich völlig zu altem Kräftezustand erholt hat. Jeder zu frühe Wiederbeginn der Arbeit rächt sich beim nächsten Fieberanfall und schädigt überhaupt auch nachhaltig die Gesundheit. Über Verhalten und Arzneien bei Appetitlosigkeit, Schlaflosigkeit, Nervosität, Herzbeschwerden siehe alphabetisches Krankheits-Verzeichniss.

Verlassen der Malaria-Gegend. Erhebliche Entkräftung nach schweren oder schnell aufeinanderfolgenden Fieberanfällen bedingt Luftveränderung, Übersiedelung in fieberfreies, trockenes Klima mit sauerstoffreicher Luft. So lange in Ostafrika gesundes Höhenklima von der Küste aus noch schwer und langsam erreichbar ist, giebt längere Seefahrt die besten Erholungsbedingungen durch die reine sauerstoffreiche, kräftigende Seeluft. Ich habe seiner Zeit auf meinen Inspektionsreisen von Sansibar nach den einzelnen Küstenplätzen sehr gute Erfolge davon gesehen, dass ich alle durch Fieber erheblich geschwächten Angehörigen der Schutztruppe an Bord nahm und sie 4—5 Tage auf dem Schiff verweilen liess, um sie dann, nach Sansibar zurückgekehrt, nach kurzem oder längerem Aufenthalt daselbst in ihre Stationen zurückkehren zu lassen. Zeigt sich der Klimawechsel innerhalb . des ostafrikanischen Klimas ohne Erfolg, schwächt sich weder Dauer noch Intensität der Fieber-Anfälle ab, stellen sich Folgezustände, grosse Blutarmut, chronische Herzbeschwerden, Verdauungsstörungen, schmerzhafte Leber- und Milzschwellung ein, so muss der Kranke in die Heimat zurückkehren. Schon die lange Seereise wird die gesunkenen Lebenshoffnungen wieder beleben und die einzelnen Beschwerden lindern. Je nach der Jahreszeit — die günstigste ist (siehe Teil I Kapitel X) der Frühling — wähle man als ersten Aufenthalt Höhenklima in Italien, Tirol oder der Schweiz. Denn in erster Linie kommt es für den Malaria-Rekonvalescenten darauf an, seine Blutbeschaffenheit zu verbessern und seine angegriffene Herzthätigkeit zu kräftigen. Zum Zwecke der Regelung der Lebensweise und des diätetischen Verhaltens begebe man sich sofort in ärztliche Behandlung und Beobachtung. Derselben unterliegt auch die Behandlung der neben den erstgenannten besonders hervortretenden Erkrankungen einzelner Organe. Etwaige Fieberanfälle in der Heimat — und ich habe bei den meisten aus Ostafrika Heimkehrenden dieselben beobachtet — werden in dem vorgeschlagenen Klima unter geeigneter Lebensweise und Behandlung am schnellsten und sichersten zur Heilung gelangen. Die Zeitdauer dieses der Ruhe, Erholung und Genesung gewidmeten Aufenthaltes bemisst sich naturgemäss nach der Wiederkehr der völligen Gesundheit, soll aber niemals unter einem Monat währen. Ruhige, gleichmässige Lebensweise mit Vermeidung jeder Anstrengung des Körpers und Geistes und jeder Gemütserregung auf der einen Seite, jedes Excesses auf der anderen Seite sei daran anschliessend die Devise für ein halbes Jahr. Wer in dieser Zeit sich völlig erholt hat, so dass er wieder ganz der Alte ist, der gehe getrost von neuem an den Beruf seines Lebens in der Heimat oder dem Auslande. Die Garantie für seine weitere Fähigkeit zu

Aufenthalt und Thätigkeit in Ostafrika lasse er sich, ehe er zurückkehrt, durch eine sorgfältige ärztliche Untersuchung seiner Körperorgane, namentlich der Verdauungsorgane, des Herzens und des Blutes geben. **Behandlung der chronischen IV. Form.** Ehe ich meine Ausführungen über das Malaria-Fieber abschliesse, muss ich nochmals aus der Heimat nach Ostafrika zu jener Form, die ich vorhin an vierter Stelle genannt habe, zurückkehren.

Wie oben schon angedeutet, liegt die grösste Gefahr dieser meistens täglich auftretenden und nach jeder Gelegenheitsursache sich verstärkenden Anfälle in ihrer Neigung, zu chronischen Malaria-Leiden, zum Siechtum zu führen. Begünstigt wird diese Gefahr durch die scheinbar leichte Form, welche den Kranken nicht unbedingt an das Bett fesselt. Dringend rate ich bei den ersten Symptomen dieser Erkrankungsform sofort den Dienst einzustellen und so lange zu ruhen, bis das letzte Gefühl von Unwohlsein geschwunden ist. 2—3 Stunden nach dem Schwinden desselben empfehle ich eine Gabe Chinin von 0,2, also eine kleinere Quantität als bei den übrigen Erkrankungsformen. Das Einnehmen dieser Chiningabe an jedem Morgen muss fortgesetzt werden bis zum Schwinden jener Malaria-Zustände. Die kleine Dosis des Mittels ist nicht nur ausreichend und wirksam für dieselben, sie ist auch deswegen angezeigt, weil grössere Dosen in diesen Fällen meist nicht vertragen werden. Weicht die Erkrankung nicht dieser Behandlung, gepaart mit Ruhe und zweckmässiger Lebensweise, so muss der Patient das Feld räumen, ehe sich dieselbe zu immer hochgradiger werdenden Schwächezuständen steigert und schwere Veränderungen des Blutes sowie Erkrankung des Herzens setzt.

Verhalten des menschlichen Organismus dem Chinin gegenüber. Nebenwirkungen des Chinins. Ein anderer Grund, Malaria-Gegenden zu verlassen, der nicht direkt in der Form der Malaria-Erkrankung begründet liegt, wird dadurch gegeben, dass das Chinin überhaupt nicht vertragen wird.

Schädliche Nebenwirkungen des Chinins entstehen entweder durch zu häufigen Gebrauch grosser Chininmengen oder von vornherein auch schon nach geringen Gaben infolge individueller Unverträglichkeit (Idiosynkrasie) des Organismus mit dem Mittel. Bei wem das letztere der Fall ist, der wende sofort jedem Malaria-Klima den Rücken; er ist auf der einen Seite ohne Schutz gegen das Fieber, wenn er das Mittel nicht nimmt, auf der anderen Seite, wenn er es nimmt, gerät er in Zustände, die denen der Malaria Vorläufersymptome sehr ähnlich sind. Dieselben können ihn in den Glauben setzen, dass das Mittel noch nicht genügend gewirkt habe und veranlassen ihn, immer grössere Dosen zu nehmen und so seinen Zustand zu verschlimmern. Ebendieselben Zustände, wie bei dieser Idiosynkrasie, stellen sich nach einmaligen zu grossen Dosen oder durch wiederholte Anwendung im Körper zu sehr angehäuften Chininmengen ein. Diese Zustände hören, wie ich wiederholt beobachtet habe, nicht eher auf, als der Chinin-Gebrauch herabgesetzt oder ganz eingestellt wird.

Deswegen rate ich dringend jedem, der von einer Chinindosis eine der nachstehend aufgeführten Beschwerden empfindet, zunächst auf die Hälfte der Einzelgabe

herunterzugehen und als Prinzip seiner Einnahme dieses
Mittels in Einzeldosis und Wiederholung die der Individualität seines Körpers angepasste Anwendung des
Mittels zu wählen. Wie kein Organismus dem anderen
gleicht, so verhält sich auch jeder anders in seiner Reaktion
auf Arzneimittel. Deswegen muss gerade in dem Gebrauche dieser mehr wie auf jedem anderen Gebiete
individualisiert werden. Der Zeitpunkt, in dem selbst
geringe und dabei gegen das Fieber wirksame Dosen
Chinin nicht mehr vom Körper vertragen werden, ist
der Termin zur Abreise aus Ostafrika.

Die am häufigsten vorkommenden Nebenwirkungen
des Chinins sind folgende: Heftiges Ohrensausen, Kopfschmerz, dumpfes, betäubendes Gefühl im Kopfe, Schwindel,
allgemeine Unruhe, Angstgefühl in der Herzgegend;
ferner Schwächung der Herzthätigkeit, Blässe und Kälte
des Gesichts und der Haut am übrigen Körper. Die
Haut selbst kann verschiedenartige, juckende Hautausschläge infolge des Chiningebrauches erleiden. Dieselben stellen sich unter anderen Nebenwirkungen des
Mittels, bei denen diejenigen von Seiten des Herzens und
des Magens (siehe unten) die Hauptrolle spielen, ein
und treten als fleckige oder ausgedehnte Rötungen (letztere
ähnlich dem Scharlachfieber-Ausschlag) auf, oder bieten
das Bild eines Ausschlages, der mit Bläschenbildung beginnt und nach Schwinden derselben in Krustenbildung
übergeht. Ich habe diese Ausschläge seltener als die
übrigen Erscheinungen beobachtet, erinnere mich aber
speziell einer Hauterkrankung, die mir auf den ersten
Blick einen Scharlachfieber-Ausschlag vortäuschte. Das
Fehlen der übrigen Symptome, namentlich des Fiebers

und der Mandelentzündung, sowie der charakteristischen
Entwickelung dieser Krankheit liessen meine Anfangs-
diagnose verschweigen und führte mich meine Frage
nach der Menge des eingenommenen Chinins, die in
diesem Falle recht beträchtlich war, auf den richtigen
Weg der Erkenntnis und Behandlung der Erkrankung.
Dieselbe bestand in dem Aussetzen des Mittels und hatte
unverzüglichen Heilerfolg. Ich kann mich auch nicht
des Verdachtes erwehren, dass das Chinin in manchen
Fällen mit von Einfluss auf Form und Dauer der bekannten Hautkrankheit der Tropen, des „roten Hundes"
(siehe Kapitel V), ist.

Von Seiten der Augen und Ohren habe ich Sehstörungen, Verringerung des Sehvermögens, Schwach-
sichtigkeit, von Seiten des Ohres (neben dem häufigsten
Symptom, Ohrensausen) Schwerhörigkeit bis zur Taubheit
beobachtet.

Die Verdauungswerkzeuge zeigen ihre Erkrankung
in Durchfällen, Magenkatarrhen — Übelkeit, Erbrechen,
Appetitlosigkeit. —

Blut-Urin sowie Blutspeien, das gleichfalls nach
Chinin-Gebrauch beobachtet ist, habe ich nie gesehen.

Die Behandlung dieser Nebenerscheinungen richtet
sich nach ihrer Schwere und ist Sache des Arztes.

Die häufigsten der oben beschriebenen Erscheinungen
sind die von Seiten des Ohres und des Verdauungsapparates.

Alle die genannten Symptome schwinden meistens
mit dem Aussetzen des Mittels; beim Magen durch die
Wahl eines anderen Weges zur Einführung des Mittels
in den Körper und bedürfen weiter keiner Behandlung

als Ruhe und leichter Diät. Für die Regelung des weiteren Chinin-Gebrauchs suche man baldmöglichst den Rat des Arztes und verfahre bis zu seinem Eintreffen, wie oben angegeben.

Zusammenfassende Schlussübersicht der Behandlung der Malaria-Erkrankungen. Wenn ich meine vorherigen Ausführungen über das Verhalten bei Malaria-Erkrankungen in Ostafrika und tropischen Malaria-Gegenden am Schlusse noch einmal kurz zusammenfasse, so hat die Prophylaxis bei einem gesunden kräftigen Menschen im allgemeinen nur in regelmässiger, normaler Lebensweise nach den oben gegebenen Verhaltungsmassregeln zu bestehen. Für Gelegenheitsursachen der Erkrankung kommt dazu ein mässiger der Individualität angepasster prophylaktischer Chiningebrauch. Bei Eintreten der ersten sicheren Vorläufersymptome, die hauptsächlich bei den Rückfällen als solche von dem einzelnen nach ihrer Individualität ausgesprochen erkannt werden, ist sofortiges Aufhören der Berufsthätigkeit und Aufenthalt in einer von Malariakeimen freien Luft geboten. Dazu kommt nach Regelung des Stuhlgangs ein möglichst frühzeitiger, an die ersten Symptome sich anschliessender Chiningebrauch. Dabei suche man aber bei jedem Fieberanfall, wenn irgend möglich, Rat und Hilfe des Arztes, da die tropischen Malaria-Erkrankungen durch ihre Natur und die durch das Tropenklima bedingten Einflüsse unberechenbar sind. Im Fieberanfall selbst lasse man das Prinzip der Behandlung neben Ruhe und Fernhalten aller Schädlichkeiten Aufrechterhaltung der Kräfte sein. Von einzelnen Organen aus besonders hervortretende Krankheitssymptome erfahren entsprechende Berück-

sichtigung nach den oben gegebenen Verhaltungsmassregeln. Jeder auch noch so wenig ausgesprochene, noch
so leicht erscheinende Fieberanfall bedingt das gleiche
Verhalten, wie der schwere Anfall. Nach dem Anfall
werde der Körper durch Ruhe, gute Luft (Klima Veränderung), kräftigende, leichte Diät so lange behandelt,
bis der alte Kräfte- und Gesundheitszustand völlig wieder-
hergestellt ist. Der Chinin-Gebrauch nach dem Anfall
richte sich mit Berücksichtigung der oben gegebenen
Regeln nach der Individualität und werde jeder Neben-
wirkung des Mittels Rechnung getragen. Ein Fieber,
welches dem in Ostafrika und tropischen Malaria-Gegenden eingeschlagenen Verfahren und den dort gegen dasselbe gegebenen Mitteln nicht weicht, giebt das Signal
zum Verlassen des Klimas.

Viertes Kapitel.

Dysenterie. Ruhr.

Name. Krankheits-Quellen Art des Auftretens der
Krankheit. Gelegenheitsursachen. Vorläufersymptome.
Ausbruch der Krankheit. Hauptkrankheitssymptome. Stuhlentleerung. Allgemeine Krankheitserscheinungen. Behandlung. Hygienische Massnahmen.

Name. Die grosse Zahl der heftigen Darm-Catarrhe,
deren Hauptsymptom der Durchfall ist, wird in Ostafrika im gewöhnlichen Sprachgebrauch als Dysenterie
bezeichnet. Diese Benennung gebührt jedoch nur einer

bestimmten Krankheitsform, wenn auch die genannten Durchfälle in wechselseitigem, ursächlichem Verhältnis zu ihr stehen. Die ostafrikanische Dysenterie wird durch ein in seiner Natur nach unbekanntes Krankheitsgift im menschlichen Körper erzeugt. Dasselbe äussert seine Wirkung nach Infektion des ganzen Körpers in erster Linie im Darmkanal.

Krankheits-Quellen. Die Brutstätte des Giftes ist hauptsächlich, wie bei den Malaria-Erkrankungen, in sumpfigen Gegenden und an Orten, wo organische Substanzen in Fäulnis und Verwesung übergehen und Luft oder Wasser mit den Produkten derselben durchsetzen, zu suchen. Als zweite Quelle müssen die Darm-Entleerungen Ruhrkranker angesehen und demgemäss behandelt werden. Die Wege, auf denen das Gift in den Körper gelangen kann, sind die Atmungsorgane (Einatmung der das Gift enthaltenden Luft) und die Verdauungsorgane (Trinkwasser).

Art des Auftretens der Krankheit. Dass die Ruhr, und namentlich die schwere Form, wie die oben beschriebene Form des perniziösen Malaria-Fiebers, an bestimmten Orten und zu bestimmten Zeiten besonders heftig auftritt, ist eine erwiesene Thatsache. Die in Ostafrika herrschende Ruhr tritt sowohl in Einzel-Erkrankungen, sporadisch, sowie in Massen-Erkrankungen, epidemisch, auf.

Gelegenheitsursachen. Die Gelegenheitsursachen der Ruhr sind Erkältungen, Durchnässungen, Genuss schlechten Wassers, unreifer Früchte, zu starker Gewürze, dauernde Leibesverstopfung, kurz, alle Veranlassungen, die den Darm reizen, Darmcatarrhe hervorrufen, am meisten aber die letzteren selbst. Je länger jemand an Durchfällen leidet, je häufiger er von denselben befallen wird, um so empfänglicher wird er für das Ruhrgift. Schwächliche, blutarme, durch Strapazen, schlechte Ernährung und Krankheit, namentlich Malaria-Fieber, herunter gekommene Personen, ferner Trinker, erkranken leichter als gesunde, kräftige, regelmässig lebende Menschen.

Vorläufersymptome. Die Krankheit wird meistens entweder durch längere Verstopfung oder mit Durchfällen eingeleitet. Die letzteren können mehrere Tage lang nur in häufigen, bräunlichen Darmentleerungen bestehen. Dabei besteht meistens Appetitlosigkeit und Übelkeit. Diese Zustände zwingen jedoch den Kranken nicht unmittelbar zur Aufgabe seiner Thätigkeit.

Ausbruch der Krankheit. Zwei oder drei Tage nach diesen Vorläufersymptomen entsteht jedoch mit oder ohne Schüttelfrost und Fieber, besonders in der Nacht, heftiger Leibschmerz und Stuhldrang. Eine Stuhlentleerung bringt keine Befriedigung desselben. Derselbe dauert vielmehr fort, so dass der Kranke in 24 Stunden oft 20—30 Mal zu Stuhl gehen muss.

Hauptkrankheitssymptome. Stuhlentleerung. Die Stuhlentleerung ist zunächst noch leicht bräunlich gefärbt, zeigt aber schon Beimischungen von Schleim und Blut. Bald wird nur blutiger Schleim, abwechselnd mit reinem Blut, entleert. Bei leichtem Verlauf dauert diese Beschaffenheit der Darmentleerungen 3—5 Tage, dann wird der Stuhldrang und die Stuhlentleerung seltener, es treten breiige Stühle, mit schleimigen gemischt oder abwechselnd, auf; allmälig verschwinden die letzteren, in 8—14 Tagen, ganz, bis nach 2—3 Wochen normaler

Stuhlgang erfolgt. In schweren Fällen dagegen werden bald aus den schleimig-blutigen Stuhlgängen Stuhlentleerungen, die aus Blut, Schleim und Eiter bestehen, zuletzt faulig werden und einen furchtbaren Geruch verbreiten. Zuletzt erfolgen unwillkürliche Stuhlentleerungen, bis der Tod nach völliger Kräfteerschöpfung eintritt. Geht die Krankheit in das chronische Stadium über, so zeigt sich nach anscheinender Besserung des Stuhlgangs, nach dünnen, aber normal aussehenden Stühlen häufig Verstopfung. Nach durchschnittlich eintägiger Dauer derselben erfolgt ein festerer Stuhl, der jedoch schleimige und blutige Beimengungen zeigt, oder es tritt ohne Verstopfung wieder ein solcher auf. Die plötzlich eintretende Verstopfung mit ihrer genannten üblen Folge ist von mir sehr häufig beobachtet worden. Die Patienten waren sehr erfreut, dass das unleidliche Zustuhlegehen nun endlich aufgehört habe, wurden dann ebenso wieder traurig, wenn nach verordnetem neuen Abführmittel die alte Häufigkeit und Beschaffenheit des Stuhlganges sich wieder einstellte. Die chronische Form der Ruhrerkrankungen charakterisiert sich somit in abwechselnd mit normal scheinendem Stuhle auftretenden Ausscheidungen von Schleim, Eiter, Blut. Die Dauer derselben kann sich auf Monate und Jahre erstrecken, bis entweder durch energische, langdauernde Kur und ärztliche Überwachung, sowie dauernd vorsichtige Diät und Lebensweise bei sehr kräftig veranlagten Patienten Heilung, oder bei weniger widerstandsfähigen Naturen nach fortschreitendem Siechtum der Tod erfolgt.

Allgemeine Krankheitserscheinungen. Die die oben geschilderten Symptome bietende, lokale Erkrankung

verursacht folgende Allgemeinerscheinungen: Kurze Zeit
nach Krankheitsausbruch entwickelt sich infolge des
Säfteverlustes durch die Stuhlentleerungen häufig mit
mässigem, abends ansteigendem Fieber Entkräftung des
Körpers mit Gefühl von Schwindel und Ohnmacht,
Appetitlosigkeit, Übelkeit und Erbrechen auf der einen,
brennendem Durst auf der anderen Seite Die Haut,
namentlich des Gesichtes, ist gelblich blass, der Leib
mässig aufgetrieben. Der Kräfteverfall wird in schweren
Fällen mit fortschreitendem Krankheitsprozess im Darm
täglich stärker, es stellt sich Atemnot und Herzensangst
ein, mit zunehmender Herzschwäche tritt unter übelriechenden Schweissen der Tod ein.

In den leichten, beziehungsweise günstig verlaufenden und in Genesung übergehenden Fällen erfolgt nach
anfänglich schneller Kräfteabnahme eine langsame Wiederherstellung derselben.

Zum Schluss der Betrachtung des Krankheitsverlaufs
füge ich hinzu, dass die tötlich verlaufenden Fälle von
Ruhr in Ostafrika selten sind und hauptsächlich durch
Mangel an genügender Behandlung und Pflege, sowie
durch oben geschilderte, im Patienten liegende Prädisposition bedingt werden.

Behandlung. Hygienische Massnahmen. Der beste
Schutz gegen Erkrankung an Ruhr ist naturgemäss der,
Gegenden, in denen erfahrungsgemäss die Ruhr und
namentlich die schwere Ruhr einheimisch ist, zu meiden.
Müssen dieselben unbedingt berührt oder auf Expeditionen
passiert werden, so geschehe dies niemals zu Jahreszeiten, die die Erkrankungsgefahr besonders bieten

(Regenzeit und die sich daran anschliessende Auf-
trocknungsperiode).

Bei nachgewiesen vorgekommener Ruhrerkrankung
an einem Platze, beziehungsweise in Ruhrgegenden immer,
muss die Lebensweise und Diät eine besonders geregelte
und, wenn irgend möglich, täglich ärztlich überwachte
sein. Alle Ursachen zu Erkältungen, namentlich des
Unterleibes, sind zu vermeiden, deshalb ist Temperatur-
abkühlungen durch wärmere Bekleidung, namentlich des
Leibes und der Beine, Rechnung zu tragen, ebenso nach
starkem Schweiss und Durchnässungen bald möglichst
die Kleidung zu wechseln und vor Anlage trockener
Kleider der Körper und namentlich der Leib tüchtig
abzureiben; zum Nachtlager sind trockene Unterkunfts-
räume, sowie namentlich trockene Lagerstellen zu wählen
(im wasserdichten Zelt, dessen Boden die wasserdichte
Lagerdecke bedeckt, die Feldbettstelle). Bei feuchtem
Wetter oder auf durchfeuchtetem Lagerplatz sind gleich
nach der Lagerung an angemessenen Plätzen und in angemessener Entfernung von einander Lagerfeuer anzu-
zünden. Dieselben sind während der ganzen Lagerzeit
zu unterhalten. Jede Verstopfung des Darmkanals, wie
jeder Durchfall, ist durch entsprechende Diät zu vermeiden und dabei der Individualität und eigenen Erfahrung in Betreff der leichtverdaulichsten Speisen Rechnung zu tragen. Man meide stopfende Speisen, Fette,
blähende Gemüse, unreife Früchte, starke Gewürze (siehe
Teil I, Kapitel VI) und geniesse die am besten und
leichtesten auf regelmässige Verdauung wirkenden Getränke. Bezüglich des Wassergenusses verweise ich auf

10*

strengste Befolgung der (Teil I, Kapitel VI) gegebenen
Vorschriften. Es darf nur destilliertes oder abgekochtes
Wasser getrunken werden. Frisch geschöpftes Wasser,
mag es filtriert oder mit Essig oder Rum versetzt sein,
ist stets in Ruhrgegenden als besonders gesundheits-
gefährlich anzusehen; der Genuss desselben ist deshalb
für Europäer wie für Schwarze strengstens zu untersagen.
Jede Verstopfung werde, wenn nicht durch Diät möglich,
durch ein leichtes Abführmittel (Ricinus-Öl, deutsches
Fruchtsalz) gehoben Jeder Fall von Diarrhöe bei Europäern und Schwarzen ist unverzüglich zu melden; jeder
dünne Stuhlgang sofort zu desinfizieren (jeder Stuhlgang
wird mit einer gleichen Menge einer fünfprozentigen
Carbolsäure- oder Creolinlösung, oder einer Sublimatlösung [1,0 : 1000,0] vermischt und verrührt). Die
Ausleerungen der Kranken müssen ferner von vornherein an einen von dem für Gesunde bestimmten Abort gesonderten Platz in angemessener Entfernung von
der Wohnung, Station oder Lagerstelle, an Flussufern
stromabwärts, gebracht werden; auf demselben befinden
sich Vorrichtungen zur augenblicklichen Desinfektion
jedes Stuhlgangs. Allabendlich sind diese Plätze von
zuverlässigen Personen zu revidieren und erforderlichen
Falls nochmals zu desinfizieren. Die an Diarrhöe Erkrankten sind zunächst zur Beobachtung in das Bett,
beziehungsweise auf ihre Lagerstelle zu bringen und in
strengster Bettruhe zu halten; die mit Stuhlentleerungen
beschmutzten Betten, Wäschestücke, Becken, die Räume,
in denen die Kranken sich befinden, müssen gleichfalls
desinfiziert werden (Besprengung des Fussbodens mit
Carbol-, Creolinlösung, Desinfektion der Luft mit dem

Sprüh-Apparat). Im Bett. muss der Kranke gleichmässig warm gehalten werden; um den Leib ist die wollene Leibbinde zu legen. Die Aftergegend des Kranken ist nach jedem Stuhlgang mit einer Creolinlösung zu waschen; ausserdem sind täglich durch Waschen mit Essigwasser und bei entzündlicher Rötung durch Bestreichen mit Vaselin-Lanolin die aufliegenden Stellen des Rückens vor dem Wundwerden und Durchliegen zu schützen. Aus der Diät sind sofort feste Fleischnahrung, Kartoffeln und Gemüse zu streichen, statt dessen ist nur flüssige Diät zu geben. Die Ernährung hat zweistündlich (ausgenommen natürlich Schlafzeit des Kranken) zu erfolgen und sind stets nur geringe Mengen (nicht über einen Tassenkopf esslöffelweise) auf einmal zu verabreichen. Die flüssige Nahrung sei stets lauwarm, enthalte ausser der zur Schmackhaftigkeit nötigen Salzmenge keinerlei Gewürz und bestehe aus Fleischbrühe mit Ei, Fleischthee, Arrow-root (siehe Teil I. Kapitel VI), Kemmerich-schen Fleischpeptonpräparaten, Milch, Eigelb mit Milch und Zucker abgerührt. Von diesen sind die zu wählen, welche den Kranken am besten zusagen; was Widerwillen oder Übelkeit erregt, ist sofort auszusetzen; ich habe stets die besten Erfahrungen mit Fleischsaft und den Kemmerichschen Präparaten, die nie ein Kranker mir zurückgewiesen hat, gemacht. Stellt sich Erbrechen ein, so ist ausschliesslich Reiswasser und Haferschleim bis zum Aufhören desselben zu geniessen. Wein ist im allgemeinen zu vermeiden. Bei brennendem Durst und grosser Schwäche ist jedoch derselbe nicht nur gestattet, sondern zur Hebung der Kräfte sogar dringend notwendig. Man giebt ihn am besten angewärmt in Form von Weinsuppe oder Glühwein (Rotwein, mit Wasser, Zucker und geringem Zusatz von Arrak).

Bei eintretender Genesung ist die flüssige Ernährung so lange fortzusetzen, bis die Stuhlgänge völlig normal geworden sind. Dann ist die feste Diät mit festem, magerem Fleisch, leichten Eierspeisen, Mehlspeisen zu beginnen, Kartoffeln sind erst nach achttägigem normalen Stuhlgang erlaubt.

Von Arzneimitteln sind bei Beginn der Erkrankung mit Durchfällen alle stopfenden Mittel zu meiden: man nehme am ersten Tage dreimal täglich 1 Tablette Calomel (0,3), am nächsten Tage ist kein Abführmittel zu nehmen, sondern nur Diät nach den obigen Vorschriften zu halten Werden die einzelnen Ausleerungen reichlicher, lässt der schmerzhafte Stuhldrang nach, so nehme man am Morgen des dritten Tages einen Löffel Ricinus-Öl, dessen Einnahme je nach Beschaffenheit des Stuhlganges (wenn derselbe wieder häufiger, mit Stuhldrang und nur in geringer Menge erfolgt) bis zu dreimal täglich wiederholt wird. Sind drei Tage hintereinander reichliche Stuhlentleerungen erfolgt, ist die Beschaffenheit des Stuhlganges besser geworden, hat Schleim- und Blutgehalt abgenommen, so ist am Abend des dritten Tages 1 Tablette Pulvis Doweri zu nehmen. Erfolgt am nächsten Morgen kein Stuhl, so ist derselbe durch Ricinus-Öl herbeizuführen; ich warne davor, ein Nichterfolgen des Stuhles, an welchem Krankheitstage es auch sei, als ein Zeichen der Genesung anzusehen. Die Heilung zeigt sich nicht in dem Aufhören des Stuhlganges, sondern in dem Eintreten einer normalen, ein- bis zweimal am Tage erfolgenden Stuhlentleerung.

Wird beim Beginn der Krankheit der charakteristische Durchfall von häufigem Erbrechen begleitet, so ist durch Radix Ipecacuanhae eine einmalige reichliche Entleerung des Mageninhaltes herbeizuführen. Dauert dasselbe trotzdem noch länger an, so ist nach zwei Stunden noch eine Tablette zu nehmen.

Über die spezifische Wirkung der Radix Ipecacuanhae auf den erkrankten Darm habe ich keine hinreichend sicheren Erfahrungen gesammelt, um sie gegenüber der Methode der Gabe von Abführmitteln empfehlen zu können. Ich gab bei beginnender Dysenterie ohne Erbrechen zunächst 1 Tablette Opium = 0,006 und eine halbe Stunde später 1 Tablette Radix Ipecacuanhae, bei Schwarzen das Doppelte, und liess dann 6 Stunden lang bei sehr warm gehaltenem Leib fasten. Die Arznei wurde bei diesem Verfahren in keinem Falle erbrochen, auch nahmen die Erkrankungen bei den ausgewählt kräftigen Patienten in der Mehrzahl der Fälle einen günstigen Verlauf. Ich halte jedoch bei diesem Verfahren vielmehr als bei der Methode mit Abführmitteln die Anwesenheit, Beobachtung und Kontrole des Arztes für notwendig und gebe deshalb der erstbesprochenen Behandlung hier den Vorzug.

Aus demselben Grunde kann ich die Anwendung von Klystieren aus trauriger Erfahrung nur nach Verordnung des Arztes durch geübte Hand billigen.

Bei Fällen, die von Anfang an unter dem Bilde einer schweren Erkrankung mit schnellem Kräfteverfall verlaufen, gebe man morgens 1 Esslöffel Ol. Ricini und beschränke sich im übrigen darauf, den Kräftezustand zu

bessern durch flüssige, kräftige Nahrung, warmen Wein
(siehe oben) in häufig wiederholten kleinen Gaben.
Als Nachkur ist jedem Rekonvaleszenten von ernster
Ruhrerkrankung neben leicht verdaulicher, kräftiger Diät
und peinlichstem Vermeiden jeder Verstopfung, jedes
Diätfehlers für die Zukunft die Übersiedelung in gesundes, trockenes Klima bis zur völligen Wiederherstellung
des alten Kräftezustandes dringend anzuraten.

Fünftes Kapitel.

Verhaltungsmassregeln bei Erkrankungen, Verwundungen und plötzlichen Unglücksfällen bei Mangel ärztlicher Hilfe, beziehungsweise bis zur Ankunft derselben.

Für die Auswahl der nachstehend aufgeführten Erkrankungen sind in erster Linie alle die Krankheits-
fälle massgebend gewesen, die Verfasser selbst in Ostafrika beobachtet hat und deren Vorkommen auch in
anderen tropischen Malaria-Gegenden feststeht, sowie die
übrigen überhaupt für die erfolgreiche erste Hilfe des
Laien in Frage kommenden Fälle und schliesslich die
auch in anderen ausser den genannten tropischen und
subtropischen Gegenden vorkommenden wichtigsten Erkrankungen. Diese letzteren haben, auch wenn sie
wegen ihres seltenen Vorkommens bei Europäern von
geringerem Interesse für diese sind, in der Beschreibung
ihrer Symptome, ihres Verlaufs und ihrer Behandlung
bei den Eingeborenen, soweit sie für den Laien von

Interesse und Nutzen ist, hauptsächlich aus dem Grunde
Erwähnung gefunden, um den Europäer zu zweckmässiger
Hilfe und geeignetem Vorgehen bei denselben nach Möglichkeit zu befähigen. Als besonders für Ostafrika von
Interesse sind die dort von den Eingeborenen für die
wichtigsten und häufigsten Krankheiten gebrauchten Bezeichnungen in der Suaheli-Sprache dem deutsch- oder
allgemein - wissenschaftlichen Namen mit dem Zusatz
kisuaheli — d. h in der Suaheli-Sprache lautend —
beigefügt.
Die einzelnen Erkrankungen sind alphabetisch geordnet.

A.

Ameisen, siehe Insektenstiche.

Ansteckung. Übertragung einer Krankheit auf den
menschlichen Körper durch ein Krankheitsgift. Die
Ansteckung kommt zu Stande:

1. Durch Berührung mit anderen Menschen (oder mit
   Tieren) und deren Absonderungen, welche an über-
   tragbaren Krankheiten, z. B. an ansteckenden
   Hautkrankheiten (Krätze) oder venerischen und
   syphilitischen Erkrankungen, oder Eiter absondern-
   den Wunden leiden;
2. durch Einatmen von Luft oder Genuss von Wasser,
   welche Krankheitsgift enthalten (z. B. Malaria-,
   Ruhr-, Pocken-, Typhus-Gift);
3. durch Genuss von Fleisch kranker Tiere (Trichinenkrankheit, Milzbrand) oder Berührung der Geschwüre derselben mit wunden Hautstellen (Milzbrand).

Die Übertragung des Krankheitsgiftes geschieht durch Krankheitsträger, die teils dem Tierreiche, teils dem Pflanzenreiche angehören, teils mit blossem Auge noch sichtbar, teils (und zwar in der Mehrzahl) nur durch mikroskopische Untersuchung nachweisbar sind. Dieselben werden in den Körper aufgenommen durch die Atmungsorgane, den Verdauungsapparat, durch die unverletzte Haut und durch Hautwunden.

Von den durch Ansteckung entstehenden Krankheiten in Deutsch-Ostafrika sind die Malaria-Erkrankungen und die Ruhr bereits besprochen worden. Die ausserdem hauptsächlich in Betracht kommenden, die Pocken, die venerischen und syphilitischen Krankheiten, die Krätze, die Wundkrankheiten, schliesslich die unter 3 aufgeführte Gruppe werden weiter unten ihren Platz finden.

Allgemein ist als Grundsatz festzuhalten, dass der sicherste Schutz vor Ansteckung durch sorgfältige Vermeidung und Verhütung jeder Ansteckungsgefahr gegeben wird. So wird der Verdauungsapparat nur dadurch genügend bewahrt, dass Fleisch von krankem oder krankheitsverdächtigem Vieh nicht genossen wird und zweitens rohes Fleisch, d. h. Fleisch, welches nicht genügend durchgebraten, durchgekocht oder gepökelt ist, als Speise ein- für allemal verboten ist. Über die Behandlung des Wassers und seine Befreiung von Ansteckungsstoffen durch Destillieren und Kochen ist schon ausführlich gesprochen (Teil I Kapitel VI).

Desinfektion. Der Schutz der Atmungsorgane, der unverletzten Haut, wie der durch Hautwunden blosgelegten Körpersäfte vor Ansteckung und Infektion geschieht durch geeignete Mittel, Desinfektionsmittel. Die-

selben schützen entweder den Körper dadurch, dass sie
die Krankheit übertragenden Organismen töten, ehe sie
in den menschlichen Körper gelangen, oder dass sie,
rechtzeitig angewendet, die schon in den Körper ge-
drungenen Infektionsträger vernichten und so ihre ver-
derbliche Wirkung verhüten.

Der Schutz der Atmungsorgane durch Desinfektion
der den Menschen umgebenden Luft wird erstens dadurch gesichert, dass die Infektionsträger vernichtet
werden, ehe sie aus ihren Brutstätten in die Luft getragen (Desinfektion des Stuhlgangs bei Ruhr) oder dass
die Luft selbst durch Sprühapparat desinfiziert wird. Das
letzte Verfahren lässt sich im allgemeinen jedoch mit
Gewährleistung sicheren Erfolges nur in geschlossenen
Räumen anwenden. Am wirksamsten kommen die Desinfektionsmittel im Verein mit den desinfizierenden —
antiseptischen — Verbänden bei der Wundbehandlung
zur Anwendung (siehe diese). Über Schutz vor geschlechtlicher Ansteckung durch Geschlechtskrankheiten siehe diese.

Die hauptsächlich in Betracht kommenden Desinfektionsmittel sind:

Acidum boricum, carbolicum, salicylicum,
Argentum nitricum,
Bismuthum subnitrium,
Creolinum,
Jodoform,
Kalium chloricum,
Kalium permanganicum,
Liquor Ammonii caustici,
Spiritus,
Sublimat.

Die spezielle Anwendung und Anwendungsform dieser
Mittel findet ihre Erörterung bei den einzelnen Krankheiten (Wunden), sowie im alphabetischen Arzneimittel-
verzeichnis.

Dabei sei zum Schluss bemerkt, dass, wenn diese
Mittel nicht zur Stelle sind, ein einfaches und sicheres
Verfahren, um Wäsche, Verbandmittel, Instrumente von
krankheiterregenden Ansteckungsstoffen zu befreien, Feuer
und Wasserdampf ist. Ein metallenes Instrument, das
nicht auf andere Weise desinfiziert werden kann, wird
vor dem Gebrauch zwei- bis dreimal langsam durch eine
Flamme gezogen oder in heissen Wasserdampf, in
kochendes Wasser gehalten. Mit Ansteckungsstoffen verunreinigte Wäschestücke werden, wo entsprechende Ein-
richtungen vorhanden sind, dadurch desinfiziert, dass sie
mehrere Stunden lang strömendem Wasserdampf ausgesetzt werden.

Appetitlosigkeit Bei Verstopfung: Abführmittel
(Ol. Ricini 1 Esslöffel, Calomel 1 Tablette); nach erfolgtem
Stuhlgang Salzsäure: Acid. mur. 4 mal täglich 10 Tropfen
in ½ Glas Zuckerwasser aufgelöst trinken. Bei saurem
Aufstossen keine Salzsäure nehmen, dafür Natrium bi-
carbonicum 3 mal täglich 1 Messerspitze. Leichte Diät —
Fleischbrühe, Fleischthee, Eier — Vermeidung fetter
und schwer verdaulicher Speisen (fettes Fleisch, fettes
Gemüse).

Asthma. Wer erfahrungsgemäss an Anfällen von
Atemnot, die ihren Ursprung in den Luftwegen haben,
leidet, lasse bei Auftreten derselben, da sie in ihrem
Verlauf unberechenbar sind, sofort ärztliche Hilfe herbei-
holen, bis dahin sorge man für möglichst gute, trockene

Luft, Bettruhe mit erhöhtem Oberkörper (Aufrechtsitzen). Senfpflaster auf die Brust, warme Fussbäder. Rauchen einer Strammonium-Cigarette, Bromkali, Amylum nitrosum ist nur nach ärztlicher Anordnung anzuwenden. **Augenkrankheiten.** Es ist bei allen Augenkrankheiten sofortige ärztliche Hilfe notwendig, da schwere und dringende Gefahren, die den baldigen Verlust der Augen bringen können, sich häufig unter scheinbar harmlosen Krankheitssymptomen verbergen. Der erste Grundsatz bei jeder Augenerkrankung ist unbedingte Schonung und Bewahrung der Augen vor allen Schädlichkeiten. Die nachstehend aufgeführten Krankheitsformen sind in vielen Fällen nicht selbständige Krankheiten, sondern bilden Teilerscheinungen schwerer, dem Laien verborgener innerer Augenleiden. Die für denselben in Betracht kommenden Teile des Auges sind: die die Augenlidspalte umgebenden beziehungsweise schliessenden Augenlider; die Augenbindehaut, welche die Innenwand der Augenlider bekleidet und auf dem Augapfel als das Weisse im Auge sichtbar ist; dieselbe schliesst die durchsichtige Hornhaut ein. Hinter der letzteren ist die Regenbogenhaut, welche dem Auge die Farbe giebt, sichtbar. Die Regenbogenhaut umschliesst das gleichmässig runde Sehloch, die Pupille, welche sich bei jedem Lichtwechsel verengert oder erweitert — Verengerung bei Übergang von Dunkelheit in helles Licht, Erweiterung im umgekehrten Falle.

1. **Augenlidrandentzündung** ist gewöhnlich ein langwieriges Leiden. (Symptome: Augenlider gerötet, geschwollen, wund, mit Borken bedeckt.) Baldmöglichste ärztliche Hilfe, bis dahin allgemeine Behandlung: Dienstaus-

setzen, Sorge für Stuhlgang, Zimmeraufenthalt, vor Staub in Acht nehmen; örtliche Behandlung: Nichtreiben an den Augenlidern, Borkenabweichen mit lauwarmem Wasser und Seife, Umschläge mit Bleiwasser (Tabletten Plumbi subacetici), später 1 mal täglich mit Ungentum Zinci einreiben.

2. **Augenbindehautentzündung.** Symptome: Augenbindehaut (das Weisse im Auge) entzündlich gerötet, Augenlider geschwollen, Augen morgens verklebt, Lichtscheu, Thränenträufeln. Baldmöglichst ärztliche Hilfe, bis dahin wie bei 1., ausserdem Aufenthalt im dunkeln Zimmer; vor Staub, grellem Licht und Zug in Acht nehmen! Wenn die Entzündung nachgelassen hat, Zincum sulfuricum 2 mal täglich mit einer Pipette einträufeln, nach jedem Einträufeln eine halbe Stunde lang mit kalten Umschlägen die Augen kühlen. Schutzbrille längere Zeit nach der Behandlung noch tragen.

Bleiwasserumschläge sind ohne ärztliche Anordnung von dem Laien nicht bei Augenentzündungen anzuwenden, es können bei den letzteren dem Laien verborgene Substanzverluste oder Geschwüre auf der Hornhaut bestehen, in welche das Blei sich niederschlägt. Dadurch aber werden Trübungen der durchsichtigen Hornhaut verursacht.

3. **Hornhautentzündungen** sind für den Laien häufig erst erkennbar, wenn sich zu den Symptomen einer Bindehautentzündung Trübungen, Flecke, Geschwüre auf der durchsichtigen Hornhaut zeigen. Behandlung bis zur Ankunft des Arztes: Sorge für reichlichen Stuhlgang, Ruhe, Umschläge mit vorher abgekochtem, lauwarmem Wasser; Mittel, die nur nach ärztlicher Verordnung zu gebrauchen sind, sind Calomel, Atropinum sulfuricum.

4. **Regenbogenhautentzündung.** Symptome: Rötung der Augenbindehaut, Trübung der Hornhaut, Verfärbung der Regenbogenhaut (blaue Regenbogenhaut wird grünlich, braune und graue. gelblich, Verzerrung der in normalem Zustand runden Pupille). Behandlung wie bei Hornhautentzündung; Atropin nur nach ärztlicher Verordnung.

5. **Augentripper.** Eitrige Entzündung des Auges durch Ansteckung mit Trippergift. Dieselbe kann in kürzester Zeit zur völligen Zerstörung des Auges führen; sie zeigt sich hauptsächlich in sehr heftiger, schmerzhafter Schwellung der Augenlider mit folgendem starken Eiterausfluss aus der Lidspalte. Vermeidung der Erkrankung durch sofortiges Waschen und Desinfizieren der mit Trippergift in Berührung gekommenen Hände (siehe Tripper). Schnellste ärztliche Hilfe. Nach erfolgter Ansteckung eines Auges sofortiger Schutzverband des anderen Auges mit Salicylwatte und Tuch oder Binde, Umschläge auf das erkrankte Auge mit Kompressen von Kali permanganicicum-Lösung, die, wenn möglich, in Eiswasser abgekühlt sind. Behandlung nach Abnahme der Schwellung mit Argentum nitricum-Lösung nur nach ärztlicher Verordnung und unter ärztlicher Beobachtung.

6. **Verletzungen des Auges.** Schnellste ärztliche Hilfe, bis dahin Schutzverband des Auges mit Verbandwatte und Tuch oder Binde, bei heftigen Schmerzen und starker Entzündung hydropathischer Verband mit Acidum boricum-Lösung; strengste Bettruhe mit hochgelegtem Kopf bis zur Ankunft des Arztes.

Aussatz. Lepra. Die im Mittelalter bis zum Schluss des 16. Jahrhunderts in grossen Epidemien Europa heim-

suchende Krankheit kommt jetzt fast nur noch daselbst
in Einzelerkrankungen vor, während die Heimat des
Aussatzes Egypten, ferner Kleinasien und auch Ostafrika
an vielen Orten noch eine ganze Anzahl Kranker aufweist. Die durch einen spezifischen Krankheitspilz, den
Leprabacillus, charakterisierte Erkrankung wird heutigen
Tages im allgemeinen nicht als eine ansteckende und
für den Europäer besonders in Betracht kommende auf-
gefasst. Da aber der Reisende in Ostafrika dieselbe
häufig unter den Eingeborenen antrifft, sei sie in ihren
drei Hauptformen, in denen sie sich unter diesen findet,
kurz gekennzeichnet. Die erste Form, der weisse Aussatz
(kisuaheli: balanga) — es giebt neben dieser, beziehungsweise als Vorstufe derselben einen dunklen, schwarzen
Aussatz — zeigt auf dem Körper verbreitet glatte, glänzend weisse Flecke; die zweite Form (kisuaheli: ukoma)
kennzeichnet sich in einer im Gesicht und auf den Armen
und Beinen zuerst auftretenden, später über den ganzen
Körper sich verbreitenden Bildung von Knoten und
Beulen, welche entweder in Monaten bis Jahren sich
zurückbilden oder in stark eiternde Geschwüre zerfallen.
Die dritte nervöse Form bietet schwere Störungen im
Gebiete der Gefühlsnerven. Heftige, durch den ganzen
Körper blitzartig schiessende und stechende Schmerzen,
welche oft die geringste Bewegung verhindern, gehen
nach kürzerer oder längerer Zeit in allgemeine Empfindungslosigkeit, ein auch die beiden früheren Formen häufig
begleitendes Symptom, über. Im weiteren Verlauf tritt
ein Bläschenausschlag auf, der sich oft unter Fieber sehr
schnell ausbreitet. Aus den platzenden und zerfallenden
Bläschen entwickeln sich Geschwüre, die unter immer

fortschreitender Empfindungslosigkeit sich in die Fläche und Tiefe ausdehnen und zur Ablösung von Fingern und Zehen, ja ganzer Körperteile führen (Bezeichnung dieses Stadiums kisuaheli: jethamar). Die Krankheit hat einen langen, meist durch Jahre sich hinziehenden Verlauf, wenn nicht durch inzwischen eintretende andere tödliche Erkrankung dem Leben des unglücklichen Kranken plötzlich ein Ende gemacht wird. Vorzugsweise werden Männer von ihr befallen, das Alter, in dem sie beginnt, liegt zwischen 10 und 30 Jahren. Die Behandlung der Unglücklichen ist, allgemein auch in Ostafrika, so beispielsweise in Bagamoyo die, dass dieselben besondere, von denen der übrigen Ortseinwohner getrennte Wohnplätze in möglichst guter, gesunder Gegend angewiesen erhalten und durch gute, kräftige Nahrung eine Besserung ihres Leidens, die sogar in einzelnen Fällen in Heilung übergehen kann, erfahren. Die Aussatzknoten bepinsele man mit Jodtinktur, die Geschwüre verbinde man mit Unguentum irritans oder Zinksalbe; gegen die Schmerzen ist Pulvis Doweri, Aqua amygdalarum cum Morphio u. a. anzuwenden.

Man wird bei jeder Niederlassung gut thun, sowohl im hygienischen wie allgemein kulturellen Interesse, die aussatzkranken Eingeborenen in der oben angegebenen Weise zu isolieren, ihnen Aufsicht, gute Pflege und Behandlung angedeihen zu lassen.

B.

Bandwurmkrankheit. Dieselbe entsteht dadurch, dass mit roher Fleischnahrung (hauptsächlich von Schweinefleisch und Rindfleisch) Bandwürmer in die Eingeweide gelangen.

11

Die Bandwurmkrankheit ist in Ostafrika sehr verbreitet und verdankt ihre Entstehung dem häufigen Genuss namentlich von rohem Rindfleisch, beefsteak à la tartare. Vor demselben kann nicht eindringlich genug gewarnt werden; es ist nur der Genuss von Fleisch gestattet, das entweder völlig durchgekocht oder durchgebraten (siehe Ansteckung), oder gehörig gepökelt ist. Krankheitssymptome: Während die allgemeinen Krankheitssymptome, Übelkeit mit abwechselndem Heisshunger, Kolikschmerzen, Verstopfung abwechselnd mit Durchfall, nicht unbedingt sicher für das Vorhandensein von Bandwürmern sprechen, giebt der Abgang von Bandwurmgliedern mit dem Stuhlgang ein untrügliches Anzeichen dafür.. Es ist deshalb bei Auftreten der erstgenannten Krankheitszeichen der Stuhlgang jedesmal sorgfältig auf das Vorhandensein von bandartigen Wurmgliedern zu untersuchen. Das Auffinden derselben giebt Veranlassung zur sofortigen Einleitung der Bandwurmkur. Dieselbe ist nur als geglückt anzusehen, wenn der Kopf des Bandwurms mit abgegangen ist. Da die Erkennung des Kopfes nur durch Sachverständige möglich ist, ausserdem die Kur den Körper stark angreift, so darf dieselbe nur unter ärztlicher Beobachtung vorgenommen werden. Die zur Verwendung kommenden wirksamen Mittel sind Extractum filicis aethereum und Kosa et Kamala. Die Kur wird so eingeleitet, dass der Kranke einen Tag vor Anwendung des Mittels nur dünne Wassersuppe oder Fleischbrühe geniesst. Am Abend dieses Tages ist eine stark gezwiebelte und gesalzene Speise, wenn möglich kräftig gewürzte eingemachte Fische (Häringe, Anchovis), zu geniessen. Am nächsten

Morgen ist eine Tasse schwarzen, bitteren, starken Kaffees
zu trinken. Eine halbe Stunde darauf wird das Bandwurmmittel genommen. Wenn 2 Stunden nach Aufnahme des Mittels noch
keine Darmentleerung erfolgt ist, hat der Kranke
2 Löffel Oleum Ricini zu nehmen. Das Gefäss, in das
der Stuhlgang entleert wird, ist bis zur Hälfte mit lauwarmem Wasser zu füllen. Die Untersuchung des ab-
gegangenen Bandwurms auf Vorhandensein des Kopfes
erfolgt durch einen Sachverständigen.

Nach Beendigung der Kur hat der von seinem Übel
befreite Patient einen Tag lang den angegriffenen Körper
zu ruhen und nur leicht verdauliche kräftige Diät
(Fleischbrühe, Reis, Rotwein) zu geniessen.

Beriberi ist eine durch Störungen des Blutgefäss-
systems und des Nervensystems bedingte Erkrankung,
welche vorzugsweise in den Küstenstrichen Ostasiens —
in Vorder-Hinter-Indien, an der Ostküste von China,
der Küste Japans, zuweilen auf Schiffen, im Roten Meer,
ferner in Brasilien vorkommt, in Ostafrika dagegen
selten beobachtet worden ist.

Die Krankheit tritt besonders verbreitet in feuchten
Jahresperioden, die zugleich grosse Temperaturschwankungen bieten, auf und befällt vorzugsweise Menschen,
die unter dauernd schlechten hygienischen Verhältnissen
ununterbrochen eine einförmige und dabei mangelhafte
Nahrung, als Hauptnahrung Reis in stets gleicher Form,
geniessen. Europäer werden deshalb gegenüber den Eingeborenen der genannten Länder sehr selten von der
Krankheit befallen.

Die zumeist auftretende Krankheitsform charakteri-

11*

siert sich nach wochen- bis monatelang dauerndem Vorläuferstadium mit allgemeiner Schwäche des Körpers, Niedergeschlagenheit des Gemüts durch folgende Symptome:

Die Kranken klagen zuerst über leichte Ermüdung beim Gehen, sie heben dabei die Beine mit stark gekrümmten Knieen mit einem Ruck in die Höhe, halten sie eine Zeit lang gehoben und setzen sie dann ebenso ruckweise wieder nieder. Nach 8—10 Tagen sind sie nicht mehr im Stande, die Muskelanstrengungen, die ihnen das Gehen verursacht, weiter zu ertragen, und legen sich auf das Krankenbett. Auf demselben stellt sich bald infolge Störung in der Blutmischung und im Blutkreislauf beängstigendes Herzklopfen mit starker Pulsvermehrung (bis zu 120 Schlägen in der Minute) ohne Temperatursteigerung ein. Die Folge des gestörten und geschwächten Blutkreislaufs ist abnorme Verringerung der Harnausscheidung auf der einen Seite, Wassersucht an den Extremitäten, dem Kopf und Rumpf auf der anderen Seite.

Unter geistiger Abgestumpftheit, Schlaflosigkeit, Schwindelgefühl und zahlreichen anderen nervösen Symptomen geht der allgemeine Ernährungszustand bei verringertem Appetit und geschwächter Verdauung auffallend zurück.

Unter diesen Symptomen kann die Krankheit, abgesehen von den plötzlich, namentlich kräftige Männer treffenden und unter rapider Entwickelung der oben genannten Symptome in 24 Stunden tödlich endenden Krankheitsformen, wochen- bis jahrelang dauern. Der mittlere Verlauf beträgt 7—8 Wochen. Die Rekon-

valeszenz leitet sich durch Nachlassen der Störungen in
der Herzthätigkeit, der wassersüchtigen Schwellungen
und durch Vermehrung der Urinausscheidung ein; der
tödliche Ausgang dagegen ist bei Stärkerwerden der genannten Symptome zu fürchten, namentlich ist Stillstand
in der Urinentleerung als ein höchst bedrohliches Zeichen
anzusehen.

Ein ausser der genannten Form vorkommender
leichter Grad von Beriberi prägt sich in mässiger Blutarmut, Herzklopfen, Neigung zu Hautschwellungen nach
Anstrengungen und schneller Ermüdung beim Gehen mit
Gefühl von Taubheit in den Beinen und erschwertem
Gange aus. Die Dauer dieser Form beläuft sich auf
5—8 Wochen.

Die Behandlung der Krankheit bis zur Erlangung
ärztlicher Hilfe wird sich im Anfang beschränken auf
schnellste Übersiedelung des Kranken in trockenes Klima
mit sauerstoffreicher Luft, auf Lagerung desselben in
einem möglichst gut ventilierten, trockenen Raume, Dar-
reichung leicht verdaulicher Diät (Fleischbrühe, Fleischthee, Milch, Kemmerichsche Peptone), Sorge für
Schlaf (1 Tablette Sulfonal). Stellen sich wassersüchtige
Schwellungen und nervöse Symptome ein, so lagere man
den Kranken häufiger um, gebe eine Tablette Calomel
0,3 in 3 Teile geteilt, dreimal täglich (drei Tage lang
dann aussetzen). Bei starker Stuhlverstopfung ist eine
Darmeingiessung oder Glycerin-Klystier durch sach-
kundige Hand angezeigt. Neben der bisherigen Diät sind
häufiger kleine Gaben Sherry oder Portwein zu reichen. Auf
diese Behandlung muss sich der Laie auch beschränken,
wenn die Krankheitssymptome bedrohlich zunehmen.

Tritt dagegen Besserung ein, so gebe man Tinctura stomachalis, leite leicht verdauliche, kräftige Diät mit gutem Wein (wie bei Rekonvaleszenten von Dysenterie) ein und sorge für gleichmässige Erwärmung des Körpers, guten Schlaf und regelmässigen Stuhlgang (Ol. Ricini, deutsches Fruchtsalz). Nach weiterer Kräftezunahme ist bei häufig gereichter, kräftiger Nahrung körperliche Bewegung und Übung in guter, reiner und trockener Luft täglich vorzunehmen.

Bewusstlosigkeit. Unter Bewusstlosigkeit versteht man den Zustand, in dem die Besinnung, das Gefühl und die Bewegungsfähigkeit aufgehoben erscheint. Steigert sich diese Bewusstlosigkeit in dem Grade, dass Atmung und Herzthätigkeit scheinbar erloschen ist, so wird sie **Scheintod** genannt. In den Zustand von Bewusstlosigkeit kann ein Mensch durch verschiedene Ursachen geraten. Wir unterscheiden zunächst die einfache **Ohnmacht.** Dieselbe wird hervorgerufen entweder durch Blutüberfüllung oder durch Blutleere des Gehirns.

Ohnmacht durch Blutüberfüllung des Gehirns tritt ein namentlich bei vollblütigen, an Kongestionen nach dem Kopf leidenden Menschen bei grosser Anstrengung, Erhitzung (Hitzschlag), Aufregung, Excessen im Trinken. Wird infolge krankhafter Veränderung der Blutgefässe durch die Blutüberfüllung eines derselben gesprengt, so spricht man von einem Schlaganfall.

Ohnmacht durch Blutleere des Gehirns wird herbeigeführt (besonders bei wenig kräftigen Personen) durch grosse Anstrengung, Entbehrung, Hunger, Durst, starken Blutverlust. Ein bewusstlos aufgefundener Mensch mit blassem Gesicht hat eine durch Blutleere des Gehirns

hervorgerufene Ohnmacht erlitten. Ein solcher mit hoch-
gerötetem Gesicht kann bewusstlos geworden sein durch
Hitzschlag, Trunkenheit, Schlaganfall, epileptischen
Krampfanfall (siehe diesen).

Ist ein Mensch bewusstlos umgesunken, so wird er
nach sofortiger Lösung der ihn beengenden Kleidungsstücke, bei strahlender Tropensonne, an einen möglichst
schattigen Ort gebracht, — in bewohnten Gegenden
in einen bedeckten, aber dabei luftigen Raum (Fenster
und Thüren auf), auf Expeditionen unter einen völlig
schattigen Baum, oder, wo solche Bäume nicht vorhanden,
unter das Sonnensegel der schleunigst aufgeschlagenen
Feldbettstelle —, oder es wird ein Schirm, wenn ein solcher
vorhanden, aufgespannt über dem Kopfe des Bewusstlosen aufgestellt. Der Kopf ist nur dauernd zu entblössen, wenn kein Sonnenstrahl denselben trifft; in jedem
anderen Falle ist der Tropenhelm nur zu lüften und ein
angefeuchtetes Tuch auf den Kopf zu legen.

Ist der Kopf gerötet, so muss derselbe hoch gelagert werden, ist er dagegen blass, so muss er tief
liegen. Dann ist Kopf, dieser besonders energisch in
ersterem Falle, und Brust mit kaltem Wasser zu besprengen, unter die Nase wird eine Flasche mit Salmiakgeist gehalten. Kehrt das Bewusstsein wieder, so gebe man
erfrischendes Getränk, kalten Kaffee, Tabletten von acidum
citricum mixtum, Cola-Tabletten, Spiritus aethereus.

Wenn Atmung und Herzthätigkeit neben völliger
Empfindungs- und Bewegungslosigkeit scheinbar gleichfalls ganz aufgehört hat, Scheintod eingetreten ist, muss
die künstliche Atmung vorgenommen werden.

Die künstliche Atmung ahmt die natürliche Ein-

atmung und Ausatmung nach und wird in folgender
Weise, am besten von zwei Männern, ausgeführt. Der
Scheintote wird platt auf eine untergelegte Decke mit
leicht durch untergeschobenes Polster (Kleidungs-Gepäck-
stücke) erhöhtem Oberkörper auf den Rücken gelegt.
Dann wird die Zunge aus dem Munde herausgezogen
und festgehalten, oder, wenn nur ein Mann zur Hilfe da
ist, mit einem Tuch am Unterkiefer festgebunden. Der
die künstliche Atmung Ausführende kniet darauf zu
Häupten des Bewusstlosen, fasst die Arme desselben oberhalb der beiden Ellenbogen und führt sie langsam an beiden
Seiten des Kopfes in die Höhe (Einatmung), zählt langs-
sam bis drei und führt sie darauf an beide Seiten des
Brustkorbes zurück, indem er sie fest an denselben an-
drückt (Ausatmung). Diese Bewegungen führt er abwechselnd so lange aus, bis entweder die natürliche Atmung
wiederkehrt, oder ärztliche Hilfe zur Stelle ist und entweder bei noch vorhandenem Leben die bisher erfolglose
Arbeit fortsetzt oder den eingetretenen Tod konstatiert.

Untrügliche Kennzeichen des wirklichen Todes giebt
nur die in den Tropen sehr schnell eintretende Verwesung: grünliche Verfärbung der Haut, Auftreibung
des Leibes, Ausfluss stinkender Flüssigkeiten aus Nase
und Mund. Dabei ist zu bemerken, dass bei Verwundungen und Verletzungen durch die umfangreiche Verletzung lebenswichtiger Organe (Kopf, Brust, Bauchhöhle,
Verlust ganzer Glieder mit schnellem, sehr grossem Blutverlust) der Tod als wahrscheinlich angenommen werden
kann.

Während der künstlichen Atmung sind Hände und
Arme, Füsse und Beine kräftig zu reiben, um das Blut

wieder in Bewegung zu bringen, Senfpflaster auf die
Brust und namentlich die linke Brustseite (Herzgegend)
zu legen. Ist nur ein Helfer zur Stelle, so muss er das
Reiben der Extremitäten nach erfolgreicher künstlicher
Atmung vornehmen. Kehrt die natürliche Atmung bei erfolgreicher,
künstlicher Atmung wieder, so ist die letztere trotzdem
so lange fortzusetzen, bis die natürlichen Atemzüge ruhig,
tief und regelmässig geworden sind.
Die künstliche Atmung ist niemals bei den ersten
Atemzügen, die schnappend sind, zu beendigen. Nach
Wiederkehr der natürlichen Atmung halte man bei noch
nicht völlig zurückgekehrtem Bewusstsein Salmiakgeist
unter die Nase und gebe, sobald der Verunglückte
schlucken kann, erfrischende und belebende Getränke,
Spiritus aethereus. Die Neigung des zum Leben Wieder-
erwachten zum Einschlafen muss in den ersten Stunden
nach Wiederkehr des Bewusstseins bekämpft werden,
auch ist bei später sich einstellendem Schlaf die Atmung
zu überwachen. Wenn diese sehr unregelmässig und oberflächlich wird, muss der Patient geweckt werden und Reiz-
mittel erhalten (siehe oben).
Wacht ein Mensch, der mit hochrotem Gesicht
plötzlich bewusstlos geworden, mit verzogenem Munde,
Störungen seines Sprachvermögens und der Bewegungsfähigkeit der Glieder einer Körperseite auf, so hat er
(siehe oben) einen Schlaganfall erlitten. Ein solcher
Schlaganfall befällt nicht gesunde, im kräftigen Mannes-
alter stehende Leute, sondern ist stets ein Zeichen von
Erkrankung der Blutgefässe oder des Gehirns (Gehirn-
syphilis). Kranken, die einen Schlaganfall erlitten haben,

muss ohne Aufenthalt ärztliche Hilfe zu Teil werden. Bis dahin ist Fernhaltung jeder Aufregung, strengste Ruhe, Kühlung des Kopfes, Vermeidung alkoholhaltiger Getränke, leichte, flüssige Diät, Sorge für reichlichen Stuhlgang geboten. Bei nachgewiesener früherer syphilitischer Erkrankung kann schon vor Ankunft des Arztes eine Schmierkur begonnen werden (siehe Geschlechtserkrankungen).

Ausser den vorhergenannten Ursachen können Bewusstlosigkeit und Scheintod herbeiführen: Sturz in das Wasser — Ertrinken —, Erhängen, Erwürgen, Ersticken, Blitzschlag, Verschüttetwerden.

Ertrinken. Ist jemand scheintot aus dem Wasser gezogen, so wird er nach Lösung aller beengenden Kleidungsstücke zuerst auf den Bauch gelegt, indem der letztere durch untergelegte Kleidungsstücke hoch gelagert, der Kopf aber tief gelegt wird, um das in die Luftwege und den Magen gedrungene Wasser wieder ausfliessen zu lassen; nach Reinigung der Öffnungen des Gesichts, des Mundes, der Nase, Ohren, von Schlamm wird der Scheintote auf den Rücken gelegt und, wie oben angegeben, mit demselben die künstliche Atmung eingeleitet. Dabei wird die Haut mit Tüchern tüchtig trocken gerieben.

Erhängte sind sofort, indem der Körper durch Festhalten vor Fall bewahrt wird, abzuschneiden. Nach Lösung des Strickes ist die künstliche Atmung einzuleiten. Bei Erwürgten ist nach Lösung eines etwa noch um den Hals befindlichen Strickes ebenso zu verfahren.

Erstickung kann veranlasst werden durch Einatmung giftiger Gase (Kohlenoxydgas, Sumpfgas, Schwefelwasser-

stoff) oder durch Einkeilung zu grosser Bissen in der Speiseröhre. Verfahren bei Erstickung durch giftige
Gase: Liegt der Verunglückte in einem geschlossenen,
mit dem Gase erfüllten Raum, so ist durch schnelles
Öffnen aller Fenster, Thüren, Ventilationsklappen dasselbe ausströmen zu lassen, damit der Retter nicht selbst
in Erstickungsgefahr gerät. Dann trage der letztere den
Verunglückten schnell heraus und leite die künstliche
Atmung ein.

Ist jemand in eine mit giftigen Gasen erfüllte Grube
oder in einen Sumpf gefallen, so werfe der Retter, ehe
er hinuntersteigt oder hineingeht, erst schnell brennendes
Stroh oder dürres Reisig zur Vertreibung des Gases
hinein; er selbst binde sich einen festen Strick um den
Leib, den mehrere Kameraden zum etwaigen schnellen
Heraufziehen halten, sowie eine Signalschnur um die
Hand, deren anderes Ende gleichfalls ein Kamerad hält;
vor den Mund binde er sich ein mit Essigwasser angefeuchtetes Tuch. Mit dem Geretteten ist nach sorgfältiger Reinigung wie vorher zu verfahren.

Menschen, denen ein Bissen im Schlunde stecken-
geblieben ist, schlage man, indem man sie mit der Brustseite gegen die Wand oder einen Baum stellt, kräftig
mit der Faust zwischen die Schulterblätter, oder suche
ihnen, wenn der Bissen noch hoch sitzt, denselben mit
dem Zeigefinger herunterzustossen. Hat beides keinen
Erfolg, so ist nur durch den Arzt Rettung möglich.

Beim Ausgraben Verschütteter muss neue Ver-
schüttung durch Nachsturz verhütet werden. Die Ver-
schütteten sind sehr vorsichtig zu befreien, um etwaige
Verletzungen, Quetschungen, Knochenbrüche zu schonen.

Nach Rettung und Reinigung der Gesichtsöffnungen Wiederbelebungeverfahren, wie oben.

Vom **Blitz Getroffenen** sind bei Verbrennungen des Körpers vorsichtig durch Aufschneiden die Kleidungsstücke zu entfernen, nicht abzureissen; Verfahren gegen die Bewusstlosigkeit wie oben, gegen Wunden, siehe Verbrennung.

Bisswunden, siehe Hundswut, Schlangenbiss, Wunden.

Bläschenausschlag, siehe Lippenausschlag, Gürtelrose, Geschlechtskrankheiten.

Blasencatarrh, Blasenkrampf, siehe Seite 183 f.

Bleichsucht. Hauptsächlich auf Mangel an Blutfarbstoff beruhende Bluterkrankung, welche jugendliche Personen, namentlich in der Zeit der Reifeentwickelung des Körpers, befällt. Dieselbe äussert sich in Blässe des Gesichts und der Haut am übrigen Körper, Herzklopfen, Verdauungsstörungen, allgemeinem Schwächegefühl.

An Bleichsucht leidende Individuen sind körperlich untauglich für Aufenthalt und Thätigkeit in Ostafrika (siehe Teil I. Kap. I).

Blutarmut. Folgeerkrankung des Blutes bei und nach schweren Allgemeinerkrankungen des Körpers, wie Malaria-Krankheiten, Dysenterie; auch ohne diese tritt nach längerem, zweijährigen Tropenaufenthalt eine mehr oder weniger ausgesprochene Blutarmut auf.

Die Symptome sind dieselben wie bei der Bleichsucht, allgemeine Körperschwäche, Verdauungstörung, Appetitlosigkeit, Verstopfung, Unfähigkeit, auch nur mässige Anstrengungen zu ertragen, leichte Ermüdung und Herzklopfen bei denselben. Das letztere tritt auch bei der geringsten Gemütsbewegung ein.

Behandlung: Zuerst Regelung der Verdauung (siehe Teil I. Kap. III. Ernährung, Diät Seite 34 f.), bei Appetitlosigkeit Acidum muriaticum, leichte, kräftige Diät, frisches Fleisch, Fleischthee, Fleischbrühe, Eier, Kemmerichsche Peptone, guter Rotwein. Zweistündliche Mahlzeiten von 6 Uhr morgens an, nach dem Grundsatz, die Verdauungsthätigkeit lieber in anhaltender, mässiger Thätigkeit zu halten, als mit grossen Pausen auf einmal durch reichliche Speisenzufuhr anzustrengen. Erstes Frühstück 6 Uhr (nach Teil I. Kap. III. Lebensweise an Bord Seite 29 f.), 8 Uhr und 10 Uhr kleiner Imbiss: Brot mit kaltem Fleisch, 1 Ei, dazu ein halbes Glas Rotwein. 12 Uhr Fleischbrühe mit Ei, warmes Fleischgericht, kleines Beefsteak etc., Rotwein. 3 Uhr Tasse Thee mit Cakes oder Jam-Brötchen, belegtem Brötchen. 6 Uhr Hauptmahlzeit von 3 Gängen, Suppe, Zwischenspeise: Fisch, leichtes Gemüse, Reis, Fleischspeise, Früchte. 9 Uhr Thee mit leichtem Gebäck, kaltem Fleisch.

Bei Neigung zu Herzklopfen: morgens nach dem Bade und abends vor dem Schlafengehen Frottieren und Massieren des Rückens, langsame Bewegungen in frischer Luft: bei hochgradiger Blutarmut: Klimawechsel. Aufenthalt und Bewegung im Gebirgsklima (siehe Malaria-Erkrankungen Seite 135 f.).

Blutiger Urin, siehe Nierenerkrankungen, Urin.

Blutungen:

I. Äussere: Schlagaderblutungen, Blutaderblutungen. Ursachen: äussere Verletzungen und Verwundungen des Körpers. Geringe Blutungen stehen nach kurzer Zeit von selbst, dessenungeachtet muss jede ver-

letzte Körperstelle sofort bedeckt werden (siehe Wundbehandlung). Starke Blutungen sind nach sofortiger Bedeckung der Wunden verschieden zu behandeln, je
nachdem die Blutung aus einer Schlagader oder aus
einer Blutader stammt.

Bei einer **Schlagaderblutung** spritzt hellrotes Blut
stossweise aus der Wunde heraus. Da das Blut aus den
Schlagadern vom Herzen zur Wunde fliesst, wird die
Schlagaderblutung einer Wunde dadurch gestillt, dass
die zur Wunde zuführende Schlagader zwischen Herz
und Wunde zusammengedrückt, gegen einen Knochen
gedrückt wird. Schlagaderblutungen, die am Arm unterhalb der Mitte des Oberarmes erfolgen, werden gestillt
dadurch, dass nach Entblössen und Hochheben des Armes
mit den drei Mittelfingern der rechten Hand auf die
Mitte der Innenseite des Oberarms, wo sich bei den
meisten Menschen (sehr fettreiche Personen ausgenommen)
eine sichtbare Längsfurche befindet, nach dem Knochen
zugedrückt wird. Auf dieselbe Stelle wird auch die
Pelotte der Aderpresse (siehe Teil III. diese) mit
untergelegter Kompresse gebracht. Die Lederplatte mit
der Schnalle kommt dagegen auf die entsprechende Stelle
an der Aussenseite des Armes. Nach Festziehen der
Schnalle steht bei richtiger Lage der Pelotte die Blutung.
Ist die Aderpresse nicht vorhanden, so kann man den hoch-
gehobenen Arm oberhalb der Schlagaderblutung mit dem
Esmarchschen Hosenträger oder Kompressions-Schlauch,
die beim Anlegen fest ausgezogen werden, soweit sie sich
dehnen, abschnüren, oder den Oberarm gegen die Brust
festbinden, nachdem man ein rundes Stück Holz zwischen
Brust und Oberarm gelegt hat. Der nach diesen ver-

schiedenen Methoden ausgeführte Schlagaderverschluss darf nicht über ¹.₂ Stunde währen, sondern muss bei stets hochgebundenem Vorderarm von Zeit zu Zeit gelockert werden, da sonst der Arm durch den dauernden Abschluss der Blutzufuhr abstirbt und kalter Brand entsteht. Während auch mittlere Schlagaderblutungen nach vorsorglicher Kompression, wie oben angedeutet, von selbst bei gut angelegtem Druckverband und hochgelagertem Gliede stehen, ist bei Verletzungen grösserer Schlagadern die endgültige Blutstillung nur durch Unterbinden der Schlagader in der Wunde selbst zu erreichen. Dieselbe darf nur vom Arzt vorgenommen werden. Deshalb ist bei jeder grösseren Schlagaderblutung, die durch grossen Blutverlust in kurzer Zeit das Leben ernst gefährdet, ärztliche Hilfe unumgänglich notwendig.

Bei Schlagaderverletzung oberhalb der Mitte des Oberarmes drückt man die zuführende Schlagader zusammen, indem man dicht über und hinter der Mitte des . Schlüsselbeins mit dem Daumen nach unten und vorn drückt. Bei Schlagaderverletzungen des Kopfes und Halses, der Brust, des Bauches und des Rückens muss man sich damit begnügen, dass man den mit einer antiseptischen Verbandkompresse umwickelten Finger direkt auf die blutende Ader drückt und dann einen antiseptischen Druckverband anlegt (siehe Wundbehandlung, fester Verband). Während Schlagaderverletzungen des Kopfes unter einem antiseptischen Druckverband stehen können, sind solche am Halse in kürzester Zeit unbedingt lebensgefährlich und erfordern augenblickliche ärztliche Hilfe.

Schlagaderblutungen an den Beinen werden nach

Bedeckung der Wunde dadurch zuerst gestillt, dass die
Schlagader des Beines in der Mitte der Schenkelbeuge
gegen den hinter ihr liegenden Knochen gedrückt und
darauf der abschnürende Hosenträger oder Schlauch bei
hochgehobenem Bein oberhalb der Wunde wie am Arm
angelegt wird. Die Aderpresse wird am Bein so angebracht, dass die Pelotte zwei Finger breit über der
Mitte der Innenseite des Oberschenkels aufgedrückt und
die Presse dann wie am Arm befestigt wird.

Blutaderblutungen. Bei Verletzung einer Blutader
tropft oder fliesst aus der Wunde dunkelrotes Blut.
Derartige Blutungen stehen nach Lösung etwa beengen-
der Kleidungsstücke nach Anlegung eines einfachen antiseptischen Druckverbandes. Bei Blutaderblutungen an
den Gliedmassen wie am Kopf sind stets zweckmässig
die betreffenden Körperteile hochzuhalten und hochzu-
lagern.

Bei grossen Wunden sind stets sowohl Schlagadern
wie Blutadern verletzt; es ist dabei naturgemäss die
Schlagaderblutung als die gefährlichere in erster Linie
zu berücksichtigen und zu behandeln und die Wunde
ausserdem sofort durch Druckverband zu schliessen.

11. Innere Blutungen.

1. Darmblutungen werden durch Gefässverletzungen
im Darm verursacht bei inneren Hämorrhoiden oder bei
Darmgeschwüren (siehe Dysenterie, Typhus). Aus dem
After entleerte Blutungen stammen aus dem Darm, wenn
hellrotes Blut dem braunen Stuhlgang beigemischt ist,
aus dem Magen, wenn das Blut mit dem Stuhlgang vermischt den letzten schwarz, theerartig färbt. In letztem
Falle Behandlung für Magenblutung. Darmblutungen

erfordern, sobald sie ernstlich oder häufig auftreten, dringend ärztliche Hilfe. Behandlung bis zur Ankunft derselben strengste Bettruhe: Kompressen auf den Leib wie bei Magenblutungen, keine Klystiere; bei heftigen Blutungen und voraussichtlich spät eintreffender ärztlicher Hilfe Acidum tannicum cum opio.

2. **Hämorrhoidalblutungen, äussere.** Dieselben entstehen durch Platzen von Hämorrhoidalknoten an der Aftermündung.

Behandlung: Verhütung von Blutungen bei bestehenden Hämorrhoiden: reichliche Körperbewegung, Vermeidung schweren Weines und Bieres, schwer verdaulicher Speisen. Sorge für regelmässigen, täglichen, weichen Stuhlgang (siehe Teil I. Seite 34, Früchte, milde Abführmittel, deutsches Fruchtsalz, Oleum Ricini), tägliches, kaltes Abwaschen der Aftergegend, darauf Bestreichen mit Vaselin-Lanolin. Das letztere Verfahren genügt auch bei mässigen, schnell aufhörenden Blutungen. Bei stärkeren und wiederholten Blutungen ist ärztliche Hilfe erforderlich, bis dahin Ruhe, kalte Umschläge auf die Aftergegend.

3. **Lungenblutung.** Symptome: Hellrotes, schaumiges Blut wird ausgehustet. Husten, Brustschmerzen, Hitzegefühl in der Brust oft vor der Blutung. Eine Lungenblutung ist stets ein Zeichen schwerer Lungenkrankheit, ist als lebensgefährliche Erkrankung anzusehen und beansprucht möglichst schnelle ärztliche Hilfe. Bis zu Ankunft derselben ist strengste, ruhige Rückenlage mit erhöhtem Oberkörper im Bett zu beobachten. Wo Eis vorhanden, ist eine Eisblase auf die Brust zu legen, Eis-

stücke sind im Mund zergehen zu lassen. Getränk: kühlende Limonade (Tablette acidum citricum mixtum). Wein und Bier ist zu meiden.

Diät: leicht flüssige (Fleischbrühe, Reis, Mehlsuppe, Eiersuppen) abgekühlt zu reichen.

Arznei: Plumbum aceticum cum opio, dreistündlich 1 Tablette, nicht länger wie einen Tag zu geben, dann einen Tag aussetzen. Auch wenn die Blutung bald steht, ist möglichst schnelle ärztliche Untersuchung zur Feststellung der zu Grunde liegenden Erkrankung notwendig.

4. **Magenblutung.** Symptome: Dunkelrotes, schwärzliches und mit Speiseteilen vermischtes Blut wird ausgebrochen. Schmerzen in der Magengegend vor und bei der Blutung.

Eine Magenblutung ist stets ein gefährliches Symptom schwerer Magenerkrankung und beansprucht möglichst schnelle ärztliche Hilfe: Behandlung bis zum Eintreffen derselben: strengste Bettruhe, wo Eis, Eisblase auf die Magengegend; Eisstückchen schlucken, einen Tag fasten. Arznei am ersten Tage Plumb. acet. cum opio, dreistündlich 1 Tablette, nicht länger als einen Tag. Wenn die Blutung steht, darf genossen werden: am zweiten Tage gekühlte Milchsuppe, zweistündlich 2 Löffel (nicht mehr auf einmal!), nach drei Tagen lauwarme Fleischbrühe, Fleischthee, nach sechs Tagen weiche Eier; später sind alle Speisen ganz fein zu kauen und nur mit grosser Menge Flüssigkeit, Milch, Rotwein mit Wasser (nicht unvermischtem Wein) herunterzuspülen: keine scharfen Gewürze! Stuhlverstopfung nicht durch innerliche Abführmittel heben, sondern durch Darmeingiessung oder Klystier (Glycerin) von sachverständiger Hand.

Bei jeder neu auftretenden Blutung ist natürlich von neuem, wie im Anfang angeordnet, zu verfahren.

Brüche: Dieselben kommen selten am Rumpf (Schlüsselbeinbrüche, Rippenbrüche), hauptsächlich an den Beinen vor.

1. Knochenbrüche.

a) einfache Knochenbrüche: Bruch des Knochens ohne Verletzung der denselben umgebenden Weichteile. Kennzeichen: heftiger Schmerz an der Bruchstelle, besonders bei Berührung und Bewegungsversuchen, Schwellung der den gebrochenen Knochen umgebenden Weichteile, unnatürliche Beweglichkeit des Gliedes an der Bruchstelle.

b) komplizierte Knochenbrüche. Bei diesen treten zu den erstgenannten Kennzeichen noch Verletzungen der Weichteile, offene Wunden hinzu (so bei allen Schussverletzungen mit Knochenbruch).

Behandlung: Knochenbrüche verlangen unbedingt schnelle ärztliche Behandlung. Bis zur Ankunft des Arztes muss das gebrochene Glied ruhig, hoch und weich gelagert und in eine Stellung gebracht werden, bei der der Verletzte gar keine oder möglichst wenig Schmerzen hat. Man unterlasse jede Zerrung und Drehung an den Bruchenden, da man durch dieselben dem Verwundeten Schmerzen macht und schadet. Beim Aufheben ist das verletzte Glied oberhalb und unterhalb der Bruchstelle mit beiden Händen von unten her behutsam anzufassen, so dass es fest auf denselben ruht. Muss der Verletzte transportiert werden, so ist das gebrochene Glied zu schienen. Dazu gehören mindestens zwei Mann; der erste hebt und hält das gebrochene Glied, wie oben angegeben, der zweite legt die zum Ersatz der verlorenen Festigkeit des Gliedes dienenden Schienen mit Binden oder Tüchern an, nachdem er sie vorher gepolstert hat. Als Schienen sind zu benutzen Schusterspan, Baumrinde, flache feste Holzstäbe, Pappscheiben, Seitengewehre; als Polsterung dient Watte, Werg, Moos, Heu. Jedes Glied muss sowohl an der Aussenseite wie an der Innenseite geschient werden. Ist der Knochenbruch ein komplizierter, so muss die Wunde mit einem antiseptischen Verband (siehe Wundbehandlung) versehen werden. Blutungen behandele man wie auf Seite 173 ff. angegeben. Bei Beinbrüchen wird nach Schienung des Bruches der Verletzte behutsam von drei Mann in der Weise auf eine Trage (hergerichtete Feldbettstelle, Kitanda, — einheimische Bettstelle —) gehoben, dass ein Helfer ihn unter den Schultern fasst und den Kopf des Verwundeten an seiner Brust ruhen lässt, der zweite mit beiden Händen unter das Gesäss greift, der dritte die Beine von unten her mit beiden Händen fasst. Danach wird der Verletzte behutsam und gleichmässig aufgehoben auf das Kommando des am Kopfe Stehenden: „Hebt auf!" und ebenso auf das Kommando: „Legt nieder!" auf die Trage gelegt. Auf derselben lagere man das gebrochene Glied durch untergelegte Kleidungsstücke und weiche Gepäckstücke hoch und stütze es ausserdem durch ebensolche an beiden Seiten, so dass es auf dem Transport ganz ruhig liegt. Eine gute Stütze für das gebrochene Glied erhält man, indem man es an dem gesunden Bein mit Tüchern oder Binden befestigt. Beim Transport trage man das Kopfende voran und gehe behutsam und nicht im Gleichschritt, um die Schwankung der Trage zu vermeiden, setze gleichmässig und ruhig beim Ausruhen nieder und hebe ebenso wieder auf. Beim Tragen von Verwundeten Abhänge hinauf und hinab achte man darauf, dass erstens der Kopf, nicht das Gesicht, stets der Höhe zugewendet ist, der Verwundete stets der Höhe den Rücken dreht. Zweitens muss der Verwundete möglichst in wagerechter Lage transportiert werden. Geht es steile Abhänge hinauf oder herunter, so müssen die an den tiefer gelegenen Stellen Gehenden die Trage auf die Schulter nehmen.

Verwundete mit Knochenbrüchen eines Armes können, nachdem der Bruch geschient und der Arm in ein dreieckiges Tuch (Esmarchsches Tuch, siehe Abbildungen desselben) gelegt ist, gehen. Sind sie sehr geschwächt (z. B. durch Blutverlust bei komplizierten Brüchen), so müssen sie natürlich getragen werden.

2. **Krampfaderbrüche des Hodensackes** sind nur durch den Arzt zu konstatieren. Wer nach ärztlichem Urteil daran leidet, versäume nie, für täglichen Stuhlgang zu sorgen und trage stets ein Suspensorium.

3. **Leistenbrüche,** äussere, innere und **Nabelbrüche** sind nur durch den Arzt zu konstatieren. Wer nach ärztlichem Urteil daran leidet, trage stets ein gut sitzendes Bruchband, vermeide schwere Körperanstrengungen, Heben sehr schwerer Gegenstände, schnelles Bücken und Wiederaufrichten, suche bei heftigem Husten Bettruhe und baldige Linderung desselben. Erzeugt ein Bruchband schmerzhaften Druck, so muss es loser gestellt und mit Watte ausgepolstert werden, wenn dies Verfahren nicht hilft, ersetze man das unbrauchbare Bruchband

baldmöglichst durch ein neues. Ist durch die Pelotte des Bruchbauds die Haut wund gescheuert, so lege man dasselbe ab und bringe unter Bettruhe die Hautwunde wieder zur Heilung (siehe Wundbehandlung).

Brustschmerzen. Dieselben können rheumatisch sein und im Muskelfleisch sitzen, dabei bestehen gewöhnlich keine Atembeschwerden, dagegen oft rheumatische Schmerzen in übrigen Körpergegenden, Armen, Beinen.

Zweitens können Nervenschmerzen in der Brust auftreten, dieselben durchschiessen blitzartig die Brust von der Wirbelsäule nach vorn, kein Husten, keine Atemnot.

Drittens entstehen Schmerzen und Stiche in der Brust bei Erkrankungen, Entzündungen der Luftwege, der Lungen (siehe diese) und des Brustfells. Die Brustfellentzündung beginnt häufig mit Fieber, kennzeichnet sich namentlich durch heftige Seitenstiche, welche beim Einatmen verstärkt auftreten und nur oberflächliche Atembewegungen gestatten. Dabei besteht Atemnot und häufig trockener Husten.

Natur und Sitz einer Brustfellentzündung zu erkennen, ist nur dem Arzt möglich.

Der Laie begnüge sich bis zum Eintreffen ärztlicher Hilfe damit, strengste Bettruhe mit erhöhtem Oberkörper zu halten, Umschläge mit Eiswasser oder hydropathische Umschläge auf die Stelle, wo sich die Stiche fühlbar machen, zu legen. Innerlich nehme man Calomel 3 mal täglich 1 Tablette den ersten Tag. Haben die Stiche nachgelassen, so pinsele man die schmerzhafte Stelle mit Jodtinktur ein.

Bubo siehe Lymph-Drüsenschwellung.

C.

Catarrhe.

1. Blasencatarrh. Ursachen: Erkältung, Tripper. Symptome: Schmerzen, die von der Blasengegend (behaarten Schamgegend) in die Harnröhre ausstrahlen; Schmerzen am Damm zwischen Hodensack und Aftermündung. Treten diese Schmerzen sehr heftig anfallsweise auf, so spricht man von Blasenkrampf.

Blasenkrampf kann sowohl ein Symptom von Blasenkatarrh sein, als durch andere Reizungen der Blase bedingt werden, wie schlechtes Bier, ferner durch Erkältungen, infolge nasser Füsse oder Durchnässung des Gesässes auf kaltem und feuchtem Sitz oder Lager. Der aus letzteren Ursachen entstehende Blasenkrampf, auch schneidendes Wasser genannt, welchen ich sehr häufig in Ostafrika beobachtet habe, geht meist nach mehreren Stunden vorüber. Ein sehr gutes Zeichen, das dieses schnelle Vorübergehen verspricht, ist die helle und klare Beschaffenheit des unter fortwährendem Harndrang tropfenweise und unter starken Schmerzen entleerten Urins. Man achte daher stets bei Auftreten der obengenannten Symptome auf die Farbe und sonstige Beschaffenheit des Urins. Ist derselbe trübe, blutig gerötet, so ist man berechtigt, das Vorhandensein eines Blasenkatarrhs anzunehmen. Das Andauern der erstgenannten Beschwerden wird diese Annahme rechtfertigen.

Behandlung bei vorübergehendem Blasenkrampf ohne Folgeerscheinungen. Verhütung desselben geschieht bei Leuten, die notorisch leicht an demselben erkranken, naturgemäss durch Vermeidung der obengenannten Schädlichkeiten, durch stetes Trocken- und Warmhalten

des Unterleibes und durch Sorge für stets regelmässigen
Stuhlgang. Bei heftigem Blasenkrampf ist reichlicher
Genuss warmen, reizlosen Getränkes, heisser Milch,
dünnen Kaffees mit Milch, warmen Rotweins zu empfehlen.
Bei lang dauernden Schmerzen und Harndrang ist, wo
Möglichkeit vorhanden, ein warmes Sitzbad angebracht;
anderenfalls mache man feuchte oder trockene warme
Umschläge auf die Blasengegend oder massiere dieselbe
leicht mit Vaselin-Lanolin. Arznei: aqua amygdalarum
cum morphio einmal 15 Tropfen.
Behandlung des Blasencatarrhs: Sofortige Bettruhe.
Bei Tripper, Spritzen sofort aussetzen. Vermeiden aller
gewürzten Speisen, aller alkoholhaltigen Getränke, Wein,
Bier. Der Patient lebe einige Tage hauptsächlich von
Milch und Milchreis, geniesse die erstere in reichlichen Mengen (Salol nur nach ärztlicher Verordnung).
Bei heftigen Schmerzen nehme er warme Sitzbäder oder
mache warme Umschläge auf die Blasengegend. Sorge
für reichlichen Stuhlgang. Auch wenn die Beschwerden
gehoben sind, sind längere Zeit Bier, Wein (ausser Rotwein mit Sauerbrunnen) und gewürzte Speisen zu meiden,
ebenso ist jede Erkältung des Unterleibes in Zukunft zu
verhüten, da Blasenkatarrh gern rückfällig wird (Unterleib stets warm halten, wollene Leibbinde tragen).

2. **Darmcatarrh,** Durchfall, ist ein häufiges Leiden
in Ostafrika. Symptome: Häufige dünne und meistens nur
geringe Stuhlentleerung. Damit verbunden vielfach Leibschmerz. Behandlung: Jedem in den Tropen auftretenden Durchfall werde sofort die sorgfältigste Beachtung geschenkt, da derselbe sehr leicht auf der einen Seite
eine Ruhrerkrankung einleiten kann (siehe Dysenterie, Ruhr);

auf der anderen Seite macht er, namentlich bei längerem
Bestehen den Körper zur Aufnahme anderer Krankheiten,
namentlich des Malaria-Fiebers und der Ruhr, besonders
geneigt. Dazu kommt, dass ein im Anfang wenig beachteter
Durchfall, der sich ja in Deutschland wohl auch ohne besondere Behandlung bald verlieren kann, in den Tropen
sehr leicht chronisch wird und mit vorübergehender
Besserung monate-, ja jahrelang seinen schädlichen und
schwächenden Einfluss auf den Körper auszuüben vermag.

Deshalb lege man sofort nach Auftreten häufiger
dünner Stuhlentleerungen die wollene Leibbinde an und
schlage eine leichtverdauliche Diät ein (siehe Ruhr Seite
149 f.). Jeder Stuhlgang muss genau beobachtet werden;
enthält er Blut und Schleim, so muss nach den auf Seite 148
gegebenen Verhaltungsmassregeln verfahren werden. Das
erste Mittel bei jedem Durchfall muss ein Abführmittel
sein, am besten Calomel 3 mal 1 Tablette einen Tag lang.
Mit Eintritt reichlicher Stuhlentleerung hört in den
meisten Fällen der Durchfall auf. Folgen trotz derselben unter Leibschmerzen noch dünne Stühle, so nehme
man 2 mal in 3 Stunden 15 Tropfen tinctura anticholerica. Auch nach Aufhören des Durchfalls halte
man noch einige Tage Diät, trinke guten milden Rotwein und vermeide, alle den Darm reizenden Stoffe in
die Nahrung aufzunehmen. Die Leibbinde muss noch
einige Zeit getragen und bei jeder drohenden Abkühlung
des Leibes wieder angelegt werden.

3. **Kehlkopf-, Luftröhrencatarrh.** Symptome: Schmerzen im Halse, — namentlich beim Sprechen —, Heiserkeit,
Husten, in manchen Fällen Fieber. Behandlung: Tem-
peraturmessen, Nichtrauchen, wenig und leise sprechen,

Einatmen von scharfem Luftzug und Staub vermeiden. Sorge für reichlichen Stuhlgang. Morgens und abends 1 grosses Glas heisse Milch mit Sauerbrunnen trinken, hydropathischen Umschlag um den Hals legen. Bei Husten 2stündlich 1 Tablette Ammonium chloratum oder liquor Ammonii anisatus cum tinctura opii benzoica.

4. **Magencatarrh.** Symptome: Appetitlosigkeit, Übelkeit, dumpfer Schmerz in der Magengegend, weissbelegte Zunge, häufig Fieber.

Behandlung. Bei starker Übelkeit 1 Tablette Radix Ipecacuanhae. Nach erfolgtem Erbrechen, wenn noch übler Geschmack und Appetitlosigkeit besteht, Acidum muriat.-Lösung 2stündlich 1 Esslöffel, bei saurem Aufstossen kein Acidum muriaticum einnehmen, statt dessen Natron bicarbonicum 3mal täglich 1 Messerspitze (1 Schluck Wasser nachtrinken) 2 Tage lang. Leichte flüssige Fleischdiät, Rotwein; bei gleichzeitiger Verstopfung Calomel 1 Tablette, wenn nach 3 Stunden noch kein Stuhl erfolgt ist, eine zweite. Nach reichlicher Stuhlentleerung Tinctura stomachalis 3mal täglich 15 Tropfen. Leibbinde tragen.

5. **Rachencatarrh.** Schmerzen in der Rachengegend, besonders beim Schlucken, Rachengegend gerötet, Mandeln gerötet, geschwollen ohne weissen Belag Behandlung: Nichtrauchen, Speisen und Getränke lauwarm geniessen, hydropathischen Umschlag um den Hals legen. Gurgeln mit Tinctura Myrrhae (20 Tropfen auf 1 Glas Wasser, umgerührt) stündlich oder mit 3 Tabletten Kali chloricum ebenso aufgelöst. Bei Verstopfung Abführmittel, Calomel.

Cholera. Die Heimat der Cholera, der echten asiatischen Cholera, ist Vorderindien. Von dort hat sie, namentlich in der ersten Hälfte dieses Jahrhunderts, völkerverheerende Wanderzüge nach Afrika und Europa angetreten. Die Ausbreitung der Seuche ist in letzter Zeit, namentlich in zivilisierten Ländern, durch die verbesserten hygienischen Verhältnisse derselben, eine geringere geworden. Die Krankheit wird durch einen bestimmten Infektionskörper, den Cholera-Bacillus, in den Darmausleerungen Cholera-Kranker verbreitet.

Symptome: Das charakteristischste Zeichen der Cholera sind die Cholera-Durchfälle, welche, sehr reichlich und dünn, nur im Anfang der Erkrankung Stuhlgang-ähnliche Beschaffenheit haben, später aber vollständig Reiswasserähnlich und geruchlos werden. Zu denselben gesellt sich Erbrechen, das gleichfalls bald die Beschaffenheit der Stuhlgänge annimmt. Unter häufigem Erbrechen und Durchfall, dagegen völlig eingestellter Urinentleerung verfällt der stets bei Bewusstsein bleibende Kranke sehr schnell. Angst, Unruhe, quälende Leibschmerzen, Wadenkrämpfe, bläulichgelbe, kühle, mit klebrigem Schweiss bedeckte Haut sind die weiteren Symptome der in kürzester Zeit, oft in wenigen Stunden zum Tode führenden Krankheit Genesungsfälle sind selten.

Behandlung: Die Massregeln zur Verhütung der Ansteckung sind dieselben, wie die bei Dysenterie angegebenen (siehe diese). Die Behandlung der Krankheit selbst bis zur Ankunft schleunigst herbeigerufener ärztlicher Hilfe besteht hauptsächlish in Erhaltung der Kräfte durch Wein (Sherry, Portwein, schweren Rotwein), Fleischthee. Linderung des Erbrechens durch Eisstückchen, wo Eis vorhanden, ferner durch starken Kaffee, Tabletten acidum citricum mixtum. Verminderung des

Durchfalls durch Tinctura anticholerica, Erwärmung des Körpers durch warme Decken, Steine, Frottieren, Einreibungen mit Branntwein. Die letzteren sind auch gegen die Wadenkrämpfe anzuwenden. Besserung ist anzunehmen, wenn die Haut wärmer, die Herzthätigkeit kräftiger wird, der Stuhlgang sich färbt, die Urinentleerung sich wiedereinstellt.

Behandlung bei Besserung: Leicht verdauliche, kräftige Diät. Wein.

Colik. Unter Colik versteht man heftige, von der Nabelgegend ausstrahlende, schneidende Leibschmerzen, ohne dass dabei Erscheinungen von Organ-Erkrankungen, wie Fieber, Erbrechen, belegte Zunge, Durchfälle, bestehen. Dagegen ist zumeist Stuhlverstopfung vorhanden und der Leib häufig stark durch Darmgase aufgetrieben.

Colik kann entstehen nach schlechtem Bier, unreifem Obst, blähenden Speisen, nach stark wirkenden Abführmitteln, durch Eingeweidewürmer, bei Stuhlverstopfung, ferner durch Erkältung, Bleivergiftung (siehe Vergiftungen), schliesslich durch Gemütserregungen, namentlich Ärger.

Behandlung: Einreiben der schmerzhaften Leibgegend mit Spiritus, Massage; hydropathische Umschläge, darüber die wollene Leibbinde. Innerlich: Tinctura Valeriana, Flores Chamomillae, Pulvis Doweri, Aqua amygdalarum cum morphio 10 Tropfen. Sind die Schmerzen (häufig nach Abgang von Blähungen) beseitigt, so ist bei bestehender Stuhlverstopfung Oleum Ricini, deutsches Fruchtsalz oder Calomel zu nehmen und in Zukunft stets für regelmässigen Stuhlgang zu sorgen (S. 34). Gelegenheitsursachen sind zu meiden.

D.

Darmcatarrh, siehe Catarrh.

Denguefieber. Dasselbe ist eine in Deutsch-Ostafrika unbekannte, dagegen für den über Ägypten, namentlich über Cairo, Reisenden in Betracht kommende fieberhafte Erkrankung. Dieselbe entsteht mit Fieber, Kopf-, Magen- und Gliederschmerzen, starker Hautrötung. Dazu gesellt sich häufig Mandelentzündung. 2—3 Tage nach Krankheitsausbruch zeigt die Haut eine fleckige Rötung, die wieder nach 4—5 Tagen unter Rückgang der übrigen Krankheitserscheinungen verschwindet. Der Krankheitsverlauf ist meistens leicht und in Heilung übergehend. Bettruhe, kühlende Getränke, leichte Diät und Sorge für Stuhlgang bilden die Behandlung.

Diphterie — gewöhnlich Diphteritis genannt — ist eine schwere, durch Ansteckung entstehende allgemeine Erkrankung des Körpers. Die Hauptsymptome derselben zeigen sich in einem schmutzig grauen Belage auf den Mandeln. Der Kranke ist sehr schwach und hinfällig, klagt über Schmerzen im Halse, namentlich beim Schlucken. Jedem derartig Klagenden muss in den Hals gesehen werden, indem man die im Munde liegende Zunge desselben mit einem Löffelstiel oder Spatel herunterdrückt und Licht in den Hals fallen lässt; man nehme beim Hineinsehen den eigenen Kopf etwas zur Seite und wende sich bei jedem Hustenstoss des Kranken sofort ab; zeigt sich der beschriebene Belag, so ist unverzüglich ärztliche Hilfe notwendig.

Behandlung bis dahin: Isolirung des Kranken. Viermal täglich Desinfektion des Krankenzimmers und des Krankenbettes, (Bettdecke) mit dem Sprühapparat(Acidum carbolicum), Speiglas, dessen Boden 5% Carbolsäurelösung oder $^1/_{00}$ Sublimatlösung bedeckt. Behandlung des Kranken selbst: Bettruhe, Kali chloricum 4 Tabletten auf 200 Gramm Wasser, alle 10 Minuten dreimal hintereinander zu gurgeln — nichts herunterschlucken! Sorge für Stuhlgang, hydropathischer Umschlag um den Hals. Bei Herzschwäche, kleinem Puls Wein (Sherry, Portwein) in kleinen Mengen häufig.

Drüsenschwellung, siehe Lymphdrüsenschwelluug.

Dysenterie, siehe Kapitel II dieses Teiles.

E.

Eicheltripper. Eiterabsondernde Entzündung zwischen Vorhaut und Eichel des männlichen Gliedes ohne vorauf gegangene Ansteckung. Dieselbe ist bei gleichzeitig vorhandener Phimosis von ansteckenden Geschlechtskrankheiten nicht zu unterscheiden (siehe Geschlechtskrankheiten, ebendaselbst auch Verhütung des Eicheltrippers).

Behandlung Lauwarme Bäder des Gliedes, dreimal am Tage, später Bleiwasserumschläge, Vaselin-Lanolin.

Eingewachsene Nägel kommen namentlich durch fehlerhaftes Beschneiden der Fussnägel zu Stande. Der in das Fleisch des Nagelfalzes eingedrungene scharfe Nagelrand erzeugt Schmerzen, namentlich beim Gehen. Entzündung und schmerzhafte Verdickung der Nagelwände.

Behandlung: Man verhütet das Einwachsen der Nägel dadurch, dass man stets dieselben über dem Fleische stehen lässt und ausserdem stets bequeme, nicht vorn spitz zulaufende Schuhe und Stiefel trägt. Den eingewachsenen Nagel selbst beseitigt man, indem man mit einer scharfen, desinfizierten Scheere, deren eine Schneide unter den Nagelrand eingeschoben wird, denselben abträgt und die Wunde antiseptisch (siehe Wundbehandlung) verbindet. Die kleine Operation ist, wenn sie nicht von geübter Hand ausgeführt wird, sehr schmerzhaft, man˙suche deshalb bis zur Erlangung sachkundiger Hilfe, die Beschwerden durch möglichst bequemes Schuhwerk und Ruhe zu mildern.

Elephantiasis (Arabum). Unter dieser auch in Ostafrika nicht selten unter den Einwohnern (Arabern und Negern) vorkommenden und auffallenden Krankheit versteht man eine infolge Blutkreislaufsstörungen auftretende Verdickung und Volumszunahme der Haut und des Unterhautgewebes. Dieselbe findet sich hauptsächlich an den Füssen (arabisch dal-fil, Elephantenfuss; Kisuaheli: Tende) und Unterschenkeln und an den männlichen wie weiblichen Geschlechtsteilen: seltener zeigen andere Körperstellen die Erkrankung.

Die Krankheit verläuft im allgemeinen schmerzlos und verursacht hauptsächlich Beschwerden dadurch, dass durch die kolossale Volumszunahme und Verdickung der betroffenen Glieder (Füsse, Unterschenkel, Hodensack u. s. w.) die Bewegungsfähigkeit und Gebrauchsfähigkeit ausserordentlich behindert wird.

Auf die äusseren Einzelerscheinungen der durch das eben geschilderte Hauptsymptom sofort auffallenden Krankheit, die unter Europäern nur höchst selten beobachtet wird, näher einzugehen, würde zu weit führen.

Von Behandlung durch den Nichtarzt kann nur bei Elephantiasis der Unterschenkel und Füsse die Rede sein. Auftretende entzündliche, schmerzhafte Schwellungen, Hautausschläge, Geschwüre werden durch Ruhe, Hochlagerung der Beine, Einreibungen mit grauer Salbe, hydropathische Umschläge, ferner bei der letztgenannten Affektion durch die unter Geschwüre und Hautkrankheiten angegebenen Mittel behandelt. Die dadurch herbeigeführte Milderung von Beschwerden wird stets aufrichtigen Dank der behandelten Eingeborenen zur Folge haben. Die Elephantiasis der Geschlechtsteile ist nur von ärztlicher Hand durch Operation zu beseitigen.

Erbrechen, siehe Teil I. S. 33, S. 133 f.

Erhängen, Ersticken, Ertrinken, siehe Bewusstlosigkeit.

F.

Fieber, siehe Kapitel II dieses Teiles.

Filzläuse. Tierische Parasiten, welche, namentlich durch Beischlaf, von einem Menschen auf den anderen übertragen werden. Dieselben setzen sich vorwiegend an der behaarten Schamgegend fest, wandern aber auch in die Haare der Achselhöhle, des Bartes und der Augenbrauen über; sie verursachen, indem sie sich in das Fleisch einfressen, ein höchst lästiges Jucken. Das dadurch bedingte Kratzen erzeugt Wundsein und Geschwüre der Haut. Man vernichtet die Filzläuse dadurch, dass man die ganze behaarte Gegend energisch abends mit grauer Salbe — 1—2 Fingerspitzen voll — einreibt, die in die Haut eingeriebene Salbe die Nacht über einwirken lässt. Am nächsten Morgen wischt man sie mit lauwarmem Wasser und Seife sorgfältig ab. Bei Mangel grauer Salbe ist wiederholtes abendliches Abwaschen mit

Sublimatlösung (siehe Arzneimittelverzeichniss Sublimat)
zu empfehlen.

Flechten. Nässende Hautflechten können in heissem,
feuchtem Klima an allen Hautstellen entstehen. Beginn
mit Bläschen-, Pustelbildung auf umschrieben geröteten
Hautstellen, Übergang in Geschwürs- und Krustenbildung.
Dieselben erzeugen Jucken und Brennen und sind ein
lästiges, langdauerndes Übel. Behandlung: innerlich
Sorge für reichlichen Stuhlgang (Calomel); äusserlich,
im Anfang gegen das heftige Jucken Umschläge mit
Bleiwasser (siehe Plumbum subacetic. 1 Tablette), Borsäure (Acidum boricum), Acidum salicylicum; später zum
Austrocknen: Zincum oxydatum mit Amylum; bei Geschwüren Unguentum irritans.

Furunkel. Umschriebene über die Haut sich kugelig
oder kegelförmig emporwölbende Entzündung, welche
von dem Unterhautgewebe ausgeht. Dieselbe entsteht
mit Vorliebe im Nacken und auf dem Rücken, ist
schmerzhaft und geht bald nach ihrem Entstehen in
Eiterung über. Die letztere kennzeichnet sich dadurch,
dass auf der Kuppe der roten Geschwulst sich ein gelblicher Punkt bildet. Furunkel müssen möglichst bald
von sachverständiger Hand durch einen Schnitt geöffnet
und dann mit hydropathisch-antiseptischem Verband
(siehe Seite 215 und Teil III Kap. II B.) versehen werden.
Ist dieselbe nicht zur Stelle, so verbinde man die Furunkel
gleich mit diesem oder antiseptischem, künstlichem Brei-
umschlag (siehe Teil III Kap. II B). Der sich aus der
gelben, sich öffnenden Kuppe entleerende Eiter muss
täglich mit antiseptischem Verbandmaterial (Verbandwatte,
Verbandgaze) abgewischt werden. Darauf wird die Wund-

13

höhle mit antiseptischer Lösung ausgespült und ein neuer
hydropathisch-antiseptischer Verband aufgelegt. Hat die
Eiterung aufgehört, so ist die Fleischwärzchen zeigende
Wundfläche täglich mit Unguentum irritans zu verbinden.
Innerlich gebe man im Anfang zur Herbeiführung reich-
lichen Stuhlgangs Calomel 1 mal täglich 1 Tablette.
Die **Mangobeulen,** ein in Ostafrika häufiges Leiden,
sind in grösserer Zahl auf dem Körper auftretende
Furunkel. Die Verhütung der Krankheit geschieht am
besten durch sorgfältige Hautpflege und sachgemässe
Lebensweise (siehe Teil I Kapitel III und Kapitel VII.
Behandlung wie bei Furunkeln.
Fussschweiss siehe Wundlaufen.

G.

Gallenfieber siehe Malaria-Erkrankungen.

Gallensteinkolik. Plötzlich auftretende, heftige, zu-
sammenziehende Schmerzen in der Lebergegend, die von
derselben nach oben und unten ausstrahlen. Dabei besteht meistens heftiges Erbrechen und Stuhlverstopfung,
gegen Ende des Anfalls leichte Gelbsucht. Der Anfall
kann einige Stunden, ja mit geringen Unterbrechungen
einige Tage dauern. Dann tritt wieder völliges Wohlbefinden ein. Da die Anfälle sich jedoch in unberechenbarer Weise wiederholen und zu tötlichem Ausgang
führen können, so muss der an denselben Leidende unbedingt baldigst Ostafrika verlassen und in die Heimat
zurückkehren, um dort einer Kur sich zu unterziehen. Die
Gallensteinkolik entsteht dadurch, dass sich Gallensteine
in die Gallengänge einklemmen. Gehen die Steine

schliesslich durch den Gallengang durch, so erfolgt Genesung, durchbohren sie denselben, so tötlicher Ausgang.
Behandlung: Gegen die heftigen Schmerzen warme Bäder oder warme Umschläge auf die Lebergegend. Aqua amygdalarum cum morphio 10 Tropfen, Pulv. Doweri 2stündlich 1 Tablette, gegen Erbrechen, wo Eis vorhanden, Eispillen; auch Eisumschläge, wenn die warmen Umschläge sich als erfolglos erwiesen haben. Bei grosser Schwäche Wein, spiritus aethereus 10—20 Tropfen. Einwickelung der Arme und Beine in warme Tücher. Schlennige ärztliche Hilfe.

Gelbes Fieber. Die Heimat des gelben Fiebers ist Amerika (die westindischen Inseln, Venezuela, Neu-Granada, Mexiko, die Ostküste der Vereinigten Staaten). In Afrika ist der nördliche Teil der Westküste durch wiederholt vorkommende Fälle von gelbem Fieber bekannt. Dagegen sind die deutschen Interessensphären in Ost- und Westafrika als im allgemeinen frei vom gelben Fieber zu betrachten. Der Name gelbes Fieber wird daselbst neben der Bezeichnung Galleufieber für die schweren perniziösen Formen von Malaria - Erkrankung gebraucht und hat nichts mit dem wirklichen amerikanischen Gelbfieber gemein.

Das gelbe Fieber kommt, wo es heimisch ist, hauptsächlich in heissen Sommermonaten an Flussmündungen in einzelnen Fällen und Massenerkrankungen vor, um mit Eintritt kälterer Temperatur wieder zu schwinden. Verschleppt wird es durch Schiffsverkehr.

Symptome: Die Krankheit verläuft in 3 Stadien und entsteht meistens ohne jedes Vorläufersymptom plötzlich unter schwerem Krankheitsgefühl des Befallenen mit Schüttelfrost und folgendem hohem Fieber. Weitere Symptome sind: Angst, Unruhe, Kopf- und Gliederschmerzen, Erbrechen jeder Nahrung, zuweilen schon jetzt Blutbrechen, Urin spärlich, Stuhl angehalten. Besonders charakteristisch: eigentümlicher Glanz der Augen bei gelbgefärbter Augenbindehaut, stierer Blick. Nachdem das Fieber 3 Tage angehalten hat (I. Stadium), tritt am 4. Tage unter Temperaturabfall; jedoch nicht bis zu normaler Temperatur, leidliches Wohlbefinden bis auf Magenschmerz und fortdauerndes, wenn auch gelindertes Erbrechen ein. Diese Besserung ist entweder der Beginn der Genesung oder bildet das II. Stadium, das nach spätestens 2 Tagen zum III. Stadium überleitet. Dasselbe beginnt mit hoher Temperatursteigerung, die entweder, bei eintretender Genesung, schnell abfällt und zur Norm sinkt oder bis kurze Zeit vor dem Tode, wo sie um 1—2° sinkt, auf ihrer Höhe sich erhält. Symptome des III. Stadiums: Auffallende Apathie bei rapidem Kräfteverfall (Herzthätigkeit sehr schwach), aber bei ungetrübtem Bewusstsein bis wenige Stunden vor dem Tode, den tiefe Bewusstlosigkeit einleitet; Verfärbung der Haut bis zu Mahagoni-Farbe. Blutungen aus der Nase, dem Magen, den Luftwegen, den Geschlechtsteilen, Hautblutungen. In den Vordergrund treten die unter heftigsten Magenschmerzen erfolgenden Magenblutungen, das schwarze Erbrechen. Die im I. Stadium erwähnte Urinverhaltung kann sich auch im III. Stadium als besonders quälend wieder einstellen.

Tritt nicht der Tod nach kurzer Bewusstlosigkeit ein, so geht die Krankheit unter häufigen Schweissen,

unter allmählichem Nachlassen der vorhergenannten
Symptome in Genesung über, lässt jedoch noch lang an-
dauernde grosse Schwäche zurück.

Behandlung: Die Verhütung der Verschleppung des
gelben Fiebers geschieht durch sanitätspolizeiliche Massregeln (Quarantäne, Desinfektion). Die Weiterverbreitung
der Krankheit auf Schiffen kann nur durch sorgfältige
Desinfektion des ganzen Schiffes gehindert werden. Dasselbe muss ausserdem so schnell wie möglich den nächsten
Hafen zu erreichen suchen und nach strenger Quarantäne
von 10—14 Tagen und Desinfektion die gesund ge-
bliebenen Passagiere ausschiffen. Hat das Schiff auf der
Reise einen Hafen angelaufen, in dem gelbes Fieber
herrschte, ohne dass auf der Weiterfahrt von demselben
sich Fälle der Krankheit gezeigt haben, so genügt bei
völliger Desinfektion des Schiffes eine 6tägige Quarantäne. Die Bewahrung des Einzelnen vor Ansteckung
auf dem Lande wird durch Verlassen der Fiebergegend
gesichert. Die Behandlung der Krankheit selbst richtet
sich für den Laien bis zur Ankunft ärztlicher Hilfe nach
den einzelnen Symptomen und ist dieselbe wie bei per-
niziöser Malaria-Erkrankung. Es besteht nur der Unterschied, dass bei dem gelben Fieber das Chinin keinerlei
spezifische Wirkung wie beim Malaria-Fieber hat, auch
ein anderes spezifisches Mittel für das gelbe Fieber nicht
existiert.

Gelbsucht: Gelbfärbung der Haut und der Augen-
bindehäute (des Weissen im Auge) durch Übertritt von
Galle in das Blut. Die Gelbsucht ist ein Symptom von Erkrankung der Leber und der Gallenwege. Dieselbe kann
die verschiedensten Ursachen haben, verschiedenartigster

Natur sein. Deshalb ist in jedem Falle von Gelbsucht baldigste ärztliche Untersuchung anzuraten. In Ostafrika tritt eine Vermehrung der Gallenbereitung (siehe Teil I SS. 15. 38) mit verminderter Gallenabfuhr und infolge davon Gelbsucht sehr häufig auf. Die Gelbsucht als Teilerscheinung beim Malaria-Fieber ist bei Besprechung dieses erörtert.

1. Die mildeste Form von Gelbsucht ist die durch einen meist auf Erkältung beruhenden Katarrh der Gallenwege verursachte. Hautjucken, Appetitlosigkeit, Schmerzen in der Lebergegend (Gegend auf und unter den letzten Rippen der rechten Seite), Gefühl von Druck und Völle in der Magengegend, weisslich belegte Zunge, harter, graugefärbter, thonfarbener Stuhlgang oder gänzliche Stuhlverstopfung, Widerwillen gegen Fleisch, bierbraune Färbung des Urins sind die begleitenden Symptome der Gelbfärbung der Haut. Leichtes Fieber ist dabei häufig vorhanden, kann aber auch fehlen. Die Gelbfärbung tritt zuerst in der Augenbindehaut auf, befällt auch das Zahnfleisch. Diese Hautpartien sind für die Erkennung der Gelbsucht sehr wichtig, da die durch die Tropensonne gefärbte äussere Haut oft nicht leicht dieselbe erkennen lässt.

Behandlung: Bettruhe, leichte flüssige Diät (siehe Ruhr Seite 149), kein Bier, kein Wein. Sofortiges Anlegen der Leibbinde. Am ersten Tag Calomel 2 mal täglich 1 Tablette, die folgenden Tage, wenn kein Stuhlgang von selbst erfolgt, morgens Oleum Ricini. Gegen das Hautjucken sind Waschungen mit Essigwasser oder, wo Gelegenheit dazu geboten, ein lauwarmes Bad zu empfehlen. Gegen Schmerzen in der Lebergegend ist

strenge Bettruhe, hydropathischer Umschlag auf dieselbe, Einpinseln derselben mit Jodtinktur anzuraten.
Sobald der Stuhlgang beginnt, weich zu werden, sich
wieder braun zu färben, ist Besserung eingetreten.
Kommt dazu tägliche Stuhlentleerung und Wiederkehr
des Appetits, Abnahme der Übelkeit, lassen die Schmerzen
in der Lebergegend nach, so ist baldige Genesung zu
erwarten.

Die Gelbfärbung der Haut bleibt noch lange, bis
4 Wochen, auch wenn der Patient sich völlig wieder
wohl fühlt, bestehen. Sorge für täglichen Stuhlgang
(leichte Abführmittel, Fruchtsalz, Ricinusöl) und vorsichtige Diät, Vermeiden von Diätfehlern im Essen und
namentlich im Trinken sind auch noch nach Schwinden
aller Beschwerden dringend für längere Zeit anzuraten. —

2. Tritt Gelbfärbung der Haut mit sehr heftigen
Schmerzen in der Lebergegend auf, die von derselben
in die rechte Brustseite nach oben in den rechten Arm
ausstrahlen. Der Stuhlgang ist dabei hart, aber braun
gefärbt. Ausserdem besteht häufig Fieber, sowie die unter
1 genannten übrigen Symptome von Seiten des Magens.
Die Krankheitsursache ist in diesem Falle in vermehrter
Gallenbereitung bei normalem Gallenabfluss zu suchen.

Behandlung wie bei 1. Abführmittel: Anfangs
Calomel, später mildere Mittel.

Gelbsucht, die aus anderen Ursachen als den angegebenen entsteht, hat meistens längere Dauer und
beruht auf schweren Lebererkrankungen, die für den
Laien nicht zu erkennen sind.

Gelenkerkrankungen. Entzündung eines Gelenks
durch äussere Ursache — Schlag, Stoss, Fall, Quetschung,

übermässige Anstrengung beim Marschieren, Durchnässung
— äussert sich in schmerzhafter Rötung und Schwellung
desselben. Die Schmerzhaftigkeit wird bei jeder Bewegung erhöht, die Bewegungsfähigkeit sehr behindert,
häufig ganz aufgehoben.

Behandlung: Baldigste ärztliche Hilfe, bis dahin
strengste Ruhe des Gelenks, Bettruhe; wo Eis vorhanden,
Eisblase, sonst hydropathische Umschläge. Wenn die
Rötung geschwunden, eine noch schmerzhafte Schwellung
vorhanden ist, ist das Gelenk von sachverständiger Hand
zu massieren oder bei Fehlen derselben mit grauer
Salbe einzureiben oder mit Tinctura jodi einzupinseln
und fest zu umwickeln; die Einpinselung ist, wenn die
Schwellung nicht nachlässt, den 3. Tag zu wiederholen,
jedoch auszusetzen, wenn die Haut wund wird. Die
wunde Haut ist mit Vaselin-Lanolin einzureiben, mit
Salicylwatte zu bedecken, darauf ist das Gelenk ein-
zuwickeln und weiter ruhig zu legen.

Gelenkentzündung durch Wunden siehe bei Wunden.

Gelenkrheumatismus. Der Gelenkrheumatismus ist
eine in Ostafrika ziemlich häufig vorkommende Erkrankung. Dieselbe neigt zu Rückfällen (siehe Teil I
Kapitel I Seite 17) und gewinnt eine besondere Bedeutung durch die zu den Gelenkerkrankungen in vielen
Fällen sich hinzugesellende Erkrankung des Herzens.

· Der akute fieberhafte Gelenkrheumatismus beginnt
unter hohem Fieber mit schmerzhafter entzündlicher
Anschwellung mehrerer Gelenke. Es schwellen entweder
zu gleicher Zeit mehrere Gelenke an, oder zuerst eins
oder zwei, dann mehrere. Die am häufigsten befallenen
Gelenke sind die der Arme und Beine, Hände und Füsse,

dann die der Wirbelsäule. Der Kranke ist wenig oder
garnicht im Stande, die Gelenke zu bewegen, jeder Versuch erzeugt die grössten Schmerzen. Die Krankheit
hat unter unregelmässigem Fieber einen langsamen Verlauf und Wechsel zwischen Besserung und Verschlimme-
rung; ihre Hauptgefahr liegt in der Miterkrankung des
Herzens, welche dauernde Herzfehler zur Folge haben
kann. Es ist deshalb bei jeder fieberhaften Anschwellung
mehrerer Gelenke baldmöglichst ärztliche Hilfe zu
suchen. Auch bei anfänglichem Mangel derselben in
scheinbar leichtem und günstigem Verlauf der Krankheit
ohne die Möglichkeit ärztlicher Hilfe säume man niemals, sobald man einen Arzt treffen oder erreichen kann,
durch denselben sein Herz untersuchen zu lassen.

Die Behandlung des Gelenkrheumatismus bei Mangel
beziehungsweise bis zum Eintreffen ärztlicher Hilfe ist
folgende: Bettruhe sofort bei eintretender Schwellung
eines oder mehrerer Gelenke. Einpinselung der Gelenke
mit Tinctura jodi und Umwickelung mit Flanellbinden.
Zweistündliches Messen der Temperatur. Leichte Diät,
Fleischbrühe, Suppen, Fleischthee. Getränk: Limonade,
Rotwein · mit Sauerbrunnen. Sorge für regelmässigen
Stuhlgang.

Arznei: Salol, zweistündlich 1 Tablette. Tritt starker
Schweiss ein, so muss während des Schwitzens der Kranke
sorgfältig zugedeckt werden, nach vollendetem Schweiss-
ausbruch vorsichtig mit Schonung der geschwollenen
Gelenke abgetrocknet und mit neuer Wäsche versehen
werden. Während des Salolgebrauchs ist mehrmals am
Tage Wein (Rotwein) zu geben in kleiner Menge.
Salol ist auszusetzen, wenn unter reichlichem Schweiss-

ausbruch die schmerzhafte Gelenkschwellung abnimmt,
oder aber auch, wenn grosse Schwäche sich einstellt
(der Puls schwach wird); im letzteren Falle ist Kaffee,
Wein (Rotwein) öfters in kleinen Mengen, Kola-Tabletten,
stündlich 1 Tablette zu geben, bis der Patient sich völlig
erholt hat (Puls kräftig und regelmässig geworden ist).
Darauf beginne man bei noch vorhandener starker schmerzhafter Schwellung wieder mit Salol, dreimal täglich
1 Tablette. Treten die beiden genannten Fälle nicht
ein, so gebe man niemals länger als 2 Tage hintereinander zweistündlich 1 Tablette Salol, setze den 3. Tag
aus und beginne, wenn noch keine merkliche Besserung,
am 4. Tage mit dreistündlichem Eingeben einer Tablette.
Ist kein Salol vorhanden, so sind warme Bäder, 30—34° C.,
wo Gelegenheit dazu, mit nachfolgender Einwickelung
zum Schwitzen anzuraten. Nach dem Schwitzen ist,
wie oben, ein Schluck Kaffee oder Wein, 1—2 Kola-
Tabletten zu nehmen, oder vielmehr zu geben.

Stellen sich Beschwerden von Seiten des Herzens,
Gefühl von Beklemmung in der linken Brustseite, Herzklopfen, Atembeschwerden ein, so ist, wo Eis vorhanden,
Eisblase auf die Herzgegend zu legen, sonst sind kühlende
Kompressen aufzulegen, oder hydropathische Umschläge
zu machen. Gegen heftiges Herzklopfen ist ein bis zweimal
täglich 2 Tabletten Strophantus zu nehmen.

Nach Ablauf der Erkrankung, dem Aufhören aller
Beschwerden, muss sorgfältig jede Gelegenheit zu Er-
kältungen, namentlich Durchnässungen, vermieden werden.
Jede infolge des Gelenkrheumatismus entstandene, dauernde
Herzerkrankung (Herzklappenfehler) bedingt Verlassen
Ostafrikas, weil dieselbe, besonders bei Malaria-Erkran-

kung (siehe Teil I. Kap. I. Seite 13) das Leben ernst gefährdet.

Gerstenkorn, kleiner Furunkel (siehe Furunkel) an den Augenlidern, kommt hauptsächlich am oberen Augenlide vor. Behandlung: Umschläge mit Bleiwasser, hydropathische Umschläge; zeigt sich auf der Höhe der Geschwulst eine gelbe Kuppe, so ist dieselbe leicht aufzudrücken, der Eiter 'zu entleeren. Darauf sind hydropathische Umschläge mit Acidum boricum-Lösung zu machen, bis die Eiterung, beziehungsweise Absonderung aus der Wundfläche aufhört. In letzterem Falle pulvert man etwas Jodoform auf die Wunde oder pinselt ein wenig Collodium auf.

Geschlechtsgenuss. Wer den Geschlechtsgenuss nicht entbehren kann, der bewahre sich jedenfalls vor Ausschweifungen und schütze sich namentlich vor der (siehe unten) Gefahr der Ansteckung durch die schweren venerischen und syphilitischen Erkrankungen, die in Ostafrika nur noch zu sehr verbreitet sind. Dieselben sind in den Fällen, wo es sich um syphilitische Erkrankung handelt, in Ostafrika bei den Europäern unheilbar, während diese letzteren bei den eingeborenen Schwarzen einen günstigen Heilverlauf auch ohne Behandlung haben.

Geschlechtskrankheiten. Dieselben werden durch Ansteckung, durch Küsse und Beischlaf von einer Person auf die andere übertragen; sie gliedern sich in rein örtliche, venerische Erkrankungen — Tripper, weicher Schanker — und Durchseuchungen des ganzen Organismus mit syphilitischem Krankheitsgift — konstitutionelle Syphilis — Ehe ich auf die einzelnen Erkrankungen näher eingehe, gebe ich jedem, der sich der Gefahr geschlechtlicher Ansteckung aussetzt, folgenden Rat, um sich wenigstens einigermassen zu schützen:

1. Jeder, der eine Phimosis, d. h. eine Vorhaut, welche sich nicht von der Eichel zurückziehen lässt, besitzt, lasse sich dieselbe operieren. Die Operation ist geringfügig, der Heilverlauf der Operationswunde schnell. Wer der Operation nicht bedarf, gewöhne sich, die Eichel von der Vorhaut möglichst frei zu tragen, und bade mindestens zweimal (morgens und abends), jeden Tag besonders sorgfältig die Geschlechtsteile mit Wasser und Seife und spüle mit kaltem Wasser nach, namentlich aber die Gegend der Eichel und Innenseite der Vorhaut, sodass jede Ansammlung des Sekrets der dort befindlichen Drüsen und Reizung durch dasselbe vermieden wird. Dadurch wird die Haut von Vorhaut und Eichel fester und weniger fähig zur Aufnahme von Krankheitsgift.

2. Er vollziehe niemals den Beischlaf, wenn er eine auch nur kleine Wunde an den Lippen oder an den Geschlechtsteilen hat, da durch Wunden Krankheitsgift am leichtesten aufgenommen wird.

3. Er lasse sich niemals auf die Augen oder den Mund oder auf wunde Hautstellen küssen, da durch Geschwüre geschlechtskranker Personen an den Lippen das Krankheitsgift übertragen wird.

4. Er uriniere sofort nach vollzogenem Beischlaf (deshalb, wenn möglich, nicht vor demselben).

5. Er wasche darauf die Geschlechtsteile mit reinem Wasser und Seife und spüle sie dann sorgfältig mit einer Sublimatlösung, welche er sich aus mitgenommener Sublimattablette (siehe diese) und reinem Wasser bereitet ha .

Die einzelnen Erkrankungen:

1. **Tripper.** Der Tripper ist ein in Ostafrika unter der schwarzen Bevölkerung sehr verbreitetes Übel, sein Sitz ist beim Mann die Harnröhre. Symptome: Wenige Stunden bis 8 Tage nach der Ansteckung tritt nach vorhergehendem Jucken und Brennen, das sich beim Urinlassen zu brennendem Schmerz steigert, Ausfluss aus der Harnröhre auf. Derselbe ist zuerst glasig, hell, klebrig, wird bald eitrig; in der Nacht stellen sich schmerzhafte Erektionen der Glieder ein.

Behandlung: 1. Man wasche sich jedesmal, wenn man mit den Händen das erkrankte Glied oder Trippersekret berührt hat, dieselben sorgfältig und desinfiziere sie mit Sublimat, vermeide überhaupt stets von vornherein, seine Augen mit den Händen zu berühren. Die Infektion der Augen mit Trippergift bringt eine die höchste Erblindungsgefahr setzende eitrige Augenentzündung hervor (siehe Augenerkrankungen).

2. Man lege sofort ein Suspensorium an, gehe wenig und langsam; laufen, reiten, springen, tanzen ist verpönt, um Gefahr einer Hodenentzündung oder Leistendrüsenschwellung zu vermeiden.

3. Wein und Bier, Fette und alle scharfen Gewürze werden ausgesetzt; Getränk: Milch und Rotwein mit Sauerbrunnen.

4. Sorge für täglichen, reichlichen Stuhlgang. Bei gutem Magen von Anfang an, sofort nach Auftreten des Ausflusses Oleum Santali, täglich dreimal 2 Kapseln. Nach 2 Tagen beginne man mit den Einspritzungen — dreimal täglich 1 Spritze Zincum sulfuricum oder Sulfo carbolicum, langsam in die Harnröhre eingespritzt,

nachdem jedesmal vorher Urin gelassen worden ist — die eingespritzte Flüssigkeit ist 4—5 Minuten in der Harnröhre zu lassen.

Diese Behandlung ist so lange fortzusetzen, als noch Ausfluss vorhanden ist, selbst wenn derselbe sich bis auf einen morgens auf Druck entleerten Tropfen verringert hat.

Die Einspritzung ist auszusetzen während der Erkrankung, wenn sich **Blasenkatarrh** oder **Hodenentzündung** einstellt.

Blasencatarrh (siehe Seite 183 f.).

Hodenentzündung, schmerzhafte, entzündliche Anschwellung eines Hodens (am häufigsten des linken).

Behandlung: Sorge für reichlichen Stuhlgang (Calomel), unbedingte Bettruhe; der Hodensack wird auf ein straff über beide Oberschenkel gespanntes Tuch (Handtuch) gelegt, dann wird auf denselben, wo Eis, Eisblase gelegt, sonst werden kühlende Kompressen oder hydropathische Umschläge (siehe Teil III) gemacht; ärztliche Hilfe ist baldmöglichst notwendig zur weiteren Behandlung (nach Aufhören der entzündlichen Erscheinungen, Nachlass der Schmerzen, Aufhören der Rötung: Heftpflasterverband). Suspensorium muss auch nach der Erkrankung stets getragen werden, da dieselbe sehr zu Rückfällen neigt.

Leistendrüsenschwellungen bei Tripper. **Behandlung:** Bettruhe, Abführmittel und tägliches zweimaliges Einreiben mit grauer Salbe.

Feigwarzen. Eine durch Reiz des Trippersekrets auf Eichel und Vorhaut bei mangelhafter Reinlichkeit bedingte Folgeerkrankung des Trippers sind die Feig-

warzen, Wucherungen, die von der Grösse eines Hirse-
korns bis zu blumenkohlartigen Gewächsen sich vergrössern und verbreiten können. Die Entstehung derselben wird am sichersten durch grösste Reinlichkeit
verhütet. Die ersten sich zeigenden Feigwarzen sind mit
dem Argentum nitricum-Stift wiederholt zu ätzen, bis sie
ganz verschwunden sind.

Schanker entsteht auf der unverletzten Haut der
Geschlechtsteile (Eichel, Vorhaut, Harnröhrenmündung)
und namentlich an Hautwunden (so auch an der Lippe)
durch direkte Übertragung des Krankheitsgiftes. Man
unterscheidet weichen und harten Schanker. Der erstere
ist eine rein örtliche Erkrankung und entsteht durchschnittlich 4—5 Tage nach stattgehabtem unreinem Beischlaf in der Weise, dass sich unter heftigem Jucken
und Stechen ein, sehr häufig mehrere Geschwüre entwickeln. Dieselben haben einen speckigen Grund, weiche
Ränder und fressen schnell in die Breite und Tiefe um
sich. Dabei entwickelt sich sehr oft, namentlich bei
vieler Bewegung der Erkrankten, eine schmerzhafte,
haselnuss- bis taubeneigrosse Anschwellung der Drüsen
in einer oder beiden Leistenbeugen (Leistenbubonen), die
zur Vereiterung neigt.

Der harte Schanker, das erste Zeichen der konstitutionellen Syphilis, zeigt sich erst 3—6 Wochen nach der
Ansteckung und erscheint zuerst als ein (im Gegensatz
zu den meist in der Mehrzahl vorhandenen Geschwüren
bei weichem Schanker) hartes, schmerzloses Knötchen.
Dasselbe zerfällt bald in ein Geschwür mit speckigem
Grunde und harten, schwieligen Rändern; über kurz oder
lang, bis 6 Wochen nach der Ansteckung, folgen schmerz-

lose Drüsenschwellungen in der Leistenbeuge; die geschwollenen Drüsen sind einzeln, selten bis Haselnuss-
grösse geschwollen, zu fühlen, sie schmerzen den Kranken
nicht, sondern machen nur, namentlich beim Gehen, ein
Gefühl von Druck. Gleichzeitig oder wenig später, bis
zu 8 Wochen nach der Ansteckung, zeigen sich überall,
im Nacken, in der Ellenbeuge Drüsenschwellungen; auf
der Brust, dem Rücken und den Armen, auch auf der
Stirn an der Haargrenze treten kupferrote, nicht juckende
Flecke auf, die sich auf den ganzen Körper verbreiten.
Im Rachen tritt unter Schmerzen beim Sprechen und
Schlucken Schwellung der Mandeln ein; auf denselben,
wie auch an anderen Stellen des Mundes und Rachens,
wird ein weisslicher, sich allmälig ausdehnender Belag
sichtbar. Im weiteren Verlauf der Krankheit entwickeln
sich am After, am Hodensack, an der Innenseite der
Oberschenkel breite Geschwüre (breite Condylome).

Auch die übrige Haut kann von zahlreichen Ge-
schwürsbildungen besetzt werden. An den Augen kann
sich Regenbogenhautentzündung (siehe Augenerkrankungen) entwickeln. Wird der Krankheit durch energische Behandlung nicht Einhalt gethan, so werden
innere Organe von ihr befallen, Gehirn, Herz, Lunge,
Leber.

Was nun die Zeitdauer zwischen Ansteckung durch
Beischlaf und Erkrankung betrifft, so ist dabei zu bemerken, dass bei Leuten, die häufiger mit verschiedenen
weiblichen Personen den Beischlaf ausüben, die für örtliche Erkrankung und konstitutionelle Syphilis angegebenen
Zeitgrenzen sehr oft keinen Schluss auf den Charakter
der Erkrankung gestatten; ein genauer Anhaltspunkt

liesse sich nur durch Feststellung und Untersuchung der in Frage kommenden Frauenzimmer gewinnen. Dazu kommt nun noch, dass sich häufig an den Geschlechtsteilen Geschwüre zeigen, die nicht durch geschlechtliche Ansteckung entstanden sind. Wer in den letzten 2 bis 3 Monaten vor ihrer Entdeckung sich nicht der Gefahr geschlechtlicher Ansteckung ausgesetzt hat, kann mit Sicherheit diese Geschwüre für harmlos halten. Es sei hier gleich eine auch besonders häufig von mir in den Tropen beobachtete Erkrankung, der sogenannte Herpes, Bläschenausschlag an der Vorhaut, erwähnt, der auch an anderen Körperstellen, namentlich an den Lippen (siehe Lippenausschlag), vorkommt:

Unter meistens ziemlich starkem Jucken bilden sich auf geröteter Haut in Gruppen mehrere kleine, weissliche Bläschen. Dieselben wachsen bis zu Hirsekorngrösse und darüber an, platzen dann auf und lassen nach Entleerung eines wässerigen Inhaltes eine absondernde Hautfläche zurück. Diese kann bei mangelnder Berücksichtigung und Reinlichkeit sehr leicht geschwürig werden, Eiter absondern und somit den Verdacht eines durch Ansteckung erworbenen Geschwürs hervorrufen.

Behandlung: Den durch das heftige Jucken des Bläschenausschlages gesetzten Reizzustand mildere man durch wiederholte Waschung mit reinem, kaltem Wasser oder Bleiwasser (siehe plumb. subacet.-Tabletten). Sind die Bläschen zerplatzt, so wasche man die entstandenen Wundstellen mit einer schwachen Sublimatlösung (1 Tablette à 0,5 auf 1 Liter Wasser, trockene sorgfältig ab und streue etwas gepulverte Borsäure (acid. bor.) oder Jodoform auf. Zeigen die wunden Stellen am nächsten Tage

14

roten Grund, so lege man nach Waschung etwas Vaselin-
Lanolin oder Unguentum Zinci auf.

Andererseits können an der Vorhaut, namentlich an
der der Eichel zugekehrten Innenseite derselben durch
Reizung des von daselbst befindlichen Drüsen, in den
Tropen besonders reichlichen Sekrets, Wunden und Geschwüre entstehen, ohne dass ein Bläschenausschlag vor-
aufgegangen ist. Die mangelnde Neigung, in Fläche und
Tiefe weiter zu fressen, sowie schnelle Heilung bei geeigneter Behandlung lassen dieselben als harmlos erkennen.

Den geeignetsten Schutz vor Entstehung dieser harmlosen Geschwüre gewährt die, vorher (Seite 204) näher
ausgeführte, tägliche Reinlichkeit.

Behandlung: Die Unterscheidung der vorstehend
aufgeführten Erkrankungen des Geschlechtsapparates an
ihren Unterscheidungsmerkmalen ist für den Laien (wenn
er nicht gerade die vorher angegebene Zeit hindurch sich
gänzlich des Geschlechtsgenusses enthalten hat) in den
meisten Fällen sehr schwierig.

Deshalb ist bei jeder geschwürigen Erkrankung an
den Geschlechtsteilen unbedingt baldigstmögliche ärztliche Untersuchung und längere Beobachtung notwendig,
da nur bei der letzteren der Arzt allein entscheiden
kann, ob es sich nur um ein harmloses Geschwür, oder um
eine, durch geschlechtliche Ansteckung entstandene
nur örtliche Erkrankung, oder um konstitutionelle Syphilis
handelt, namentlich wenn bei enger Vorhaut, welche sich
nicht über die Eichel zurückziehen lässt, das Geschwür
dem Beschauer nicht sichtbar wird, durch Eiterung,
Stechen und Brennen sich nur vermuten oder durch

die Oberhaut durchfühlen lässt (siehe Phimosis Seite 204).
Die Unterscheidung der Erkrankung bedingt die Behandlung und ist eine äusserst wichtige Frage für das
ganze spätere Leben des Erkrankten.

Bis zur Ankunft des Arztes, wenn dieselbe an demselben oder an dem nächsten Tage zu erwarten ist,
wasche man zunächst Geschwüre an den Geschlechtsteilen mit Sublimatlösung (siehe Sublimattabletten) sorgfältig aus, trockne sie dann mit Sublimatwatte ab, be-
streue sie mit Jodoform und lege ein wenig Watte auf
die Jodoformschicht. Suspensorium ist sofort anzulegen,
für reichlichen Stuhlgang zu sorgen. Ist die Ankunft
des Arztes erst in längerer Zeit zu erwarten und reinigt
sich das Geschwür nicht, sondern zeigt unter heftigem
Jucken und Stechen weitere Ausdehnung in Fläche und
Tiefe, so ätze man tief in die Geschwüre mit einem zugespitzten Argentum nitricum-Stift hinein, berühre aber
mit demselben nur die wirklich geschwürige Fläche,
schone die Umgebung derselben. Darauf sind unbedingte
Bettruhe und Bleiwasserumschläge (siehe Tabletten plumbum subaceticum) für 18 Stunden notwendig, wer nach
dem Ätzen mit dem Argentum nitricum-Stift gleich herum-
läuft, setzt sich der direktesten Gefahr der Vereiterung
schnell weiter fortschreitender Leistendrüsenschwellung
(Leistenbubo) aus. Hat sich der Ätzschorf losgestossen
und zeigen sich frische, rote Fleischwärzchen, flachen
sich die Geschwürsränder ab, so lege man in den ersten
Tagen, wie vorher angegeben, Jodoform und Watte,
später Läppchen mit unguentum irritans auf, bleibt die
Geschwürfläche speckig und schmutzig graugelb gefärbt,
so muss, wie vorher, noch einmal geätzt werden. Zeigt

14*

das Geschwür unter dieser Behandlung keine Neigung
zur Heilung, so ist dasselbe mit grösster Wahrschein-
lichkeit nicht als ein rein örtliches zu betrachten, sondern
ein Symptom allgemeiner syphilitischer Erkrankung. Ehe
ich zur Besprechung derselben übergehe, will ich die in
Ostafrika sehr häufig vorkommende, äusserst gefährliche,
Schankerform, den phagedänischen, fressenden Schanker be-
sprechen. Derselbe zeichnet sich durch sein ausserordentlich schnelles Umsichgreifen vor dem einfachen, weichen
Schanker aus. In kürzester Zeit frisst er um sich und
verursacht dadurch eine schnelle Zerstörung des Gliedes.
Ist es unmöglich, die schnell und dringend erforderliche
ärztliche Hilfe bald zu erlangen, so ätze man bei strengster
Bettruhe energisch und tief die ganze Geschwürsfläche,
die Ränder einbegriffen, mit dem Argentum nitricum-
Stift einmal täglich und mache darauf Bleiwasser-Um-
schläge. Der fressende Schanker ist in Ostafrika ein
Symptom der allgemeinen konstitutionellen Syphilis, während er sonst im allgemeinen als eine örtliche Erkrankung gilt.

Wer in kürzerer oder längerer Zeit (Zeitgrenzen
siehe oben) nach Entdeckung eines Geschwüres an den
Geschlechtsteilen, mag er dasselbe nun für einen weichen
oder harten Schanker gehalten haben, Erscheinungen von
konstitutioneller Syphilis zu dem nicht auf örtliche Behandlung heilenden Geschwür (in erster Linie die oben
beschriebenen, nicht schmerzhaften Drüsenschwellungen)
beobachtet, der suche, wenn es ihm nicht schon vorher
möglich gewesen ist, so schnell wie möglich in ärztliche
Behandlung zu kommen. Denn so ausserordentlich günstig,
schnell und prompt die Heilung der Syphilis bei ener-

gischer. sorgfältiger und sachverständiger Behandlung
fortschreitet, so sehr kann durch Vernachlässigung un-
heilbarer Schaden gestiftet werden. Bis zur Erreichung
der ärztlichen Untersuchung und Hilfe behandele man die
örtliche Erkrankung durch täglich viermalige Waschung
mit Sublimatlösung (1 Tablette auf ½ Liter Wasser),
indem man das Geschwür tüchtig mit einem in die Lösung
getauchten Wattebausch austupft, und lege in der Zwischenzeit Jodoform und Watte (siehe oben) auf. Die auf
Seite 208 erwähnten breiten Kondylomen erfahren dieselbe
Behandlung. Die Kur der Allgemein-Erkrankung wird
derart begonnen, dass nach einander linker Oberschenkel,
rechter Unterschenkel, rechter Oberschenkel, linker Unterschenkel und dann in derselben Weise die Arme mit
grauer Salbe, so lange Vorrat vorhanden ist, eingerieben
werden. Die Einreibung geschieht abends in der Weise,
dass eine abgemessene Menge der Salbe (siehe Unguentum
hydrargyri cinercum) auf den ganzen Teil der Extremität
verrieben wird, bis die Salbe vollständig in die Haut
hineingerieben ist. Am nächsten Morgen nehme man die
gewöhnliche Reinigung mit Wasser und Seife vor.

Da durch die Einreibungen bei mangelhafter Mund-
pflege das Zahnfleisch aufgelockert, wund und geschwürig
werden kann, so spüle man mindestens jede Stunde dreimal hintereinander den Mund mit Kali hypermanganicum-
Lösung oder Tinctura-Myrrhae-Lösung aus. Wird trotzdem das Zahnfleisch (am liebsten an schadhaften Zähnen)
wund und geschwürig, so muss die Kur eine Zeitlang
ausgesetzt werden, bis dasselbe wieder in normalem Zustande ist. Innerlich nehme man neben der Schmierkur
Hydrargyrum jodatum dreimal täglich 2 Pillen; man

gebrauche dieselben auch weiter, wenn die Einreibungen durch Verbrauch der grauen Salbe eingestellt werden müssen. Die Dauer der Kur richtet sich natürlich nach dem Schwinden der Krankheitssymptome.

Die Lebensweise bei dieser den Körper, namentlich in den Tropen, angreifenden Kur muss bei Vermeidung aller Anstrengungen des Körpers eine ruhige, die Kräfte möglichst schonende sein und bedingt vollständige Ruhe von aller dienstlichen Thätigkeit. Die Diät bestehe in leicht verdaulicher Nahrung mit Vermeidung aller fetten Speisen. Getränke: Rotwein mit Wasser; feste Nahrung: Fleischbrühe, Fleischthee, mageres gebratenes Fleisch, Kemmerichsche Peptone, viel Reis, leicht verdauliche Gemüse. Sorge für täglichen Stuhlgang durch Calomel. Treten heftige Durchfälle ein, so ist die Kur bis zum Aufhören derselben zu unterbrechen. Die Durchfälle selbst sind, wenn sie nach 2 Tagen nicht aufhören, mit Pulvis Doweri, morgens und abends 1 Tablette, zu behandeln.

Dabei stelle ich aber, im Hinweis auf das früher Gesagte, die kategorische Forderung, dass niemand sich durch einen anfangs günstigen Verlauf seiner Selbstkur von dem schleunigen Aufsuchen ärztlicher Hilfe abhalten lasse, wenn er sich nicht der Gefahr späteren Siechtums aussetzen will. Nochmals betone ich dabei, dass die Syphilis, und gerade die in Ostafrika von Europäern erworbene, als in Ostafrika nicht heilbar anzusehen ist und deshalb baldigstes Verlassen des für die Heilung ungünstigen Klimas dringend geboten ist.

Geschwüre. Unter Geschwüren versteht man eiterabsondernde Wunden. Dieselben entstehen aus den

mannigfaltigsten Ursachen infolge mangelhafter Beach‧
tung und durch Verunreinigung von Hautwunden, ferner
nach Aufbruch von Furunkeln, in Vereiterung übergegangenen Drüsenschwellungen, schliesslich durch geschlechtliche Ansteckung.

Behandlung: Geschwüre werden, so lange sie Eiter
absondern, täglich einmal mit Sublimatlösung (1 Tablette
Sublimat auf 1 Liter abgekochten Wassers) abgespült.
Bei Geschwüren, die sehr in die Fläche und namentlich
in die Tiefe ausgebreitet sind, geschieht dies durch sorgfältige Ausspülung mit dem Irrigator. Dadurch geschieht
Entfernung des Eiters und Zerstörung der eitererregenden
Stoffe (Bakterien). Der Verband geschieht bei stark
eiternden, missfarbigen Geschwüren, deren Umgebung
heftige Entzündung (schmerzhafte Rötung und Schwellung)
zeigt, in der Weise, dass nach sorgfältiger Ausspülung
des Geschwürsgrundes eine in Sublimatlösung getauchte
Mullkompresse auf die Geschwürsfläche gelegt wird,
darüber kommt eine Schicht Sublimatwatte. Die letztere
bedeckt vollständig, sodass kein Teilchen derselben und
der feuchten Kompresse hervorsieht, ein Stück in Sublimatlösung getauchten, wasserdichten Verbandstoffes. Den
Schluss bildet noch eine Wattenlage; dieser hydropathisch
antiseptische Verband wird mit einer Binde befestigt.
Die Behandlung, mit täglichem Verbandwechsel, wird so
lange fortgesetzt, bis die Eiterung nachlässt, sich frisch
aussehende Fleischwärzchen zu bilden anfangen.

Nunmehr ist ein trockener Verband nach Ausspülung
mit Sublimatlösung und Austrocknung mit Sublimatwatte
am Platze. Die Wunde wird mit Jodoform bestreut;
auf das Jodoform wird eine Lage Verbandwatte gelegt;

der Verband wird mit einer Binde befestigt. Hat die Eiterung ganz aufgehört, so folgt der Salbenverband.

Ein Stück Verbandwatte, mit Unguentum irritans bestrichen, wird auf die Wundfläche gelegt, mit Binde oder Heftpflaster befestigt. Verbandwechsel bis zur Vernarbung täglich. Bei jedem Verbandwechsel muss mit desinfizierten Händen und Verbandmaterial die Salbe vom vorigen Verbande sorgfältig abgewischt und dann erst neue Salbe aufgelegt werden.

Kleinere, wenig eiterabsondernde Geschwüre werden behandelt, indem sie mit Sublimatlösung abgespült, dann abgetrocknet und, so lange sie eitern, mit Jodoform (wie oben), später mit Unguentum irritans verbunden werden.

Geschwüre nach Guinea-Wurm, siehe diesen.

Geschwüre nach Insektenstichen, siehe diese.

Gonorrhöe, siehe Tripper.

Gürtelrose. In Form eines Gürtels angeordnete Wasserbläschen auf entzündlich gerötetem Grunde. Dieselben können am Rumpf, Kopf, auch an den Extremitäten auftreten und bilden die Erscheinung einer sehr schmerzhaften Erkrankung, welche, häufig mit Fieber eingeleitet, durchschnittlich 14 Tage dauert und von selbst wieder in Heilung übergeht; sie wird als eine nervöse Erkrankung betrachtet.

Behandlung: Bleiwasserumschläge (siehe Tabletten plumbum subaceticum) auf die schmerzhafte Stelle oder Einpudern derselben mit Zincum oxydatum Streupulver oder Zinksalbe. Gegen heftige Schmerzen, welche die Nachtruhe rauben, nehme man Sulfonal oder Pulvis Doweri 1 Tablette oder aqua amygdalarum cum morphio.

Guinea-Wurm. Derselbe gelangt, wie wohl anzunehmen ist, durch das Trinkwasser in den Körper und erregt die erste Entzündungserscheinung, wenn er unter die Haut, am häufigsten an den Unterschenkeln und Füssen, in das Unterhautgewebe gelangt ist. Die Haut wird entsprechend der Gestalt und Länge des unter ihr befindlichen Wurmes in geschlängelter geröteter Linie emporgewölbt, welche starkes Jucken, oft heftigen Schmerz verursacht. Der Wurm kann eine Länge bis zu 20 cm und mehr erreichen. Ich habe denselben nur selten und zwar vorwiegend bei Schwarzen beobachtet (der längste von mir einem Sudanesen in Tanga entfernte Wurm war 11 cm lang). Nachdem der Wurm sich langsam wachsend eine Zeit lang unter der Haut fortbewegt hat, bildet sich ein Geschwür, aus dem ein gelblich weisses Stück des Wurmes hervorsieht.

Behandlung: So lange der Wurm sich unter der Haut befindet, kann man ihn durch energisches Einreiben der markierenden Hautlinie mit grauer Salbe zum Absterben bringen. Die Einreibungen müssen so lange fortgesetzt werden, bis sich an einer Stelle jener Linie ein Geschwür bildet; aus diesem kann man den toten Wurm leicht herausziehen, indem man ihn mit einer Pincette fasst und sehr langsam und vorsichtig herauszieht. Die Wunde ist nach den für Geschwüre vorher gegebenen Vorschriften zu behandeln.

Hat der Wurm sich durch die Haut gebohrt und ein Geschwür verursacht, so fasst man ihn langsam und vorsichtig mit desinfizierten Fingern oder einer desinfizierten Pincette und bindet das herausgezogene Ende an ein gleichfalls desinfiziertes rundes Holzstäbchen. Darauf wickelt man mit leichten und sanften Umdrehungen den

Wurm auf. Jedes zu starke Zerren des Wurms zerreisst ihn, lässt die in ihm befindlichen jungen Würmer in die Wunde gelangen und dort sehr schwer heilbare, schmerzhafte Eiterungen verursachen. Nach Entfernuug des Wurmes erfolgt die Behandlung des Geschwüres nach den unter Geschwüren gegebenen Vorschriften.

H.

Hämorrhoiden. Blutaderknoten am After, welche Schmerz beim Stuhlgang verursachen und Blutungen herbeiführen können.

Behandlung: Sorge für leichten Stuhlgang (siehe Seite 34). Bei Schmerzen Bestreichen der Aftergegend mit Vaselin-Lanolin. (Hämorrhoidal-Blutungen siehe Seite 177.)

Hautkrankheiten. Sonnenbrand der Haut. Heftiges Brennen, Röte der Haut durch Einwirkung der Tropensonne. Der Sonnenbrand kann so stark werden, dass sich die oberflächlichsten Hautschichten in Fetzen ablösen. Behandlung: Einreiben der leidenden Stellen mit Vaselin-Lanolin.

Flechten, Nesselausschlag, Nesselsucht, Roter Hund, siehe diesen.

Heiserkeit, siehe Kehlkopfcatarrh Seite 185.

Hexenschuss. Heftige Schmerzen im Rücken, im Kreuz, die bei jeder geringsten Bewegung so stark auftreten, dass sie die Weiterausführung derselben unmöglich machen können.

Behandlung: Abführmittel. Massage des Rückens von sachkundiger Hand, sonst Einreibungen mit Linimentum-Opodeldoc, Chloroformöl (siehe Chloroform). Auflegen von Senfpflaster.

Herzklopfen kann bei gesunden Menschen bei Anstrengungen oder Gemütsbewegungen vorkommen und ist
schnell vorübergehend ohne Bedeutung.

Tritt es dagegen auch ohne diese Veranlassung
wiederholt auf, so ist es ein Zeichen von Erkrankung
des Herzens oder des Blutes, Blutarmut nach Malaria-
Erkrankungen (siehe diese), oder von Nervosität. Genaue
Aufklärung darüber giebt nur die ärztliche Untersuchung.

Behandlung: Wer an Herzklopfen leidet, vermeide
bei leicht verdaulicher Diät und Enthaltsamkeit von
schwerem Bier und unvermischtem Wein jede Anstrengung und Aufregung und sorge für täglichen Stuhlgang (siehe Seite 34). Gegen das Herzklopfen selbst
sind kalte oder hydropathische Umschläge oder Senfpflaster
auf die Herzgegend, sowie, wenn dasselbe sehr hartnäckig
ist, Tinctura strophanti zu empfehlen.

Hitzschlag. Derselbe kommt in Ostafrika bei an-
gestrengter Arbeit, anstrengenden Märschen häufig vor,
sowohl bei Sonnenschein wie bei bedecktem Himmel.
Seine Ursachen liegen darin begründet, dass bei hoher
Lufttemperatur und zugleich hohem Feuchtigkeitsgehalt
der Luft das Blut durch reichliche Wasserabgabe infolge starken Schwitzens eingedickt wird. Dabei ist die
Verdunstung des Schweisses und somit die Abkühlung
des Körpers durch die Haut infolge des hohen Feuchtig-
keitsgehalts der Luft (siehe Seite 37) behindert. Die
Eindickung des Blutes und Stockung des Blutkreislaufs
verbunden mit der fehlenden Abkühlung und Über-
hitzung des Körpers durch den Schweiss erzeugt den
Hitzschlag.

Dem eigentlichen Hitzschlage gehen folgende Vor-

läufersymptome voraus: Sehr starkes Schwitzen, Herzklopfen, Beklemmungsgefühl auf der Brust, Atembeschwerden, Ohnmachtsanwandlungen. Setzt der davon
Betroffene nicht Marsch und Thätigkeit aus, begiebt sich
in den Schatten, lüftet die Kleider und trinkt schluck-
weise Wasser, kalten Kaffee oder Thee, so stürzt er
nach nicht langer Zeit plötzlich mit hochrotem Gesicht
bewusstlos zusammen. Atmung und Herzthätigkeit werden
schwächer und schwächer, schliesslich kaum sicht- und
fühlbar; der vom Hitzschlag Getroffene gerät in einen
Zustand, der als Scheintod bezeichnet wird.

Behandlung: Verhütung des Hitzschlages wird am
besten durch genaues Befolgen der in Teil I Kapitel VII
gegebenen Vorschriften für Verhalten vor und auf
Expeditionen gewährleistet. Hierbei betone ich nochmals die grosse Gefährlichkeit von übermässigem Trinken
alkoholhaltiger Getränke am Abend vor dem Marsche.
Der Brand am nächsten Morgen infolge eines solchen
Excesses ist ein Zeichen der stattgehabten wasser-
entziehenden Wirkung des Alkohols. Das Blut eines
Menschen, dem schon vorher auf solche Weise Flüssigkeit entzogen worden ist, wird natürlich schneller durch
den vorher beschriebenen Vorgang eingedickt als das
eines vernünftigen Menschen.

Stellen sich die oben genannten Vorboten des
Hitzschlages ein, so muss der davon Befallene unverzüglich in der eben daselbst vorgeschriebenen Weise
sich erholen. Dabei betone ich, dass er bei Sonnenschein niemals, auch wenn er sich unter einen schattigen
Baum gesetzt oder gelagert hat, den Tropenhelm dauernd
ablegt, sondern nur denselben wiederholt lüftet und

frische grüne Blätter oder ein angefeuchtetes Tuch in denselben legt. Seine Erholungsruhe darf er nicht eher unterbrechen, als bis Atmung und Herzthätigkeit völlig ruhig und gleichmässig geworden sind und der Kräftezustand völlig wieder hergestellt ist.

Ist jemand vom Hitzschlage getroffen bewusstlos umgesunken, so muss er schleunigst an einen schattigen Ort auf ein mitgenommenes Feldbett mit Sonnensegel (siehe Seite 25 Feldbett) gebracht, und darauf nach Lösung aller beengenden Kleidungsstücke mit erhöhtem Oberkörper gelagert werden. Ärztliche Hilfe ist baldmöglichst herbeizuholen. Inzwischen ist Kopf und Brust mit Wasser reichlich zu besprengen und fortdauernd mit einem Fächer frische Luft zuzufächeln, Hände und Füsse sind dabei zu reiben. Hat die Atmung dem Anscheine nach aufgehört, so ist die künstliche Atmung einzuleiten und so lange fortzusetzen, bis die natürliche wiederkehrt (siehe Bewusstlosigkeit). Die Herzthätigkeit ist, wenn sachverständige Hand zur Stelle, durch Einspritzung von Camphor- und Benzoe-Lösung unter die Haut anzuregen (siehe Acidum benzoicum cum camphora et aethere, Subcutan - Spritzen). Ist Atmung und Herzthätigkeit wieder erwacht, das Bewusstsein zurückgekehrt, so lasse man den Kranken häufig Salmiakgeist mit der Nase einatmen, lege ihm Senfpflaster auf die Brust. Schlaf muss in den nächsten 3 Stunden verhindert werden, da derselbe leicht in den ewigen übergehen kann; bei später sich einstellendem Schlaf ist die Atmung und Herzthätigkeit genau zu überwachen. Sowie dieselbe oberflächlich oder schwach, der Puls klein wird, ist der Kranke zu wecken und wach zu halten (Unterhaltung,

Riechen an Salmiakgeist). Der Kranke muss, nachdem er vom Hitzschlag genesen, mindestens 6 Tage völlige Ruhe haben. Das weitere Verhalten richtet sich nach seinem Kräftezustande.

Hodenentzündung. Schmerzhafte entzündliche Anschwellung eines oder beider Hoden.

Ursachen: Stoss, Quetschung, sonstige Verletzung, Ziegenpeter, Tripper.

Behandlung siehe unter Tripper Seite 206.

Hühneraugen entstehen durch Druck schlecht sitzender Fussbekleidung. Die Verhütung derselben geschieht daher am sichersten durch gutes, bequemes Schuhwerk (siehe Seite 22). Die Behandlung der Hühneraugen geschieht am zweckmässigsten durch Aufweichen der Hornschwiele in lauwarmem Seifenbad und darauf folgende Entfernung derselben mit dem reinen und desinfizierten Fingernagel. Abschneiden derselben mit scharfem Messer vertraue man nur geübter Hand an, da zu tiefes Schneiden heftig blutende, oft schwer heilende Wunden verursacht. Hühneraugenringe (siehe Teil III) trage man bis zur endgültigen Beseitigung auf die oben angegebene Weise.

Hundswut, Tollwut. Wird durch den Biss toller Hunde oder anderer toller Tiere auf den Menschen übertragen. Dieselben zeigen eine eigentümliche Unruhe, laufen mit nachschleppenden Hinterläufen, schnappen nach jedem, der ihnen zu nahe kommt, um ihn zu beissen, der Geifer läuft ihnen aus dem Maule, von Zeit zu Zeit stossen sie ein eigentümliches rauhes Geheul aus, ihre Speise, namentlich Wasser, nehmen sie nicht, fressen dagegen unverdauliche Dinge. Der gebissene Mensch zeigt nach kürzerer oder längerer Zeit nach vorangegangenem Angstgefühl hauptsächlich bei jedem Versuch zu trinken die heftigsten krampfhaften Würgebewegungen. Im Anschluss daran stellt sich Wasserscheu ein, die sogar so stark wird, dass der Kranke seinen eigenen Speichel fortwährend ausspeit. Bald darauf stellen sich unter Ausbruch der Tobsucht Erstickungsanfälle ein, unter denen er nach einigen Tagen zu Grunde geht.

Behandlung: Nach jedem Biss eines tollwut-verdächtigen Tieres schnellste ärztliche Hilfe; inzwischen ist die Wunde so schnell wie möglich mit glühendem Eisen, glühender Kohle, Höllensteinstift tief und wiederholt auszubrennen oder von sachverständiger Hand rings herum auszuschneiden. Das grosse Angstgefühl, die grosse Unruhe mildere man durch wiederholte Gaben Aqua amygdalarum cum Morphio, 1—2 Tabletten Chloral-hydrat.

Husten, siehe Kehlkopfcatarrh Seite 185 und Lungenentzündung.

Starker wiederholt auftretender Hustenreiz ohne Halsschmerzen. Atembeschwerden, Brustschmerzen, Auswurf werden bekämpft durch weniges Sprechen, Aussetzen des Rauchens. Arznei: Aqua amygdalarum cum morphio 3—4 mal täglich 5 Tropfen. Pulvis Doweri morgens und abends 1 Tablette.

I.

Impfung, siehe Seite 21 und Pocken.

Influenza, Grippe. Epidemisch und auch in Einzelfällen auftretende Krankheit, deren Krankheitserreger durch die eingeatmete Luft in den menschlichen Orga-

nismus gelangen. Dieselbe ist in Ostafrika zum letzten
Mal vor einem Jahre epidemisch aufgetreten.

Die Krankheit tritt plötzlich unter Schüttelfrost
mit nachfolgendem Fieber auf und äussert sich namentlich in einem heftigen Katarrh der Atmungsorgane —
Schnupfen, Halsschmerzen, Luftröhrenkatarrh, Husten —
der unter allgemeiner grosser Abgeschlagenheit, Unruhe,
Schlaflosigkeit, Stirnschmerz, Gliederschmerzen und
Störung der Verdauungsthätigkeit, — Appetitlosigkeit,
Magenschmerz, Durchfall — verläuft. Dauer der Krankheit 2—6 Wochen. Ausgang bei kräftigen, widerstandsfähigen Personen meist in Heilung; tötlicher Ausgang
bei schwächlichen Personen und bei mangelnder Schonung
und Pflege durch schwere Lungenerkrankung. Nach Genesung noch lange grosse Mattigkeit, Kopf und Gliederschmerzen. Neigung zu Rückfällen. Der gefährlichste
Rückfall wird bei zu früher Aufnahme der Berufsthätigkeit durch Erkältung gesetzt: Lungenentzündung
mit schwerem Verlauf. Dieselbe ist um so bedenklicher,
als der Körper durch die kürzlich vorangegangene Ersterkrankung noch sehr geschwächt ist.

Behandlung: Ruhe in guter, trockener Luft,
kühlendes Getränk (Acidum citrium mixtum), leichte Diät
(Fleischbrühe, Fleischthee, Kemmerichsche Peptone, Reis).
Bei hohem Fieber, heftigem Luftröhrenkatarrh, grosser
Abgeschlagenheit baldmöglichst ärztliche Hilfe.

Gegen den Kopfschmerz: Kalte Umschläge auf den
Kopf (kühlende Kompressen, siehe Teil III), 1 Tablette
Phenacetin; nicht mehr wie zwei Tabletten ohne ärztliche Verordnung am Tage. Antipyrin nur nach ärztlicher Verordnung. Gegen den Husten 2stündlich

1 Tablette Ammonium chloratum. Gegen die Schwäche
Wein (Rotwein, Portwein) häufiger in kleinen Mengen
(2stündlich 1 Schluck = 1 Esslöffel voll). Gegen Leibschmerz Pulvis Doweri. Gegen Schlaflosigkeit Sulfonal
1 Tablette.

Insekten, Insektenstiche. Der grössten Gefahr der
Stiche durch Insekten, von denen die Moskitos, unseren
Mücken und sogenannten Schnaken oder Gnitzen ähn-
liche Flügelträger, in erster Linie in Betracht kommen,
ist der Mensch in der Nachtruhe ausgesetzt. Den besten
Schutz gegen dieselben gewährt das Moskitonetz. Eine
zweite grosse Plage bilden die Wanzen, die in Ostafrika
ihre europäischen Mitschuldigen bedeutend an Grösse
überragen. Zu ihrer Vernichtung sind sehr grosse
Mengen Insektenpulver nötig, ferner ist zu diesem Zweck
Einstreuen der betreffenden Möbel, Bettstellen mit
Naphthalin oder Waschen mit Petroleum zu erwähnen.

Insektenstiche betupfe man mit Salmiak. Durch
den Stich hervorgerufene entzündlich gerötete, stark
juckende Beulen kratze man nicht auf, da dadurch leicht
Blutvergiftung hervorgerufen wird, sondern wasche dieselben mit Essigwasser oder bedecke sie bei eintretender
Entzündung mit einem antiseptisch-hydropathischen Verband (siehe Seite 215), zeige sie dann baldmöglichst
dem Arzt.

Von **Skorpionen** herrührende Wunden sind im allgemeinen nicht so lebensgefährlich, wie vielfach angenommen wird. Dieselben sind sofort mit Salmiakgeist
(liquor Ammonii caustici) zu betupfen oder mit dem
Argentum nitricum-Stift zu ätzen, bei starker entzündlicher Röte und Schwellung der Umgebung hydropathisch-

15

antiseptischer Verband wie vorher, baldige ärztliche Hilfe.

Sandflöhe. Der Sandfloh, in trockenen Sandgegenden anzutreffen, bohrt sich unter heftigem Jucken in die Haut und zeigt sich zuerst an der juckenden geröteten Stelle als schwarzer Punkt. Wird er in diesem Stadium nicht entfernt, so schwillt die Stelle zu einem weissen Bläschen unter der Haut an und verursacht später bösartige Geschwüre. Deshalb entferne man denselben sofort in seinem ersten Stadium, indem man ihn mit einer desinfizierten Nadel oder kleinen Lanzette aussticht, die entstandene Wunde mit dem Argentum nitricum-Stift betupft und mit einem Stückchen Verbandwatte und Heftpflaster verschliesst. Gräbt man das zur weissen Blase ausgebildete Insekt aus der Haut, so verbrenne man die Blase sofort in einer Flamme (am angezündeten Streichholz). Die Wunde ist wie oben zu behandeln, ist sie grösser und heilt schlecht, so verfahre man wie bei Geschwüren (siehe diese).

Ameisen, Termiten. Ausser der speziell unter dem Namen Termiten bekannten Gattung, die ihre zerstörende Arbeit gegen alles, was Holz heisst, richtet, kommen die den Menschen durch Biss belästigenden Ameisen in Betracht. Dahin gehören unter der grossen Zahl verschiedener Ameisenarten die grossen dunkelbraunen Ameisen (Kisuaheli: siafu), welche des Nachts in grossen Zügen dahinwandern, über den schlafenden Menschen fortziehen und ihn, wenn er sich bewegt, beissen. Eine kleinere hellbraune Art, Blattameisen, welche sich in Büschen Nester aus Blättern baut, hat in der Suahelisprache den Namen madji moto, heisses Wasser, weil ihr

Biss wie heisses Wasser brennt. Schliesslich sei noch eine „njemwura" genannte Gattung erwähnt, die sich aus Lehm Wohnstätten in Kugelform baut.

Die besten Schutzmittel gegen alle Ameisen, wie kriechenden Insekten überhaupt sind Asche, Naphtalin und Wasser. Wer vor dem Schlafen die Füsse seiner Feldbettstelle oder Kitanda dicht mit Asche umgiebt, oder rings herum mit Naphthalin bestreut, wird vor den lästigen obengenannten Besuchern in seiner Nachtruhe sicher sein, ebenso, wer die Füsse der Bettstelle in kleine mit Wasser gefüllte Gefässe (ausgeleerte Konserven- büchsen) stellt.

Hundertfuss. Scolopendra. Derselbe gehört zur Klasse der Krustentiere (Ringelkrebse); er zeigt einen band- förmigen, mit Ringeln versehenen Leib von gelblicher Farbe mit 21 Paar Füssen. Der Hundertfuss kann eine Länge bis zu 18—22 cm. erreichen; seine Bewegungen sind schlängelnd, blitzschnell, er beisst mit seinen, einen giftigen Saft enthaltenden Fresszangen nur, wenn er durch Be- rührung, Fusstritt oder Druck eines Körperteiles aus seinem Lager (namentlich unter faulendem Holz), aufge- stört wird. Sein Biss kann mitunter sehr schmerzhafte, entzündliche, wenn auch nicht direkt lebensgefährliche, Schwellungen erzeugen. Da er sich auch Lager und Betten als Ruhestelle aussucht, ist es geraten, namentlich auf Expeditionen, die Lagerstätte sorgfältig zu unter- suchen (siehe Schlangenbisse). Die durch den Hundert- fuss erzeugten Verletzungen erheischen schleunigst die- selbe Behandlung wie die Insektenstiche.

Zu unterscheiden von dem Hundertfuss ist der sehr harmlose Tausendfuss. Denselben trifft man entweder

15*

zusammengerollt auf Blättern oder unter Steinen liegend an, oder man sieht ihn mit seinen 70—90 Fusspaaren langsam über die Erde dahinkriechen, ohne dass er je einem Menschen Schaden zufügt. Der Tausendfuss hat einen walzenförmigen Ringelleib von graubrauner Farbe bis zu 4 cm. Länge.

Die **Hundszecke,** auch Holzbock genannt, saugt sich mit ihrem Saugrüssel ausser an Hunden und anderen Tieren, auch an Menschen fest und kann fest gesogen von ihrer ursprünglichen Hanfkorn - Grösse bis zum Umfang einer Haselnuss anwachsen. Um sie zu vernichten, ziehe man sie sehr langsam und vorsichtig aus, da bei unvorsichtigem Herausziehen ihr Leib zerreisst und der im Körper zurückbleibende Saugrüssel Entzündung verursacht. Besser tötet man sie durch einen aufgeträufelten Tropfen Öl, am besten Oleum Terebinthinac.

K.

Kehlkopfcatarrh, siehe Catarrh.

Klimatische Bubonen — Bezeichnung für Bubo Kisuaheli tumbasi, pluralis matumbasi; Leistendrüsenschwellung mit Fieber: mtoki — sind eine in Ostafrika nicht selten, besonders nach anstrengenden Märschen, auftretende Erkrankung. Dieselbe äussert sich in einer mehr oder weniger schmerzhaften Anschwellung der Leistendrüsen, die nicht selten Neigung in Vereiterung der Drüsen überzugehen hat. Wer an Leistendrüsenschwellung erkrankt, der überzeuge sich genau, ob dieselbe wirklich eine rein klimatische, von selbst entstandene Erkrankung ist, oder ob sie nicht eine Folgeerscheinung anderer Krankheiten bildet. Solche sind Wunden an den Füssen oder Beinen oder Geschlechtskrankheiten.

Behandlung: siehe Lymphdrüsenschwellungen.

Knochenbrüche, siehe Brüche.

Knochenhautentzündung. Dieselbe entsteht besonders leicht an oberflächlich liegenden Knochen, z. B. am Schienbein, am häufigsten durch Schlag und Stoss, Quetschungen. Die Knochenhautentzündung kann als solche nur vom Arzt erkannt werden. Jedenfalls thut man bei obengenannten Gelegenheitsursachen gut, bei absoluter Ruhe des betreffenden Körperteiles, kühlende Umschläge (Eisblase, Eiswasserumschläge, wo Eis vorhanden) Bleiwasserumschläge (siehe Tabletten plumb. subacet.) zu machen. Sind die äussere Haut und die Weichteile nicht entzündlich gerötet und geschwollen, so sind Einpinselungen mit Jodtinktur Einreibung mit grauer Salbe (Unguent. hydrarg. cin.) zu raten.

Kolik siehe **Colik.**

Kopfschmerzen können durch die verschiedenartigsten Ursachen bedingt sein und bilden das häufigste Begleitsymptom bei fieberhaften Erkrankungen (Malaria-Fieber).

Besteht bei Kopfschmerz mit gerötetem Kopf Stuhlverstopfung, so ist durch Calomel für reichlichen Stuhlgang zu sorgen, auf den hochgelagerten Kopf sind kühlende Umschläge (kühlende Kompressen) zu legen.

Ist Stuhlgang vorhanden und reichen kühlende Umschläge nicht aus, so nehme man Phenacetin 2 Tabletten in 1 Stunde, je eine am Anfang und Ende derselben (nicht mehr!) oder 2 Tabletten Antipyrin auf einmal (¹/₂ Glas Rotwein hinterher zu trinken). Die Mittel sind sowohl bei doppelseitigem (den ganzen Kopf einnehmendem), wie halbseitigem Kopfschmerz (Migräne) zu empfehlen. Der letztere tritt in Zwischenräumen auf und dauert 3 Stunden bis 1 Tag oder mehrere Tage. Gelegenheitsursachen: Excesse in der Lebensweise, Strapazen, Ärger. Neben den oben erwähnten Mitteln ist Ruhe anzuraten. Wer an Migräne leidet, soll nicht nach Ostafrika gehen.

Krätze. Dieselbe ist eine ansteckende Hautkrankheit und wird durch einen tierischen Parasiten, die Krätzmilbe, bei direkter Berührung von einem Menschen auf den anderen übertragen. Die Krätzmilbe bohrt sich unter die Haut und kriecht in Gängen, die sich in der Haut als leicht erhabene rote Streifen kennzeichnen, fort. Die Gänge endigen mit einer Erhöhung, unter der die Krätzmilbe sitzt und aus der sie mit einer desinfizierten Nadel herausgezogen werden kann. Die Lieblingsstellen der Krätzmilbe sind die Hautpartien zwischen den Fingerwurzeln, an der Ellenbeuge, in der vorderen Gegend der Achselhöhle. Die Krätze erzeugt heftiges Jucken, das besonders durch Bettwärme erhöht wird.

Behandlung: Verhütung der Ansteckung durch vorsichtiges Fernhalten von Krätzkranken. Nach erfolgter Ansteckung warmes Bad, gleich nach demselben Einreiben der Gänge zeigenden und juckenden Hautstellen mit Perubalsam (Balsamum peruvian.). Derselbe muss 2 Abende hintereinander kräftig in die Haut eingerieben werden. Am 4. Tage wird nach nochmaligem warmen Bade die Wäsche gewechselt. Damit ist die Kur in den meisten Fällen mit Abtötung der Krätz-

milben durch den Perubalsam als beendet zu betrachten.
Treten ausnahmsweise nach einigen Tagen wieder Erscheinungen auf, so muss dieselbe von neuem begonnen
werden. — Bei vernachlässigter Krätze entstehen Krätz-
geschwüre. Dieselben erfordern nach durchgeführter
Krätzekur die bei Geschwüren angegebene Behandlung.
Krämpfe stellen sich in · verschiedener Form bei
vielen schweren Erkrankungen ein und sind bei diesen
erwähnt. Ausser diesen kommen hauptsächlich 2 Krampf-
arten, hysterische und epileptische, vor. Während von
den ersteren fast ausschliesslich das weibliche Geschlecht
befallen wird, kommen epileptische Krämpfe unterschiedslos bei beiden Geschlechtern vor. Dieselben sind
erblich und zeigen sich zuerst gewöhnlich schon vor dem
20 Jahre. Wer an Epilepsie leidet, darf nicht in
die Tropen gehen. Dieselben bieten für derartige
Kranke besonders reichliche Gelegenheitsursachen zu
Krampfanfällen und der sich aus der Epilepsie ent·
wickelnden Geistesstörung. Die epileptischen Anfälle beginnen mit starker Gemütsverstimmung, Kopfschmerz,
Schwindel, Druck in der Magengegend, Gliederschmerzen.
Der Anfall tritt gewöhnlich ein, indem der Kranke mit
einem Schrei bewusstlos hinstürzt. Zuerst liegt er starr
da mit blaurotem Gesicht, starr geöffneten Augen, Schaum
vor dem Munde, der oft blutig infolge Zungenbisses gefärbt ist; darauf stellen sich die heftigsten Zuckungen
ein, durch die der Kranke hin- und hergeschleudert wird
und sich schwere Verletzungen zuziehen kann. Mit
Ende des Anfalls wacht entweder der Kranke mit dem
Gefühl grösster Abgeschlagenheit ohne die geringste Erinnerung des Vorangegangenen auf oder verfällt sofort

mit erschlafftem Körper in tiefen Schlaf, aus dem er erst nach mehreren Stunden abgeschlagen und matt erwacht. An die Anfälle kann sich zur Tobsucht ausartende Geistesstörung schliessen. Epileptische müssen daher nach dem Anfall in Beobachtung behalten werden.

Behandlung: Im Anfall sorge man nur, dass der Kranke so liegt, dass er sich durch die Krampfbewegungen nicht verletzt; er werde auf weiche Unterlage gebettet, alle harten Gegenstände werden aus seiner Nähe entfernt. Im übrigen rühre man den Kranken im Anfalle nicht an, jedes Festhalten verschlimmert den letzteren. Nach dem Anfall reiche man ihm kühlendes Getränk. Das bei Epilepsie angewendete Mittel, Kali bromatum, 4 mal täglich 1 Tablette in abgekochtem Wasser gelöst, ist nur nach ärztlicher Verordnung zu geben.

Krampfadern sind erweiterte Blutadern. Dieselben kommen hauptsächlich an den Beinen vor und treten namentlich nach längerem Gehen an denselben stark gefüllt heraus. Dieselben können heftige Blutungen (Behandlung siehe diese), sowie Entstehung hartnäckiger Unterschenkelgeschwüre veranlassen. Deswegen ist es ratsam, auch bei niederen Graden derselben die Unterschenkel von unten auf kunstgerecht umwickelt beim Gehen zu tragen.

L.

Leberschmerzen. Leberschmerzen sind in den Tropen sehr häufig. Treten dieselben nicht als Begleiterscheinungen des Malaria-Fiebers oder ohne ausgeprägte Gelbsucht (siehe Malaria-Erkrankung, Gelbsucht) auf, so sind sie durch Blutüberfüllung der Leber, durch Leberanschoppungen bedingt. Diese sehr oft vorkommende, als dicke Leber bezeichnete Störung charakterisiert sich durch das Gefühl von Völle in der Lebergegend und Schmerzen, die von der Gegend der rechts liegenden unteren Rippen und der sich weiter unten unmittelbar anschliessenden Bauchpartie nach oben in die rechte Brustseite und den rechten Oberarm ausstrahlen. Dieselben werden durch Druck auf die beschriebene Lebergegend noch verstärkt. Fieber besteht bei dieser Erkrankung gewöhnlich nicht. Die in die genannte Gegend von unten nach oben ausstrahlenden Schmerzen sind für die Leberanschoppung sehr bezeichnend. Es ist auf dieselben umsomehr zu achten, als Schmerzen unter dem rechten Rippenbogen auch von den unter der Leber liegenden Darmpartien, z. B. bei Stuhlverhaltung, ausgehen können. Diese Schmerzen strahlen nicht in der beschriebenen Weise nach oben aus. Die Ursachen der Leberanschoppung liegen in reichlichem Alkoholgenuss, fettreicher, stark gewürzter Nahrung bei mangelnder Bewegung. Die Verhütung derselben geschieht am sichersten durch Befolgung der (Teil I Kapitel VI und VIII) gegebenen Vorschriften über Lebensweise und Diät.

Behandlung: Wenn möglich, ärztliche Hilfe, da jede Lebererkrankung in den Tropen sachgemässe, schnelle und energische Abhilfe erfordert Nicht genügend beachtet, kann die einfache Blutüberfüllung der Leber zu Leberentzündung und Abscessbildung, einer lebensgefährlichen Krankheit, führen.

Der Laie bewirkt am besten eine Linderung seiner

Beschwerden durch ruhige Bettlage, leichte, reizlose Diät (Fleischbrühe, Reis, leichte Gemüse, Obst), Vermeiden fetter Speisen, alkoholhaltiger Getränke (Bier, unvermischter Wein), Sorge für reichlichen Stuhl durch Calomel. Auf die Lebergegend werden von sachverständiger Hand gesetzte Schröpfköpfe mit nachfolgendem hydropathischem Umschlag, oder Einreibung mit grauer Salbe 1 mal täglich (sehr bekanntes und bewährtes Mittel in Ostafrika), oder Einpinselung mit Tinctura jodi einen Tag um den andern, schliesslich Auflegen von Senfpflaster (charta Sinapis) von guter Wirkung sein. Ist durch zu starkes Einreiben oder Einpinseln die Haut wund geworden, so lege man einen antiseptisch-hydropathischen Umschlag (siehe S. 215) auf und reibe nach Schwinden der Leberbeschwerden die noch wunde Haut mit Vaselin-Lanolin ein.

Leberwürmer können in ihren Symptomen nur durch den Arzt erkannt werden. Die Gefahr der Erkrankung an denselben wird durch das Hineingelangen von Hundewürmern in den menschlichen Körper gesetzt. Wer sich dieser höchst gefährlichen, schweren Erkrankung nicht aussetzen will, der lasse sich niemals von Hunden, namentlich im Gesicht, lecken. Hände, die von Hunden beleckt worden sind, müssen möglichst bald sorgfältig gereinigt werden und dürfen vor der Reinigung nicht mit Speise, Cigarren in Berührung kommen oder an den Mund geführt werden.

Andere Lebererkrankungen, siehe Gelbsucht.

Leibschmerzen werden durch Magencatarrh, Verstopfung, Darmcatarrh, Colik verursacht, (siehe diese Krankheiten.)

Leistenbrüche, siehe Brüche.

Leisten-Bubo, Drüsenschwellung, siehe Klimatische Bubonen, Lymphdrüsenschwellung.

Lippenausschlag. Derselbe besteht aus gruppenweise angeordneten wasserhellen Bläschen auf und an den Lippen auf gerötetem Grunde, welche sehr starkes Jucken verursachen und kommt bei Malaria-Fieber und Lungenentzündung vor; er entsteht auch sonst von selbst nach Genuss sehr fetter Speisen und bei Stuhlverstopfung. Der gleiche Ausschlag kommt auch an den Geschlechtsteilen (siehe Seite 209) vor. Die Bläschen platzen oder trocknen gewöhnlich, wenn nicht gekratzt, bald ein.

Behandlung: Nicht aufkratzen, da sonst Blutvergiftung entstehen kann. Sorge für Stuhlgang, Calomel. Bestreichen der Lippe mit Vaselin-Lanolin.

Luftröhrencatarrh, siehe Catarrh.

Lungenentzündung. Eine Entzündung der Lunge ist in ihrem Charakter und Sitz nur durch den Arzt zu erkennen. Es giebt verschiedene Arten von Lungenentzündung. Der Laie kann mit einiger Sicherheit auf eine Entzündung der Lunge schliessen, wenn ein bisher gesunder Mensch plötzlich mit hohem Fieber an heftigen Stichen in der Brust, oder vielmehr der Vorder- und Rückseite des Brustkorbes, namentlich auf der hinteren unteren linken oder rechten Seite desselben, Seitenstechen, Atemnot, Husten und Auswurf erkrankt. Der letztere wird mit Mühe ausgehustet, ist von zäher Beschaffenheit und sieht rotbraun, rostfarben aus. Die Krankheit verläuft im allgemeinen bei kräftigen Menschen unter ärztlicher Behandlung unter 6—10 tägigem Fieber günstig, ist aber stets als eine gefährliche Erkrankung von dem

Laien anzusehen, die ihn veranlasst, schleunigst ärztliche
Hilfe herbeizuholen. Dasselbe gilt von allen fieberhaften
Erkrankungen, die mit Husten, Auswurf und Brust-
schmerzen einhergehen. Die eben beschriebene Art der
Lungenentzündung stellt die besonders mit dem Namen
Lungenentzündung belegte fieberhafte Erkrankung der
Lunge dar, welche durch einen bestimmten Krankheits-
erreger hervorgerufen wird.

Behandlung bis zur Ankunft des Arztes: Strengste
Bettruhe bei erhöhtem Oberkörper in gut gelüftetem
trockenem Zimmer, 2stündlich hydropathischer Umschlag
auf die schmerzhafte Stelle des Brustkorbes. Kühlendes
Getränk, Limonade (Tabletten acidum citricum mixtum).
Auf den Kräftezustand, Puls aufpassen! Bei Schwäche
Wein, 2stündlich 1 Schluck, Colatabletten; kräftige flüssige
Fleischdiät (Fleischbrühe, Fleischthee, Kemmerichsche
Fleischpeptone); bei starkem Herzklopfen 3 Granules
tinctura Strophanti (nicht mehr!) gegen heftigen quälen-
den Husten mit schwer löslichem Auswurf Tabletten
von Ammonium chloratum (2stündlich 1 Tablette), liquor
ammonii anisatus cum tinctura opii benzoica.

Lungencatarrh. Die Entscheidung, ob ein in Husten
Brustschmerzen und Auswurf sich äussernder Catarrh
in den grösseren Luftwegen, den Luftröhrenverzweigungen
oder in der Lunge selbst seinen Sitz hat, ist im allgemeinen für den Laien nicht möglich und nur durch
ärztliche Untersuchung zu treffen. Doch giebt der Umstand, dass der Erkrankte in seiner Familie chronische
Lungenkrankheiten, Lungenschwindsucht, Skrophulose
aufzuweisen hat, von Anfang an zu dem Verdacht Be-
rechtigung, dass sein Catarrh Symptom einer ernsten

Lungenerkrankung ist. Längere mit sichtlicher Kräfteabnahme einhergehende Dauer und Heftigerwerden desselben erheben diesen Verdacht zur Gewissheit und
bedingen schleuniges Verlassen des ostafrikanischen und
Malaria-Klimas.

Jedenfalls ist bei jeder Erkrankung der Atmungsorgane mit den oben genannten Symptomen baldigste
ärztliche Untersuchung zur Feststellung des Krankheitsherdes erste Bedingung. Bis dahin ist die Behandlung
die bei Lungenentzündung, Luftröhrencatarrh (siehe
(Catarrh) angegebene. Die Kräfte sind durch Ruhe,
gute Ernährung und Wein aufrechtzuerhalten.

Lymphdrüsenschwellung. Dieselbe tritt entweder
bei Allgemeinerkrankungen, z. B. konstitutioneller
Syphilis (siehe Geschlechtskrankheiten), im ganzen Körper,
oder an einzelnen Stellen bei Erkrankungen anderer
den Drüsen benachbarter Organe auf; so am Halse,
im Nacken, bei Mandelentzündung, Rachencatarrh; bei
durch Ansteckung erkrankten oder bei vergifteten Wunden
an den Füssen oder Beinen, bei Erkrankung der Geschlechtsteile, in der Leistengegend; — Leistenbubonen —
bei durch Ansteckung erkrankten Wunden, an den Händen
oder Armen, in der Achselhöhle — Achselbubonen. —
Die letztgenannten Drüsenanschwellungen sind stark
schmerzhaft, die geschwollenen Drüsen bilden gewöhnlich,
zu mehreren vereint, eine unter der Haut deutlich fühl-
bare rundliche Geschwulst. Dieselbe, anfänglich hart, geht
durch Vernachlässigung in Eiterung über und muss dann
von sachkundiger Hand mit dem Messer geöffnet werden,
um darauf die antiseptische Behandlung einer eiternden
Wunde zu erfahren (siehe Geschwüre, Wundbehandlung).

Das geeignetste Verhalten, um eine solche Vereiterung bei Drüsenschwellungen zu verhindern, ist strengste Ruhe des in Frage kommenden Körperteiles neben der Behandlung der ursächlichen Erkrankung. (Antiseptischer Verband verunreinigter Wunden, siehe Geschwüre; Behandlung von Krankheiten der Geschlechtsteile, siehe Geschlechtskrankheiten).

Bei Achselbubo muss der Arm in einem um die Schulter befestigten Tuch (Mitelle) ruhig gestellt getragen werden; die Drüsenschwellung ist mit grauer Salbe morgens und abends einzureiben.

Bei Leistenbubo ist unbedingte Bettruhe neben der eben genannten Einreibung dringend notwendig. Innerlich werden zweckmässige Abführmittel (Calomel täglich 1—2 Tabletten) gegeben.

Diät: leicht flüssig, Vermeiden von Bier und unvermischtem Wein.

M.

Magenkrampf. Anfallsweise auftretende, heftige nervöse Schmerzen in der Magengegend, die einige Minuten bis mehrere Stunden andauern können und gewöhnlich durch Druck auf die Magengegend vermindert werden. Dabei bestehen keinerlei andere Zeichen von Magencatarrh wie belegte Zunge, Appetitlosigkeit, Übelkeit, (Unterschied von Magencatarrh!).

Behandlung: Im Anfall (Bismuthum subnitricum cum morphio 1—2 Tabletten), aqua amygdal. cum morphio; nach dem Anfall, wenn Verstopfung vorhanden Calomel 1 Tablette. Diät leicht verdaulich (blähende Gemüse vermeiden). Leibbinde tragen, Füsse stets trocken und warm halten.

Magencatarrh, siehe Catarrh.

Magengeschwür, siehe Blutung — Magenblutung, Darmblutung.

Malaria-Erkrankungen, siehe Kapitel II.

Mandelentzündung. Symptome; Schmerzen in der Gegend der Mandeln. Dieselben verstärken sich beim Schlucken; letzteres ist durch die starke Schwellung der Mandeln häufig sehr erschwert. Dabei oft hohes Fieber, Kopfweh, Stuhlverstopfung.

Behandlung: Dem Kranken die Zunge mit einem Löffel oder Spatel herunterdrücken und ihm in den Rachen sehen. Die Rachengegend und die Mandeln zeigen sich gerötet und geschwollen. Auf den letzteren häufig Belag. Zu unterscheiden, ob dieser gutartig (weiss) oder bösartig (schmutzig graue Farbe) ist für den Laien in den meisten Fällen nicht möglich (siehe Diphterie, Allgemeinbefinden dabei). Deshalb suche er bei Mandelentzündungen mit Belag baldmöglichst ärztliche Hilfe. Bis zum Eintreffen derselben oder wenn kein Belag vorhanden, werde verfahren wie beim Rachencatarrh, siehe diesen Seite 186.

Mangobeulen, siehe Furunkel.

Migräne, siehe Kopfschmerz.

Milzbrand. Derselbe wird von Tieren, namentlich Schafen und Rindern, durch einen spezifischen Krankheitsträger, den Milzbrandbacillus, auf den Menschen übertragen. Gelangen die letzteren in Hautwunden, so entsteht eine bösartige Hautentzündung. Dieselbe beginnt meist unter Stechen und Jucken als kleines Knötchen mit einem schwarzen Punkte in der Mitte, bald entwickelt sich auf dem Knötchen eine Blase, nach deren Aufkratzen eine brandige, geschwürige Wunde entsteht. Im weiteren Verlauf nimmt nun diese tellerförmig eingesunkene Wunde, indem sie sich in die Fläche ausbreitet, unter hohem, mit Bewusstlosigkeit verbundenem Fieber zu. Die Krankheit endet gewöhnlich tötlich in 8—14 Tagen.

Nach Genuss milzbrandkranken Fleisches entwickelt sich in kurzer Zeit unter heftigen Verdauungsbeschwerden, (Leibschmerzen, Erbrechen) hohes Fieber mit Delirium und tötlichem Ausgang.

Behandlung: Schutz vor der Erkrankung bietet nur die Vermeidung jeder Berührung mit milzbrandkranken Tieren; jedes erlegte Wild und getötete Schlachttier muss genau untersucht werden, ob es gesund gewesen ist, vor allen Dingen, ob es keine Milzbrandbeulen aufweist. Bei Tierseuchen, wie sie in Ostafrika zeitweise unter Büffeln und zahmen Rinderheerden beobachtet sind, ist, wenn die kranken oder gefallenen Tiere Milzbrandbeulen aufweisen, bei Expeditionen schleunigst die verseuchte Gegend zu verlassen, unter Vermeidung jeglicher Berührung mit dem kranken oder verendeten Vieh. Menschen, die Wunden haben, müssen sorgfältigst geschlossene Verbände tragen. Bricht auf einer Station eine Seuche aus, so ist das erkrankte Vieh sofort zu töten und an entfernten Stellen tief zu vergraben, Über die Cadaver ist Chlorkalk zu schütten. Die damit betrauten Menschen dürfen keinerlei Wunden am Körper haben.

Nach Infektion mit Milzbrandgift ist bis zum Ein-

treffen schleunigst geholter ärztlicher Hilfe, wie bei vergifteten Wunden äusserlich zu verfahren. (Ausschneiden
und Ausbrennen des Geschwürs.) Innerlich gebe man
einen Tag lang dreimal 1 Tablette Calomel 0,3.

Milzschmerzen. Die Milz befindet sich in der linken
Seite des Leibes hinter den untersten Rippen. Dieselbe
schwillt bei vielen Krankheiten, besonders stark bei
Malaria-Erkrankung, an und erzeugt dadurch Schmerzen.
Die Milzschwellung kann mit Aufhören der Malaria-
Fieberanfälle zurückgehen, jedoch auch noch lange nach
denselben in Folgezuständen von Malaria-Fieber be-
stehen und, namentlich bei Bewegung, Verstopfung,
schmerzhaft sein. Gegen heftige Schmerzen sind hydro-
pathische Umschläge, Douchen auf die Milzgegend und
Sorge für Stuhlgang anzuraten. Endgültig vergeht die
Milzschwellung erst nach völligem Schwinden der letzten
Reste von Malaria-Erkrankungen auf geeignete Behandlung dieser (siehe Malaria-Erkrankungen).

Munderkrankungen, siehe Rachencatarrh, S. 186,
Mandelentzündung S 239, Skorbut S. 257, Zahnschmerz
S. 281. Bei Entzündungen der Schleimhaut des Mundes
ist die letztere gerötet, geschwollen, kann Bläschen oder
wunde Stellen zeigen. Mundentzündung kann sehr schmerz-
haft werden und den Speisegenuss zu einer Plage machen.
Die Verhütung derselben geschieht am besten durch sorg-
fältige Pflege der Mundhöhle und der Zähne, siehe Teil I.
Seite 21. Die am häufigsten in Ostafrika vorkommende
Mundkrankheit ist Skorbut (siehe diesen).

Behandlung, siehe Rachencatarrh und Skorbut,

Muskelrheumatismus. Ziehende, reissende Schmerzen
in den Gliedern, im Muskelfleisch ausserhalb der Ge-

lenkgegenden. Dieselben kommen in Ostafrika infolge der häufigen Gelegenheitsursachen, Durchnässungen, Erkältungen sehr zahlreich vor und sind für den Laien oft schwer von den Gliederschmerzen bei Malaria-Fieber zu unterscheiden.

Über die Behandlung, Einreibung, Schröpfköpfe, Senfpflaster, Massage, siehe Hexenschuss.

N.

Nasenbluten. Dasselbe kommt nicht selten bei Malaria-Erkrankung, ferner bei Skorbut vor. Bei sonst ungestörter Gesundheit ist Nasenbluten ein Zeichen von Blutüberfüllung des Kopfes bei gestörtem Blutkreislauf und häufig eine Selbsthilfe des Organismus. Ist Nasenbluten sehr stark, so ziehe man kaltes, reines Wasser, dem man etwas Essig zusetzt, in die Nase und mache kalte Umschläge auf die Stirn. Steht die Blutung noch nicht, so stopfe man in die Nasenöffnung blutstillende Verbandwatte (innerlich Fruchtsalz). Ein auch in Ostafrika bekanntes Volksmittel besteht im Hochheben des der blutenden Nasenöffnung entsprechenden Armes und Zuhalten der letzteren. Häufiges erschöpfendes Nasenbluten erfordert ärztliche Hilfe.

Nervenschmerzen. Heftige, dem Verlauf eines Nerven entsprechende Schmerzen, eine sehr lästige Begleit- und Folge-Erscheinung der Malaria-Erkrankungen. Dieselben treten besonders häufig in der Augengegend — zu einer oder beiden Seiten der Nasenwurzel (Nasenansatz) — auf und bilden häufig einen Teil der Vorläufersymptome von Malaria-Fieberanfällen.

Behandlung: Bei Malaria-Kranken, Chinin 2 Tabletten auf einmal. Ist Chinin wirkungslos, so wende man die bei Kopfschmerz angegebenen Mittel an.

Nesselfieber, Nesselsucht. Bildung von roten, sehr heftig juckenden, erhabenen Flecken auf der Haut (sehr häufig unter leichtem Fieber und Erscheinungen von Magencatarrh). Dieselben haben dasselbe Aussehen, als wenn sie durch Berührung mit Brennnesseln hervorgebracht wären. Nesselsucht dauert wenige Stunden bis einige Wochen mit zwischenliegender Besserung.

Ursachen, äussere: Brennnesseln, Insektenstiche; innere, nur bei besonders dazu veranlagten Menschen: Genuss von Krebsen, Muscheln, Erdbeeren; Magencatarrh, Malaria-Fieber.

Behandlung: Bei Insektenstichen, siehe diese, sonst Waschen mit Essigwasser, Bleiwasser (Tablette plumblum subaceticum); innerlich Fruchtsalz. Bei chronischer Nesselsucht: Arsenik nur nach ärztlicher Verordnung.

Nierenkrankheiten treten in den verschiedensten Formen mit akutem (schnellem, fieberhaftem) und mit chronischem (langsamem, nicht fieberhaftem) Verlauf auf und sind für den Laien als solche nicht erkennbar. Es seien deshalb hier nur die wichtigsten, am meisten auffälligen Symptome von Nierenerkrankungen erwähnt, die den Laien zur Einholung baldigsten ärztlichen Rates und ärztlicher Untersuchung und Behandlung veranlassen müssen. Am wenigsten schwierig ist für den Laien die akute (plötzlich mit Fieber auftretende) Nierenentzündung aus den sie begleitenden Symptomen zu vermuten.

16*

Symptome: Fieber, Schmerzen in der Gegend des Kreuzes zu einer oder beiden Seiten der Wirbelsäule. Die Urinentleerung wird plötzlich spärlich, der Urin ist braunrot, blutig gefärbt, zugleich mit dieser auffälligen Urinbeschaffenheit zeigt sich Schwellung des Gesichts, namentlich der Wangen unter den Augen; unmittelbar anschliessend an die Gesichtsschwellung entsteht Schwellung der Füsse und Unterschenkel. Diese Zeichen der örtlichen Erkrankung sind begleitet von Kopfschmerz, in schweren Fällen von Übelkeit, Erbrechen, Krämpfen.

Ursachen: Erkältungen, Vergiftungen, z. B. durch Kali chloricum! (Sublimat, Arsenik); ferner tritt Nierenentzündung bei Malaria-Fieber, als Folge-Erkrankung von Scharlach und Pocken auf.

Behandlung: Schnellste ärztliche Hilfe. Bis dahin unbedingte Bettruhe. Die Nahrung sei nur flüssig und bestehe bei gesunden, kräftigen Menschen nur aus reichlich und oft gereichter Milch, Milchsuppen, Wassersuppen, um, ohne die Nieren zu reizen, die Urinmenge zu vermehren; (bei Schwäche Fleischbrühe mit Ei, Fleischthee, von Wein nur Rotwein, mit Wasser, Selterswasser, Sauerbrunnen verdünnt), keine Gewürze! Getränke: reichlich Limonaden (Tabletten acid. citricum mixtum), Sauerbrunnen, (Kali aceticum nur nach ärztlicher Verordnung).

Arzneien: Sorge für reichlichen Stuhlgang, Calomel dreistündlich ½ Tablette den ersten Tag; wenn noch kein Arzt gekommen, vierstündlich den zweiten Tag. Am dritten Tag aussetzen, wenn die Urinmenge reichlicher, Farbe des Urins heller, Stuhlgang ausgiebig wird. Wiederbeginnen, wenn Stuhl nicht reichlich, Urinmenge wieder abnimmt. (Kali aceticum nur nach ärztlicher Verordnung.)

Bei starker Schwellung der Haut (nur bei gutem Kräftezustand) warme Bäder (Dauer 20 Minuten) 30 bis 32⁰ C. mit nachfolgendem Schwitzen (durch festes Einpacken in wollene Decken), Dauer 30—40 Minuten. Nach reichlichem Schweissausbruch tüchtiges Trocken-Reiben, Frottieren der Haut.

Bei Benommenheit, Krämpfen, vorsichtig kalte Übergiessungen (von Kopf und Rücken) im warmen Bade. Kalte Umschläge, kühlende Compressen, wo Eis, Eisblase auf den Kopf.

Ist nach Aufhören aller Beschwerden, völligem und dauerndem Schwinden der Schwellung, Wiedereintreten normaler Menge und Färbung des Urins Besserung eingetreten, so muss noch lange vorsichtige Diät (Vermeiden von scharfen Gewürzen, Bier und unverdünntem Wein) gehalten, auch jede Erkältung vermieden werden, da Rückfälle sehr häufig sind. Bei jeder Gelegenheit kontrollierende Untersuchung des Urins durch den Arzt.

Die übrigen, in anderer Form auftretenden Nierenerkrankungen äussern sich unter den verschiedensten Symptomen: Schmerzen in der Nierengegend (siehe oben), häufiger Drang zum Urinlassen namentlich des Nachts, Kopfschmerz bis zur Benommenheit, Sehstörungen, bald spärlicher, trüber Urin, bald reichlicher, sehr blasser Urin, Schwellung der Füsse und des Gesichts, später auch der übrigen Körpergegend, sind Erscheinungen, die jeden davon Betroffenen mit sofortiger Einhaltung vorsichtiger Diät und Lebensweise (siehe oben) auf direktestem und schnellstem Wege zum Arzt führen müssen.

0.

Ohnmacht, siehe Bewusstlosigkeit. S. 166 f.

Ohrenerkrankungen. Die Natur der meisten Ohren-
krankheiten ist nur durch den Arzt festzustellen. Das
häufigste Symptom von Entzündungen des Gehörganges
ist Ohrenschmerz, Ausfluss aus der Öffnung des Gehörganges, Schwerhörigkeit.

Schwerhörigkeit und Ohrenschmerz hat als sehr
häufige Ursache in das Ohr hineingelangte Fremdkörper oder verhärtetes Ohrenschmalz. Erstere dürfen
nur von sachverständiger Hand entfernt werden. Von
einem Unkundigen werden dieselben gewöhnlich nur tiefer
in den Gehörgang hineingebracht und dadurch Schmerzen
und Gefahren für den Betroffenen nur vergrössert Sieht
man daher bei Klagen über Schwerhörigkeit und Ohrenschmerz, indem man Licht in die Ohröffnung fallen
lässt, denselben verlegt, so spritze man langsam und vorsichtig lauwarmes Wasser, bei in Wasser aufquellenden
Gegenständen (Erbsen!) Öl in das Ohr und verschliesse
die äussere Gehöröffnung mit einem mit Vaselin-Lanolin
bestrichenen Wattepfropf. Derselbe muss die Ohröffnung
fest ausfüllen und aus derselben noch etwas herausragen,
damit er nicht tiefer in den Gehörgang hineingerät. Ein
Fremdkörper, der im Ohr sitzt und sich bald mit einer
Umhüllung von verhärtetem Ohrenschmalz umgiebt, wird
dadurch gelockert, ein nur aus verhärtetem Ohrenschmalz
bestehender Pfropf erweicht. Ist der Gehörgang frei,
zeigt aber Entzündung und Eiterausfluss, so spritze man
vorsichtig und langsam (je nach Stärke des Ausflusses)
zwei- bis viermal täglich das Ohr mit lauwarmer Bor-

säurelösung aus (siehe Acidum boricum) uud verschliesse in der Zwischenzeit die Ohröffnung mit einem mit Vaselin-Lanolin bestrichenen Wattepfropf. Bei heftigen Schmerzen lege man eine spanische Fliege hinter das Ohr (Emplastrum cantharidatum). Jede Ohrerkrankung muss baldigstmöglich dem Arzt gezeigt werden.

P.

Pest. Diese in früheren Jahrhunderten Völker verheerende, als **schwarzer Tod** gefürchtete Seuche ist in neuerer Zeit, nachdem sie sich allerdings im Jahre 1879 noch einmal in Astrachan gezeigt hatte, mehr und mehr auf ihre Heimat Egypten und Westasien wieder beschränkt worden.

Die Krankheit hat verschiedenen Verlauf. In schweren Fällen endet sie unter hohem Fieber mit Bewusstlosigkeit in 2—4 Tagen tödlich. Bei diesen tritt das Hauptsymptom, welchem die Pest die Bezeichnung **Beulenpest** verdankt, die Schwellung der Lymphdrüsen des Körpers nur sehr wenig ausgeprägt in die Erscheinung. In den leichtesten Fällen wiederum kommt es nur zur Bildung von Drüsenschwellungen, Bubonen, namentlich in der Leistengegend, der Achselhöhle und am Halse. Der durchschnittliche Krankheitsverlauf beginnt nach voraufgegangenem Kopfschmerz, Schwindel, Übelkeit, mit hohem Fieber, Benommenheit. Daran schliessen sich Blutungen in die Haut, Blutbrechen, namentlich häufig Bluthusten und Drüsenschwellungen. Die entstandenen Bubonen gehen gewöhnlich schnell in Vereiterung über. Die Krankheit verläuft in den meisten Fällen in 4—6 Tagen tötlich.

Behandlung: Sicherheit vor Einschleppung der Seuche kann nur durch die sorgfältigste und strengste Absperrung der Seuchenherde und durch grösste Reinlichkeit in Wohnstätten, an Kleidung und Körper gewährleistet werden.

Die Behandlung der Krankheit selbst beschränkt sich auf die lokale Behandlung der Drüsenschwellungen (siehe diese) und ist im übrigen, wie beim Typhus, auf Überwachung und Stärkung der Herzthätigkeit durch Wein und erregende Mittel gerichtet.

Pocken. (Kisuaheli: ndúi.) Die Pocken, welche früher in grossen Epidemien unzählige Menschen dahinrafften, beschränken sich jetzt infolge der Schutzpocken-Impfung in Europa auf vereinzelte Erkrankungen. Im Orient und so auch in Ostafrika kommen sie jedoch noch in Epidemien vor. Der vor seiner Ausreise Geimpfte (siehe Theil I Seite 21) wird jedoch nicht, oder schlimmstenfalls nur von einer leichten ungefährlichen Form der Krankheit befallen werden. So blieb auf einem Schiff, mit dem ich auf beschränktestem Raum, mit 100 Europäern und 650 Schwarzen, Männern, Weibern und Kindern, nach Ostafrika fuhr, bei Ausbruch einer Pockenerkrankung dieselbe auf drei Kinder und einen Erwachsenen (Schwarzen) beschränkt, da alle übrigen Schiffspassagiere (Europäer und Schwarze) geimpft waren; gewiss ein neuer glänzender Beweis für den Schutz der Impfung. Diesen Schutz erreicht jeder Europäer in Ostafrika für sich und seine Umgebung in einfachster Weise, indem er sich und sein ganzes Personal (schwarze Dienerschaft), Weiber und Kinder desselben impfen lässt; eine Massregel, die bereits

in Ostafrika die verbreitetste Ausführung neuerdings
gefunden hat. Da die Krankheit häufig, wenn auch nur vereinzelt
bei der schwarzen nicht geimpften Bevölkerung Ostafrikas,
vorkommt, sei ihr Verlauf kurz beschrieben. Die Pocken
werden eingeleitet mit schwerem Krankheitsgefühl,
ziehenden Schmerzen im Kopf, Kreuz und allen Gliedern,
Gefühl von Schwindel und Benommenheit. 2 bis 3 Tage
darauf bricht unter hohem Fieber mit oder ohne ein-
leitendem Schüttelfrost der Pockenausschlag aus. Meistens
im Gesicht zuerst treten erhabene rote Flecke auf, aus
welchen sich in kurzer Zeit, eine Delle zeigende Blasen,
Pockenpusteln, entwickeln. Dieselben verbreiten sich
schnell über Hals, Rumpf und Gliedmassen, befallen
ausserdem die Augen, das Mundinnere und den Kehlkopf.
Am 10. Tage nach dem Ausbruch der Pocken beginnt
mit Fieberabfall die Eintrocknung der Pusteln; nach
Beendigung derselben, in 2—4 Wochen, bleiben, nach den
schweren Pocken, die charakteristischen Pockennarben
zurück. Die oben erwähnte mildere Form der Pocken
verläuft in kurzer Zeit, Ausschlag und Fieber dauern
nur 6 Tage durchschnittlich, unter leichten Symptomen.
Die Gefahr bei den echten, schweren Pocken liegt in
der schweren Miterkrankung des Kopfes, der Augen, des
Halses, der Lunge und der Nieren, welche teils während
der eigentlichen Ausschlagskrankheit, teils nach ihr das
Leben ernst bedrohen.

Behandlung: Strengste Absonderung der Kranken;
(dieselben in einem oder mehreren isoliert liegenden
Gebäuden oder Hütten unterbringen!) Die Kranken
werden bis zur Ankunft sofort herbeigeholter ärztlicher

Hilfe in einem kühlen, dunkelen, desinfizierten (siehe Ansteckung, Desinfektion) Raume gebettet, erhalten kühlendes Getränk, Limonade (Tabl. acid. citric. mixt.) bei Benommenheit kalte Umschläge auf den Kopf, leichte flüssige Diät (Suppen, Fleischbrühe, Fleischthee, Kemmerichsche Peptone), bei Schwäche Wein, besonders in der Reconvalescenz. Dabei Sorge für reichlichen Stuhlgang (Calomel). Bei stark gespannter Haut Bestreichen derselben mit Vaselin-Lanolin.

Behandlung der Begleiterkrankungen siehe bei diesen.

Q.

Quetschungen, siehe Quetschwunden. Seite 273.

R.

Rheumatismus, siehe Gelenkrheumatismus, Muskelrheumatismus, Hexenschuss. SS. 200. 218. 241.

Ringwurm ist eine ansteckende Hautkrankheit, welche durch einen spezifischen Krankheitsträger, den fadenförmigen Ringwurm- oder Herpes tonsurans-Pilz von einem Menschen auf den andern und bei demselben Menschen von einer Körperstelle auf die andere übertragen wird. Der genannte in die Haut gedrungene Pilz erzeugt unter Jucken kleine ringförmig angeordnete Bläschen, die nach kurzer Zeit eintrocknen und mit oder ohne Schuppen bedeckte Flecke zurücklassen, um diese herum bilden sich wiederum ringförmig neue Bläschen. Die Krankheit kann auch gleich mit Bildung kleiner roter Flecken beginnen, die allmälig in ihrem Umfange sich vergrössern und bis zu der Grösse eines

Fünfzigpfennigstückes anwachsen können. Während der Mittelpunkt derselben abblasst, oft mit Schuppen bedeckt ist, erscheint der äussere Umfang stärker gerötet und erhaben. Aus dieser letzteren Form gehen namentlich auf den behaarten Körperstellen (behaarte Kopfhaut, Barthaare) bis Fünfmarkstück grosse, heftig juckende, rote, mit weissen Schuppen bedeckte Flecke hervor; auf denselben brechen die Haare zuerst ab und fallen später ganz aus, um je nach vorhandener oder nicht erfolgter Zerstörung der Haarwurzeln wieder zu wachsen oder eine kahle Stelle zurückzulassen.. Durch Kratzen der juckenden Stelle gelangt der Pilz unter die Nägel und erzeugt unter Jucken hier kleine weissliche Höcker, die den Nagel verunstalten und die Nagelsubstanz verdicken und zersplittern.

Derselbe Pilz erzeugt an den Hinterbacken, an der Innenseite der Oberschenkel, in der Gegend des Hodensackes unter sehr heftigem Jucken ähnliche Erscheinungen, wie die oben zuerst genannten.

Behandlung: Die sicherste Verhinderung der Ansteckung mit der oft sehr langwierigen Krankheit wird natürlich durch Vermeidung jeder Berührung mit Ringwurm-Kranken gegeben. Namentlich sei man stets auf strengste Eigenbenutzung aller Toilette-Gegenstände, besonders der Haarkämme und -Bürsten bedacht; man verleihe nie die eigenen, leihe nie diejenigen anderer, lasse die Gegenstände nie von der Dienerschaft berühren und bestrafe von vornherein streng jeden Versuch, sie zu benutzen.

Die Krankheit selbst wird in der Weise behandelt, dass die erkrankten Hautstellen mit Seife (am besten

Sublimatseife, Theerseife, grüne Seife) tüchtig eingeseift und dann mit einer Sublimatlösung (1,0 : 1000,0) ebenso längere Zeit (5—10 Minuten lang) abgespült werden. Darauf werden dieselben mit unguentum praecipitatum album bestrichen.

Betrifft der Ringwurm behaarte Körperstellen, so schneide man die Haare mit einer in 5 prozentiger Karbolsäurelösung desinfizierten Scheere dicht über den erkrankten Hautpartien ab und ziehe die erkrankten, durch ihr stumpfes, glanzloses Aussehen auffallenden, Haare mit einer ebenso desinfizierten Pinzette aus. Darauf ist in derselben Weise, wie oben angegeben, zu verfahren.

Bei Ringwurm an den Nägeln schneide man die letzteren kurz ab, seife die Finger namentlich an den Nagelgliedern mit einer Nagelbürste wiederholt ein und bürste die Fingerkuppen und Nägel darauf mit der letzteren, nachdem sie in Sublimatlösung (1,0 : 1000,0) getaucht ist, wiederholt längere Zeit.

Die an den Oberschenkeln und den benachbarten Körperteilen beschriebene Erkrankung erfährt die erst angegebene Behandlung. Sitzt dieselbe in der Gegend des Hodensackes, so ist ein Suspensorium zu tragen.

Roter Hund. Eine in Ostafrika, wie in den Tropen überhaupt, sehr häufige und gefürchtete Plage. Der rote Hund ist eine durch Hautreiz verursachte, unterschiedslos in feuchter und trockener Jahreszeit auftretende, Hautkrankheit. Die feuchte und schweissbedeckte Haut, welche durch die scheuernden und reibenden Kleidungsstücke (namentlich an den Stellen, wo dieselben fest anliegen, Leibgurt, Tragbändern), gereizt wird, zeigt eine von einer Stelle des Körpers, Lendengegend, Brust, Oberarm ausgehende, mit erhabenen Pünktchen besäte Rötung, welche ein manchmal fast unerträgliches Jucken verursacht. Dasselbe wird besonders stark beim Bücken, Husten, Niessen, beim Geniessen warmer Speisen, bei Bettruhe. Die vielfach verbreitete Ansicht, dass Malaria-Erkrankung und roter Hund sich ausschliessen, d. h. dass jemand, der mit rotem Hund behaftet ist, kein Malaria-Fieber bekommt, dagegen nach Aufhören desselben um so leichter von der letztgenannten Erkrankung befallen wird, habe ich nicht durchweg bestätigt gefunden. Dagegen habe ich bei übermässigem Chiningebrauch in einzelnen Fällen (siehe Malaria-Erkrankungen S. 140.) eine dem roten Hund und seinen Beschwerden täuschend ähnliche Hauterkrankung gesehen. Dieselbe verlor sich mit dem Aussetzen des täglich überreichlich genommenen Chinins.

Dem roten Hund wird am besten vorgebeugt durch sorgfältige tägliche Hautpflege (siehe Teil I, Kapitel III. VII.), sofortigen Wechsel der Wäsche und Kleidung nach heftigem Schwitzen und nach Durchnässung. Wollene Leibwäsche ist durch leichte baumwollene Wäsche zu ersetzen (siehe Theil I Kapitel II Seite 21. 22). Bei heftigem Jucken kratze man die Haut nicht wund, da durch Verunreinigung der wunden Hautstellen lästige und schädliche, schwer heilende Geschwüre entstehen (siehe Geschwüre). Gegen übermässiges Jucken habe ich von Waschungen mit Essigwasser stets die beste Abhilfe beobachtet. Im übrigen wirkte Bestreuen mit Zinkoxyd. (Zincum oxydatum cum amylo) Salicylstreupulver (Talcum salicylatum) reiz- und schmerzlindernd.

Leichte Wasserabspülungen des ganzen Körpers mit nachfolgender Ruhe in gut durch Panka ventilierten, luftigen Zimmern sind bei ausgedehntem roten Hund gleichfalls ein empfehlenswertes Linderungsverfahren.

Rotz ist eine ansteckende, namentlich bei Pferden vorkommende Krankheit, die durch einen spezifischen Krankheitsträger, den Rotzbacillus, auch auf den Menschen übertragen werden kann. Dieselbe äussert sich namentlich durch bald in Geschwüre zerfallende Knoten in der Haut, dem Muskelfleisch, der Nase und den Lungen, die sich unter hohem Fieber entwickeln. Folgeerscheinungen sind heftige Schmerzen in den Gliedern, Athemnot, Husten und starker Ausfluss aus der Nase.

Die Rotzbacillen haben ihren Sitz in Fleisch, Blut, Rotzknoten und Geschwüren von rotzkranken Pferden; besonders leicht werden dieselben durch den Nasenschleim — aber auch durch Schweiss und Urin — derselben übertragen und erzeugen an den Augen, in der Nase und im Munde, sowie auf wunden Hautstellen die Ansteckung, welche in 4—5 Tagen zum Ausbruch der Krankheit führt.

Behandlung: Die Krankheit wird am sichersten verhütet, wenn man die Nähe rotzkranker Pferde meidet; ist man gezwungen, mit ihnen sich zu beschäftigen, so hüte man sich vor jeder, auch der kleinsten Verletzung, lasse sich nie von den kranken Tieren anschnaufen. Glaubt man vermittelst einer Wunde sich angesteckt zu haben, so schneide man dieselbe aus und brenne sie wie bei vergifteten Wunden angegeben. In die Nase spritze man 2—3 prozentige Karbollösungen. Innerlich nehme man Calomel 2mal 1 Tablette einen Tag lang, später

nur, wenn nicht von selbst reichlich Stuhlgang erfolgt,
und erhalte die Kräfte durch leicht verdauliche und
dabei kräftige Diät (Fleischbrühe, Fleischthee), sowie
Wein aufrecht. Der Verlauf der Krankheit ist meist
ein schwerer und tötlich endender.

Ruhr, siehe Teil II Kapitel II.

S.

Sandflöhe, siehe Insektenstiche. S. 226.

Scheintod. siehe Bewusstlosigkeit. S. 166 f.

Schlaflosigkeit, siehe Teil I Kapitel III Seite 35.
Arzneimittel: Sulfonal., Chloralhydrat, Kali bromatum.

Schlangenbisse. Zu den meistens in Ostafrika vorkommenden Giftschlangen gehört die Puffotter, eine kurze
dicke Schlange mit spitzem Kopf und Schwanzende.
Die Gefahr, von giftigen Schlangen gebissen zu werden,
ist daselbst nicht so häufig, als allgemein angenommen
wird, da die Schlangen viel häufiger den Menschen
fliehen, statt ihn anzugreifen und zu beissen. Hauptsächlich, wenn sie plötzlich aufgestört, berührt oder getreten werden, fahren sie erschreckt in die Höhe, beissen
zu und verschwinden dann blitzschnell. Die Gefahr, im
Hause, namentlich in der Nacht, von Schlangen gebissen
zu werden ist besonders in der Regenzeit vorhanden, in
der die Schlangen vor dem strömenden Regen unter
Dach und Fach Schutz suchen. Man untersuche deshalb
in Gegenden, wo erfahrungsgemäss giftige Schlangen vorkommen, nach schwerem Regen vor dem Schlafengehen
Betten und alle Ecken des Schlafraumes mit dem Lichte,
um sich nicht eben unversehens auf eine ruhende Schlange

zu legen und diese Ruhestörung durch einen folgenschweren Biss vergelten zu lassen.

Ist man von einer Giftschlange gebissen, so schnüre man, wenn sich die Bisswunde an den Gliedmassen befindet, sofort das Glied oberhalb der Wunde mit einem elastischen Schlauch oder Hosenträger, Aderpresse, oder Tuch energisch ab. Darauf ist mit einer desinfizierten Lanzette ein zwei Centimeter langer, tiefer Schnitt in der Längsrichtung des Gliedes zu machen, da die Schlangenbisswunden ziemlich tief sind und dabei an der Oberfläche meist verschwindend klein erscheinen. In die erweiterte Wunde ist nach Abtupfen des Blutes liquor Ammonii caustici zu träufeln, oder dieselbe ist mit einem zugespitzten Argentum nitricum-Stift tief auszuätzen, oder mit glühender Kohle, brennender Cigarre auszubrennen. Die Abschnürung kann, wenn bei sofortiger Anlegung derselben und Ätzung der Wunde in oben angegebener Weise nach 30 Minuten keine allgemeinen Vergiftungserscheinungen, Bewusstlosigkeit, Herzschwäche, eintreten, gelöst werden. Anderenfalls lockere man sie erst dann, wenn der abgeschnürte Teil des Gliedes kalt und blau wird, abstirbt.

Von sachverständiger Hand sind Einspritzungen von liquor Ammonii caustici, 3 prozentiger Karbolsäurelösung, oder Kali hypermanganicum-Lösung mit der Subcutanspritze an drei bis vier Stellen in der Umgebung der Bisswunde, je eine halbe Spritze auf eine Stelle zu machen.

Das bekannte Aussaugen der Wunde ist nur von Leuten, die auch nicht die geringste Verletzung an den Lippen oder im Munde haben, vorzunehmen. Denn wenn

anch das auf die unverletzte Schleimhaut des Mundes
gelangte, sofort ausgespieene Gift dem Organismus nicht
schadet, so setzt es doch bei geringster Verletzung durch
Hineingelangen in den Blutkreislauf grösste Lebensgefahr.
Ist bei konstatiertem giftigem Schlangenbiss sofortige
Hilfe versäumt worden, oder treten gar schon Erscheinungen allgemeiner Blutvergiftung, wie Schwächerwerden der Herzthätigkeit, leichte Benommenheit, Ohn-
machtsgefühl auf, so ist Alkohol bis zum Eintreten von
Betrunkenheit einzugeben (Cognac, schwerer Wein).
Derselbe ist ein bei kräftiger Konstitution vielfach bewährtes, durch die Desinfektion des Blutes wirksames Mittel.

Schluckauf entsteht nach Trinken von sehr kaltem
oder sehr heissem Getränk (kalter Sekt, kaltes Bier —
Glühwein).

Behandlung: Bei länger dauerndem, lästigem
Schluckauf Reiben der Magengegend, Anlegen der wollenen
Leibbinde. Innerlich 1 Tablette Pulvis Doveri, oder 1 Tablette Bismuthum cum morphio oder 5—8 Tropfen aqua
amygdalarum cum morphio.

Schnittwunden, siehe Wunden. S. 273 ff.

Schweissfüsse, siehe Wundlaufen. S. 280.

Skorbut. Die Ursache desselben liegt in längerer
Ernährung durch Konservenfleisch, Salzfleisch (besonders
früher häufig auf Schiffen), Mangel an frischem Fleisch,
Brot und Gemüse. Die Krankheit äussert sich unter
allgemeinem Krankheitsgefühl durch Auftreten von Blut-
austritten unter der Haut, die sich als rötliche und
gelbe Flecke zeigen, und namentlich in Erkrankung des
Zahnfleisches. Nachdem dasselbe zuerst schon beim
Kauen schmerzhaft gewesen, schwillt es an, wulstet sich

17

bläulich um die Zähne herum und fängt an, leicht bei
der geringsten Berührung, namentlich an kranken Zähnen,
zu bluten. Im weiteren Verlauf der Krankheit können
sich Blutungen aus der Nase, der Luftröhre, dem Magen,
der Blase und den Nieren einstellen.

Behandlung: Die beste Verhütung des Skorbuts
wird durch frisches Fleisch und Gemüse, gutes Trinkwasser (siehe Teil I Kapitel VI), sorgfältige Pflege
der Zähne (siehe Teil I Kapitel I, Revision der Zähne
vor der Ausreise S. 21) gegeben.

Ist infolge der obengenannten Ursachen der Skorbut
zum Ausbruch gekommen, so geniesse der Kranke frische,
säuerliche Früchte, Orangen, Citronen, Limonen, Rettige,
Meerrettig, Sauerkohl, Salate bei Mahlzeiten. Diese
letzteren bestehen aus frischem Fleisch, frischem Gemüse, Eiern, Milch. Getränk sei neben reichlichen Limonaden von Citronen, Limonen, guter Rotwein.

Die im ersten Stadium der Krankheit unangenehmste
und schmerzhafteste Munderkrankung bekämpfe man mit
Acid. citric. mixtum-Tabletten (stündlich 1—2 Tabletten
im Munde zergehen lassen). Alle halbe Stunde ist mit
Tinctura Myrrhae — oder Kali hypermanganum —
Lösung tüchtig zu gurgeln.

Die Mittel gegen Magenblutung und andere Blutungen
siehe bei Blutungen. Bei blutigem Urin nehme man
Acidum tannicum cum opio 3 stündlich 1 Tablette (nicht
länger wie 2 Tage hindurch).

Sodbrennen. Brennendes vom Magen aufsteigendes
Gefühl mit saurem Aufstossen, Zeichen von krankhafter
Magensäure.

Eine Messerspitze Natron bicarbonicum genügt ge-

wöhnlich, um unter erleichterndem Aufstossen vom Sodbrennen befreit zu werden.

Stichwunden, siehe Wunden. S. 274 ff.

Syphilis, siehe Geschlechtserkrankungen S. 203 ff.

T.

Termiten, siehe Insekten. Seite 226 f.

Trichinenkrankheit. Dieselbe entsteht durch Genuss
von trichinenhaltigem Schweinefleisch. Die Wildschweine
Ostafrikas stehen in dem Ruf, dass ihr Fleisch trichinös
ist. Die Bewahrung vor der Erkrankung geschieht am
sichersten durch Enthaltung des Genusses von Schweinefleisch; ist man auf dasselbe angewiesen, so koche man
es tüchtig, mindestens 30 Minuten in Siedehitze. Die
Trichinenkrankheit entsteht, indem die Trichine aus dem
genossenen Schweinefleisch in den menschlichen Darm
und von da in das Muskelfleisch gelangt.

Symptome: Hohes Fieber, starke Schweisse,
Appetitlosigkeit, Verstopfung oder Durchfall, Schwellung
des Gesichts, besonders der Augenlider, quälende
Schmerzen in dem Muskelfleisch, namentlich der Arme
und Beine, Gelenke stets schmerzfrei. Dazu kommen
Schlingbeschwerden und Atemnot.

Verlauf gewöhnlich in mehreren Wochen unter
Abnahme der Beschwerden in Heilung, selten unter
Kräfteverfall in Tod.

Behandlung: Ist gleich nach dem Genuss von
Schweinefleisch dasselbe als trichinös erkannt, so gebe
man Brechmittel, Rad. Ipec. 2 Tabletten, nach Wirkung
Calomel 3stündlich 1/2 Tablette einen Tag lang. Sind
dagegen einige Tage verstrichen, so muss man sich be-

schränken, etwaige Verstopfung zu heben, die schmerz
haften Glieder mit Chloroform und Öl (zu gleichen Teilen
gemischt) einzureiben, kräftige Diät zu geben; gegen
Schlaflosigkeit Sulfonal 1—2 Tabletten.

Tripper, siehe Geschlechtserkrankungen. S. 203 ff.

Typhus heisst im eigentlichen Sinne des Wortes
eine Krankheit, die mit Benommenheit des von ihr Befallenen verläuft; so spricht man von typhösem Maleria-
Fieber. Die allgemein als Typhus bezeichnete Erkrankung ist der Unterleibstyphus, neben dem Flecktyphus
und Rückfalltyphus diese besonderen Benennungen tragen.
Typhöse Malaria-Erkrankungen können in ihrem ganzen
Verlauf einen Unterleibstyphus vortäuschen; ich habe einen
wirklichen Unterleibstyphus in Ostafrika nur in einem Falle
bei einem schwarzen Soldaten (Sudanesen) beobachtet.

Der Unterleibstyphus ist eine ansteckende Krankheit. Das Krankheitsgift wird durch die Typhusbacillen,
die durch die Stuhlentleerungen Typhuskranker frei
werden, auf dem Wege der Luft (durch Einatmung), oder
im Trinkwasser übertragen. Die Krankheit beginnt nach
vorangegangenem Schwächegefühl, Appetitlosigkeit und
Kopfschmerz mit allmählich (in der ersten Woche) ansteigendem Fieber. In einem Teil der Fälle besteht
zu Anfang Stuhlverstopfung mit nachfolgendem Durchfall, im anderen erfolgen von Anfang an dünne Stühle,
die in ihrer Beschaffenheit und ihrem Aussehen nach grosse
Ähnlichkeit mit Erbsenbrühe haben. Dieselben sind Ausscheidungen aus dem Hauptkrankheitsherde, dem Darm,
auf dem sich im Krankheitsverlauf Geschwüre entwickeln.
Der Urin ist spärlich, dunkel gefärbt. Die rechte untere
Gegend des Leibes, der in den meisten Fällen rosenrote

Flecke aufweist, ist schmerzhaft. Der Schmerz wird durch Druck noch vermehrt. Lippen und Zunge sind trocken, rissig. In vielen Fällen besteht Husten und Auswurf. Der Kranke ist benommen. Das Fieber ist in der 2. Woche hoch mit nur geringer Temperatur-abnahme am Morgen. Bei günstigem Verlauf wird diese später grösser; es zeigen sich auch allmählich ver-ringerte Temperaturen am Abend, bis dieselben unter Besserung des Allgemeinbefindens, Klärung des Bewusst-seins ganz normal werden und damit unter grossem Schwächegefühl der langsame, noch immer gefahrvolle Weg der Genesung beginnt. Bei tötlichem Verlauf er-folgt durch anhaltend hohes Fieber oder häufige starke Darmblutungen, in Folge von Herzschwäche der Tod.

Behandlung: Die Verhütung der Krankheit ge-schieht am geeignetsten dadurch, dass in Gegenden, wo Typhus herrscht, vorsichtige Diät und Lebensweise ge-halten wird (vergleiche Dysenterie), Trinkwasser nur abgekocht getrunken wird (siehe Teil I Kapitel VI). Die Stuhlentleerungen von Kranken oder die mit den-selben beschmutzte Wäsche müssen als Krankheitsherde sorgfältig desinfiziert werden (siehe Ruhr S. 148).

Der Kranke selbst werde bis zum Eintreffen des sofort herbeigeholten Arztes in strengster Bettruhe in gut ventiliertem und desinfiziertem Zimmer (Panka, Sprühapparat) gehalten. Das Lager sei stets glatt, ohne Falten, damit der Kranke sich nicht durchliegt. Die auf-liegenden Körperstellen, Gesäss, Hacken, sind der Gefahr des Wundwerdens ausgesetzt, deswegen müssen dieselben täglich kalt abgewaschen und darauf mit Vaselin-Lanolin eingerieben werden. Diät wie bei Ruhr, siehe S. 149 f.

Gegen Benommenheit: kalte Umschläge auf den Kopf, wo Eis ist, Eisblase. Sorgfältige Desinfektion des Stuhlgangs, der mit Stuhlgang verunreinigten Bettwäsche. Hauptaugenmerk für den Laien Aufrechterhaltung der Kräfte (siehe S. 132 f. 141). Bei anfänglicher Stuhlverstopfung Calomel 3stündlich ½ Tablette, nur am ersten Tage. Kühle Bäder von Zimmertemperatur oder Einwickelung in nasse Tücher sind nur von sachverständiger Hand bei hohem Fieber (Temperatur 2stündlich messen!) mit grosser Benommenheit anzuwenden. Nach jedem Bad ist guter, kräftiger Rotwein zu geben. Bei blutigem Stuhl, Darmblutung: Bismuthum subnitricum 3mal täglich 1 Messerspitze.

Bei grosser Schwäche, wo Wein nicht ausreicht Acidum benzoicum cum camphora et aethere — nur von sachverständiger Hand unter die Haut gespritzt. —

Diät: Flüssige, doch kräftige Fleischdiät (Fleischbrühe mit Ei, Reisspeise; Fleischthee, Kemmerichsche Peptone; Getränk guter Rotwein) bis zu völligem Wohlbefinden (in günstigen Fällen 5—6 Wochen nach Krankheitsbeginn), und völlig normalem Stuhlgang Diätfehler vor völliger Genesung führen gefährliche Rückfälle, ja den Tod herbei.

U.

Überbein. Kleine bis zur Wallnussgrösse wachsende Geschwülste auf der Rückenseite der Hand und in der Fussgelenkgegend, welche, von den Sehnenscheiden ausgehend, sich langsam entwickeln und im allgemeinen nur bei Druck Beschwerden machen.

Die Beseitigung ist oft sehr schwierig und möge
bei der gewöhnlich nicht vorhandenen Dringlichkeit sachkundiger Hand überlassen bleiben. Sehr kräftige Menschen
vermögen durch energischen, festen Druck mit beiden
Daumen, von oben nach unten, Überbeine zur Zerteilung
zu bringen. Mit scharfen Instrumenten bleibe jeder den
Überbeinen fern.

Übelkeit, siehe Seekrankheit Teil I S. 32 f. und
Erbrechen. S. 133 f.

Urin. Der Urin ist bei gesunden Menschen klar,
von gelber Farbe; je geringer die Urinmenge, um so
dunkler und trüber ist der Urin. So ist bei Fieber der
Urin dunkel gefärbt, sparsam, trübe; rote blutige Färbung wird durch beigemengtes Blut verursacht. Bierbraune Färbung mit gelbem Schüttelschaum bei Gelbsucht, Gallenfieber. Blutbeimengungen des Urins können
aus der Harnröhre, der Blase, oder den Nieren stammen
und sind nur durch den Arzt von einander zu unterscheiden; sie erfordern zunächst strengste Bettruhe, Vermeiden aller alkoholhaltigen Getränke und scharfen Gewürze. Flüssige Diät (viel Milch! Milchsuppe, Fleisch-
brühen), bei reichlichen Blutungen bis zum Eintreffen
des Arztes Acidum tannicum cum opio 3 stündlich 1 Pulver
(nicht länger wie 2 Tage hintereinander, dann 1 Tag
aussetzen); im übrigen siehe Blasencatarrh, Nierenkrankheiten. S. 183. S. 243 f.

Andauernd übermässige, auffallend reichliche
Absonderung von Urin, zu unterscheiden von schnell
vorübergehender reichlicher Harnausscheidung nach reichlichem Trinken, kann ein Zeichen chronischer Nieren-
krankheit oder von Harnruhr oder Zuckerkrankheit

sein. Genauen Aufschluss darüber giebt nur die von Sachverständigen angestellte Urinuntersuchung. Die Zuckerruhr, Zuckerkrankheit beruht auf einer wahrscheinlich nervösen Erkrankung des Körpers, für die man die verschiedenartigsten Gelegenheitsursachen, Erkältung, Gemütserregung u. s. w. angiebt. Meistens kann keine bestimmte Ursache von dem Erkrankten angegeben werden.

Die Krankheit macht sich zuerst offenbar durch die dauernd reichlich entleerten Urinmengen und grossen Durst mit Sprödigkeit und Trockenheit der Haut und des Mundes; dazu kommt bei grosser Mattigkeit grosse Esslust, die sich bis zur Fressgier steigern kann. Unter allmählich fortschreitender Magerkeit, Bildung von Furunkeln, Verdauungsstörung tritt schliesslich erst nach einer Reihe von Jahren durch Herzschwäche der Tod ein. Das Vorhandensein der Zuckerkrankheit kann nur der Arzt dadurch, dass er durch wiederholte Untersuchungen die Anwesenheit von Zucker im Urin nachweist, erkennen. Wer nachgewiesenermassen an Zuckerkrankheit leidet, muss die Tropen meiden und sich sachgemässer Diät und Kur unter ärztlicher Behandlung unterziehen.

V.

Verbrennungen. Man unterscheidet 3 Grade von Verbrennungen. Bei Verbrennungen 1. Grades ist der durch Feuer, heisse Gegenstände, Flüssigkeiten, Dämpfe oder ätzende Gifte getroffene Körperteil gerötet; bei einer Verbrennung 2. Grades gesellen sich zu der Rötung Blasen. Bei beiden Graden sind die verbrannten Stellen ausserordentlich schmerzhaft. Bei einer Verbrennung

3. Grades zeigen die Haut und die darunter liegenden
Weichteile Brandwunden, die selbst schmerzlos sind bei
grosser Schmerzhaftigkeit der Umgebung.
Behandlung: Bei Verbrennung 1. Grades giesse
man Wasser (kohlensäurehaltiges Wasser, Sauerbrunnen,
auf die verbrannte Stelle, oder lege Kaltwasserumschläge
oder Bleiwasserumschläge (Tablette plumb. subacet.) oder
Lappen mit Öl oder Vaselin-Lanolin auf.
Bei Verbrennung 2. Grades schneide man vorsichtig
etwaige auf der verbrannten Stelle sitzende Fetzen
von Kleidungsstücken ab, steche die Brandblasen mit
desinfizierter Nadel, parallel der Haut am Grunde der
Blase einstechend, auf und mache Umschläge mit kaltem
Wasser, Bleiwasser, Essigwasser, frischen, saftigen
Blättern; Verband mit Vaselin-Lanolin und Verbandwatte.
Bei dem 3. Grade der Verbrennung entferne man
die Kleidungsstücke wie bei 2, mache, so lange heftige
Entzündung vorhanden, Bleiwasserumschläge, später anti-
septische-hydropathische Umschläge; bei Nachlass der
Entzündung zur Heilung der geschwürigen Wunde Verband mit Unguentum irritans. Bei ausgedehnten Verbrennungen des ganzen Körpers sind lauwarme Bäder
mit Zusatz von Acidum salicylicum (1,0 : 1000,0) angezeigt. Gegen heftige Schmerzen innerlich aqua amygdalarum cum morphio. Bei Verbrennung mit ätzenden
Säuren spüle man die Wunde mit verdünnter Milch,
Kalkwasser, Soda- oder Seifenwasser sorgfältig ab; bei
Verbrennung mit Laugen (ungelöschtem Kalk) wende
man zum Abspülen Essigwasser oder stark mit Wasser
verdünnte Salzsäure an. Nach reichlichem Nachspülen

mit Wasser werden die Brandstellen, wie oben angegeben, mit Öl u. s. w. verbunden.

Bei Verbrennungen des Mundes durch zu heisse Speisen ist reichliches, kühlendes Getränk, kalter, stark verdünnter Kaffee, zu trinken, bei Verbrennung durch ätzende Säuren, siehe Vergiftungen.

Vergiftungen. Die Vergiftungen sind zu unterscheiden in solche, die durch ätzende und in solche, die durch betäubende Gifte hervorgerufen werden. Die ätzenden Gifte teilen sich in Säuren und Alkalien (Laugen). Bei jeder Vergiftung ist baldmöglichste ärztliche Hilfe notwendig.

Die ätzenden Gifte erzeugen heftige Schmerzen im Verdauungskanal, Mund, Speiseröhre, Magen durch die Anätzung der Wände derselben und Erbrechen. Die Mittel gegen diese Gifte müssen solche sein, welche die ätzende Wirkung derselben nach Möglichkeit abschwächen und anfheben und zweitens das Gift durch Erbrechen wieder auch möglichst schnell aus dem Körper bringen.

Bei Vergiftung durch ätzende Säuren, Olenm (Schwefelsäure), Carbolsäure, Zuckersäure, Salpetersäure, reiche man Magnesia usta, Soda, Pottasche in Wasser oder schleimigem Getränk aufgelöst.

Bei Vergiftung durch Laugen (Kali-Natron-Lauge) ist dagegen Essigwasser, Citronenlimonade (Tabletten Acid. citric. mixt.), Orangen-, Limonensaft in viel Wasser ausgedrückt, zu trinken. Darauf lasse man in beiden Fällen viel Milch, Eiweiss in Wasser abgerührt, Reismehl-, Salep-Wasser oder Speiseöl, Provenceröl trinken. Wo Eis ist, gebe man Eisstückchen, um sie gegen die Schmerzen im Munde zergehen zu lassen.

Zum Schluss ist Brechreiz zu erregen durch Kitzeln des Gaumens und der hinteren Rachenwand mit einem Strohhalm oder einem Federbart oder durch Trinken von ½ Liter lauwarmem Wasser, endlich durch Brechmittel (2 Tabletten Ipecacuanhae Radix.)

Besonders zu erwähnende Gifte sind noch:

Argentum nitricum, Höllenstein; Gegenmittel: Kochsalzwasser, Milch, Eiweisswasser.

Phosphor: Gegenmittel: Ol. Terebinthiae 50 Tropfen in Salep-Anfguss; keine Fette, Öle geben!

Sublimat (Quecksilber) erregt heftige Entzündung des Mundes, der Speiseröhre und des Magens, sowie starke Durchfälle, wenn es in grösserer Menge in kurzer Zeit genommen wurde.

Behandlung der Erkrankung des Mundes siehe Munderkrankungen. Innerlich gebe man viel Milch, schleimiges Getränk, Salepabkochungen, Eierspeisen. Gegen Durchfall Pulvis Doweri 1—2 mal täglich.

Betäubende Gifte rufen Bewusstlosigkeit, scheinbaren Stillstand der Atmung und Herzthätigkeit hervor.

Die in erster Linie in Betracht kommenden sind:

Alkohol. Behandlung: Kalte Übergiessungen; wo Eis, Eis auf den Kopf. Hände und Füsse in heisses Wasser bringen. Senfpflaster auf die Brust und Magengegend, an Salmiakgeist riechen lassen. Künstliche Atmung (Seite 167). Bei wiederkehrendem Bewusstsein starker Kaffee.

Blausäure, Cyankali. Frische Luft. Kalte Übergiessungen, wo Eis, Eis auf den Kopf. Künstliche Atmung (S. 167) Bei vorhandener Fähigkeit zu schlucken Ipecac. radix 2 Tabletten; von sachkundiger Hand Acidum benzoicum cum camphora et aethere 1—2 Spritzen unter die Haut gespritzt. Senfpflaster auf die Brust.

Chloralhydrat. Frische Luft, Senfpflaster auf die Brust, künstliche Atmung (Seite 167).

Chloroform, wie vorher.

Cocaïn. Amylum nitrosum.

Morphium, Opium, Behandlung wie bei Alkohol.

Pfeilgift. Behandlung wie bei Blausäure: Starker Kaffee, Acidum benz. cum camph. et aeth. (Strychnin-Injektion nur durch den Arzt).

Giftige Pilze. Calomel 1 Tablette. Kalte Übergiessungen, wo Eis, Eis auf den Kopf. Senfpflaster auf die Herzgegend. Acidum benz. cum camph. et aeth. wie bei Blausäure. (Strychnin-Injektion nur durch den Arzt!)

. **Bleivergiftung, Bleikolik** entsteht nach Aufnahme von Blei in die Säfte und Gewebe des Organismus (z. B. nach Genuss von Wasser, Wein oder festen Speisen, in welchen Blei enthalten ist, ferner bei Arbeitern, die mit Blei und Bleiverbindungen (Bleiweiss) zu thun haben, z. B. Malern. Dieselbe äussert sich in heftigen, anfallsweise auftretenden Leibschmerzen, welche von der Nabelgegend ausstrahlen, und Stuhlverstopfung. Bei häufiger auftretenden Bleikoliken kann sich zugleich mit den ebengenannten Erscheinungen, Abmagerung, Gelbfärbung des Gesichts und ein schiefriggrauer Saum am Rande des Zahnfleisches einstellen.

Behandlung: Zuerst ist nach der Quelle der Bleikolik zu forschen, namentlich auch Wasser-, Wein- und Lebensmittel-Behälter auf Vorhandensein von Blei zu prüfen. Die gefundene Krankheitsursache ist natürlich sofort und in Zukunft zu meiden.

Die Verstopfung werde durch milde Abführmittel, Oleum-Ricini 2 stündlich 1 Esslöffel gehoben. Gegen die heftigen Schmerzen ist aqua amygdalarum cum morphio zu nehmen. Ferner sind Einreibungen mit Chloroform und Öl oder hydropathische Umschläge zu empfehlen. Die Diät muss bis zum Aufhören aller Beschwerden flüssig sein (Milch, Fleischbrühe, Fleischthee, Reis). Gegen Erkrankung des Zahnfleisches sind die bei Munderkrankungen erwähnten Mittel anzuwenden. Diese und die übrigen vorhergenannten Krankheitserscheinungen erfordern bald möglichst ärztliche Behandlung, um ein Weitergreifen der Erkrankung zu verhüten.

Verrenkungen. Eine Verrenkung kommt durch Fall, Sprung oder Stoss in der Weise zu Stande, dass von zwei in einem Gelenk mit einander verbundenen, zu- und voneinander beweglichen Knochen einer dauernd aus seiner natürlichen Lage und Verbindung gerissen wird. Man unterscheidet vollkommene oder unvollkommene Verrenkungen, je nachdem ein Knochen vollständig aus der Gelenkhöhle entwichen ist oder nicht.

Äussere Kennzeichen einer Verrenkung: Zur besseren Erkennung derselben vergleiche man stets das kranke Gelenk mit dem entsprechenden gesunden. Das Gelenk, in dem die Verrenkung stattgefunden hat, hat eine oft schon von aussen erkennbare veränderte Form (vergleichen!); die Gelenkgegend ist schmerzhaft, entzündlich gerötet oder blutunterlaufen, an einer Stelle geschwollen, an der anderen vertieft. Das Gelenk kann unter grossen Schmerzen nur mit Mühe beschränkt oder garnicht bewegt werden. Das verrenkte Glied (stets das weiter vom Rumpfe, von der Brust aus gerechnet, entfernter liegende) hat eine unnatürliche Lage, ist verlängert oder verkürzt, je nachdem die Verrenkung nach oben oder unten geschehen ist.

Grad und Richtung einer Verrenkung richtig zu erkennen, ist oft selbst für den Arzt wegen der häufig sehr starken Schwellung der Weichteile sehr schwierig, für den ungeübten Laien nicht möglich. Ebenso erfordert die Wiedereinrenkung derselben genaue anatomische und chirurgische Kenntnisse. Bei Mangel derselben schadet nur jeder Einrenkungsversuch. Der Laie begnüge sich daher damit, so schnell als möglich zu sachkundiger ärztlicher Hilfe zu gelangen und bis dahin bei einer Verrenkung auf die Gegend des betreffenden Gelenks kühlende Umschläge zu machen, (wo Eis, Eisblase) und dem ausgerenkten Gliede die Lage und Stellung zu geben, in der der Verletzte möglichst wenig Schmerzen hat. Bei einer Verrenkung in den Gelenken des Armes werde derselbe in ein dreieckiges Tuch gelegt; bei einer solchen in den Gelenken der Beine werde dasselbe weich gestützt und etwas hoch gelagert, um den Blutzufluss zu der verletzten Stelle abzuschwächen. Ruhe für das verletzte Gelenk ist die beste Behandlung bis zum Eintreffen sachverständiger Hilfe. Während durch die letztere auch noch längere Zeit nach geschehenem Unfall Heilung geschieht, wird bei unzweckmässigen Einrenkungsversuchen von unkundiger Hand nur eine Schädigung geschaffen.

Verstauchung. Bei der Verstauchung eines Gelenks (durch Sprung, Fall, Stoss, Schlag) kommt eine Quetschung der im Gelenk liegenden Knochenenden, sowie Zerrung, ja Zerreissung der Gelenkbänder zu Stande. Dieselbe äussert sich in schmerzhafter, entzündlicher, geröteter oder blutunterlaufener Schwellung der Gelenkgegend; die Bewegung des Gelenks ist dabei entweder gar nicht oder nur unter den grössten Schmerzen möglich. Behandlung: Ruhe des verstauchten Gelenks; Hochlagerung, Stützung, weiche Unterlage, kalte Umschläge, (wo Eis ist, Eisblase); später, nach Abnahme der entzündlichen Erscheinungen, der entzündlichen Röte, Massage von sachkundiger Hand, Einreibung mit grauer Salbe, Einpinselung mit Tinctura jodi. Die sorgfältigste Ruhe des verstauchten Gelenks muss unbedingt so lange dauern, bis dasselbe völlig abgeschwollen und ausgiebig nach allen Richtungen ohne Schmerzen beweglich ist. Jeder vorherige Gebrauch des Gelenks bedingt neue Schwellung und kann dauernden Schaden bringen.

W.

Wassersucht. Dieselbe entsteht durch Wasseraustritt aus den Blutgefässen in die Körpergewebe und ist ein Krankheitssymptom bei Herz-, Nieren- und Leber-Krankheiten. Ferner kommt dieselbe bei schwerer Malaria-Erkrankung und anderen schweren chronischen Krankheiten vor, (siehe die einzelnen Erkrankungen). Mit Besserung der ursächlichen Erkrankung geht auch die Wassersucht zurück.

Behandlung bis zum Eintreffen schleunigst herbeigeholter ärztlicher Hilfe: Bettruhe; bei Schwellung der Füsse und Unterschenkel: Einwickelung und Hochlagerung derselben; bei Bauchwassersucht: sitzende Bettlagerung zur Erleichterung der Atmung.

Wildes Fleisch nennt man (oft missfarbige) Wucherungen von Fleischwärzchen aus vernachlässigten
Wunden.

Behandlung: Ragen dieselben über die Wundfläche
hervor, so sind sie mit dem Argentum nitricum-Stift zu
ätzen und mit Unguentum irritans täglich zu verbinden
(siehe Geschwüre).

Windpocken sind eine leichte, oft epidemisch auftretende Hautkrankheit, die wohl von wirklichen Pocken
zu unterscheiden ist. Dieselbe äussert sich in Ausbruch
von hellen Bläschen auf der Stirn, später am Halse,
die schon nach 24—36 Stunden eintrocknen, und ist nach
Wiederauftreten neuer Bläschen in den nächsten Tagen
und schnellem Eintrocknen derselben gewöhnlich beendet,
ohne Narben zurückzulassen. Leichtes Fieber begleitet
zuweilen die ungefährliche Erkrankung, die nur kräftige
Diät, keine besondere Behandlung erfordert.

Würmer, siehe Bandwurm, Guinea-Wurm, Ringwurm,
Trichine. SS. 161. 216. 250. 259.

Wolf, siehe Wundlaufen. S. 280.

Wunden. Man unterscheidet die Wunden, je nach der
Gefahr, die sie für den Verwundeten bringen, in leichte
und schwere Wunden, je nach ihrer Veranlassung in Hieb-
wunden, Risswunden, Quetschwunden, Schnittwunden,
Schusswunden, Stichwunden. Leichte Wunden sind solche,
die nur geringe Ausdehnung in Fläche und Tiefe haben,
nicht stark bluten und kein lebenswichtiges Körperorgan
getroffen haben. Schwere Wunden sind solche, die durch
starke Blutung (siehe S. 173 f.), Verletzung von Organen,
die für Bewegung und Lebensfähigkeit wichtig sind (z. B.
Knochen, Sinnesorgane, Eingeweide), das Leben gefährden

oder in ihren Folgen Gesundheit und Dienstfähigkeit dauernd schädigen. Bisswunden zeigen meist nur eine geringe Wundfläche mit gewulstetem, bläulich rotem Rande und geringer Blutung. Dieselben heilen langsam und schwer und bringen Lebensgefahr durch Blutvergiftung (Schlangenbisse, Hundswut). Abgesehen von der besonderen Behandlung in den früher beschriebenen Fällen, fahre man über jede Bisswunde mit dem Argentum nitricum-Stift und verbinde sie dann mit antiseptischen Verbänden (siehe Wundbehandlung).

Hieb- und Schnittwunden werden durch scharfe Waffen, Instrumente und Gegenstände verursacht. Dieselben zeigen eine mehr oder weniger klaffende Wundfläche und meistens starke Blutung.

Quetschwunden werden durch Verletzung mit stumpfen Waffen (Gewehrkolben, Keulen, Knütteln, Steinen) oder durch Fall auf harten Grund verursacht. Dieselben zeigen eine unregelmässige, wenig blutende Wundfläche mit gewulsteten Rändern, geschwollener und blutunterlaufener Umgebung; je nach der einwirkenden Gewalt können sie mit tiefer greifender Zerstörung der Weichteile und Knochen verbunden sein. Ist die Haut durch die oben genannten Schädlichkeiten nicht getrennt, so spricht man von einer Quetschung. Dieselbe ist mit Ruhe, kalten oder hydropathischen Umschlägen oder solchen mit Tinctura Arnicae (wo Eis ist, Eisumschläge) zu behandeln. Bei sehr erheblicher Quetschung mit Verletzung tiefer gelegener Körperorgane ist ärztliche Hilfe schleunigst nötig.

Risswunden sind meist lang, oberflächlich, haben unregelmässig gezackte Ränder und bluten oft stark: sie werden durch schnell die Haut entlang fahrende, diese aufreissende Gegenstände (wie Nadeln, Glassplitter, Holzsplitter) verursacht.

Schusswunden werden durch Geschosse aus Kleingewehren und Geschützen erzeugt. Haben die Geschosse den Körper nur oberflächlich in ihrem Fluge gestreift, so ist durch dieselben ein Streifschuss hervorgebracht. Haben sie die Körperoberfläche getroffen, ohne einzudringen (matte Kugel, auf metallene Gegenstände in der Kleidung oder Ausrüstung schlagende Kugel), so entsteht ein Prellschuss. Je nach der Kraft und Grösse des aufschlagenden Geschosses kann durch einen Prellschuss nur eine Quetschung oder tiefgreifende Zerreissung von Weichteilen und Knochen gesetzt werden.

Ist ein Geschoss in den Körper eingedrungen, so bleibt es, abhängig von seiner Flugkraft oder dem sich ihm im Körper bietenden Widerstand, entweder in demselben stecken (blinder Wundkanal), oder es verlässt den Körper wieder, erzeugt also nur eine Öffnung (Einschuss) oder noch eine zweite Ausschussöffnung. Die Bedeutung und Gefahr einer Schusswunde richtet sich nach Art des Geschosses und der von demselben abgerissenen Stücke der Kleidung und Ausrüstung sowie nach den getroffenen Körperorganen und Körpergegenden (siehe leichte und schwere Wunden). Schusswunden schmerzen und bluten zuerst wenig, oft garnicht.

Stichwunden werden durch Nadeln, Splitter, Pfeile, Speere hervorgebracht, zeigen meist nur eine kleine Wundöffnung, bluten im allgemeinen wenig, sind aber, weil sie in die Tiefe gehen, namentlich an Kopf, Rumpf, Brust und Bauch gefährlich. Die Gefahr wird erhöht durch in der Wunde gebliebene Teile der Wunderreger (Nadel, Pfeilspitze, Splitter).

Wundbehandlung. Die Hauptaufgabe der Wundbehandlung ist, eine schnelle und ungestörte Wiedervereinigung der durch die Wunde getrennten Teile des Körpers zu erzielen. Zur Erfüllung dieser Aufgabe sind in erster Linie von Beginn jeder Wundbehandlung an drei Gesichtspunkte festzuhalten:

1. Genaue und sorgfältige Blutstillung,
2. Schutz der Wunde vor Fäulnis und Entzündung erregenden Stoffen (Infektionsstoffen),
3. Ruhe des verwundeten Teiles.

Indem ich betreffs der Blutstillung auf den Abschnitt Blutung verweise, gehe ich gleich auf die zweite Aufgabe der Wundbehandlung über.

Der Schutz der Wunde vor Verunreinigung, Ansteckung und Erkrankung wird durch die antiseptische (fäulniswidrige), Ansteckung verhütende Wundbehandlung gegeben. Die eine Wunde umgebende Luft, sowie alle mit ihr in Berührung kommenden Dinge — Wasser, Kleidungsstücke, untersuchende Hände, Instrumente, Verbandgegenstände — verunreinigen die Wunde und können durch Ansteckung gefährliche Erkrankung der Wunde setzen, wenn sie nicht desinfiziert, d. h. von Ansteckungsstoffen befreit sind.

Erster antiseptischer Verband bei frischen Wunden. Die erste Bedingung bei Behandlung einer frischen Wunde ist die, dieselbe niemals ohne weiteres mit den Fingern zu berühren, sie so schnell wie möglich und

18*

zwar durch einen antiseptischen Verband vor Ansteckung
zu schützen, ausgenommen vergiftete Wunden! (siehe
Schlangenbiss, Insektenstiche, Bisswunden, Hundswut.)
Dies geschieht in folgender Weise:

Zuerst wird die ganze Wundöffnung, beziehungsweise Wundfläche, mit Jodoform in gleichmässiger Lage
bestreut; auf der Wunde befindlicher Blutschorf darf
nicht entfernt werden! Darauf wird auf dieselbe
eine antiseptische Compresse gelegt, d. h. eine Compresse, die mit einem Stoff getränkt, imprägniert ist, der
alle ansteckenden Krankheitserreger von einer Wunde
fernhält, beziehungsweise dieselben vernichtet, wenn sie
in eine Wunde gelangt sind. Solche Compressen bestehen aus Carbol-, Jodoform-, Sublimatgaze. Die Compresse selbst muss so gross sein, dass sie nicht nur die
Wunde, sondern auch ihre Umgebung nach allen Richtungen hin auf mindestens 2 Centimeter in der Fläche
bedeckt. Zweitens darf die Compresse niemals mit den
Händen an der Stelle und Fläche berührt werden, die
auf die Wunde selbst kommt. Dabei ist zu erinnern,
dass bei Schusswunden stets genau zu untersuchen ist,
ob nur eine oder ob zwei Wundöffnungen vorhanden
sind. In letzterem Falle müssen natürlich beide verbunden werden. Als zweite Lage kommt auf die Wunde
eine dreidoppelte Lage Verbandwatte, welche die darunter liegende Compresse an allen Seiten überdeckt und
überragt. Den Schluss bildet ein die vorherigen aufgelegten Verbandstücke völlig bedeckendes Stück wasserdichten Verbandstoffs. Derselbe wird mit einer Binde
oder einem Verbandtuch so befestigt, dass die Wunde
berall fest abgeschlossen ist.

Heftige Blutungen erhalten die erste Blutstillung nach den unter äussere Blutng gegebenen Vorschriften. Gleichzeitige Verletzungen von Knochen und Gelenken werden nach den unter Knochenbrüche (Brüche) und Verrenkungen, Verstauchungen aufgestellten Grundsätzen behandelt.

Antiseptischer Verband bei verunreinigten Wunden. Von Anfang an verunreinigte oder eiternde Wunden und ihre Umgebung werden, wo hinreichend Zeit dazu vorhanden ist, nach Aufstreifen der Rock- und Hemdärmel des Helfers bis zum Ellenbogen, nach sorg· fältiger Reinigung und Desinfektion der mit der Wunde in Berührung kommenden Hände durch Waschen mit Wasser und Seife, (Bürsten und Reinigung der Fingernägel!) und antiseptischer Lösung, mit antiseptischer Lösung sorgfältig ausgespült. Solche antiseptische Lösungen werden durch Auflösung von Sublimat, Acidum carbolicum, Acidum boricnm, Acidum salicylicum in Wasser, am besten in abgekochtem Wasser hergestellt.

Nach sorgfältiger Ausspülung mit dem Irrigator wird die Wunde entweder, wie vorher beschrieben, mit Jodoform und nachfolgendem Verband geschlossen, oder sie erhält einen feuchten Verband, antiseptischen hydropatischen Verband. Zu dem Zwecke wird die zuerst aufzulegende Compresse in eine antiseptische Lösung getaucht, mit derselben getränkt. Darauf kommt eine Lage Verbandwatte und schliesslich, wie oben beschrieben, der wasserdichte Verbandstoff. Dieser Verband wird ausschliesslich bei Wunden angelegt, die von vornherein sehr schmerzhaft sind und stark entzündlich gerötete Umgebung zeigen. Schmerz und Entzündung

lindernd wirkt dabei die durch den luftdichten Verschluss mittelst des wasserdichten Verbandstoffes erzeugte
feuchte Wärme. Ein solcher Verband wird stets bei
Bisswunden nach vorhergehender sachgemässer Behandlung (siehe oben), ferner bei Quetschwunden und grösseren
Risswunden anzulegen sein. Derselbe bleibt niemals,
wenn möglich, länger wie einen Tag liegen und wird
dann unter genauer Beobachtung der angegebenen Vor-
sichtsmassregeln, stets in derselben Weise wieder angelegt. Ein trockner Verband folgt erst, wenn Schmerz
und Entzündung geschwunden sind.

Im allgemeinen bleibt jeder Verband, auch wenn er
von vornherein ein trockner ist, nur so lange liegen, bis
er entweder blutdurchtränkt ist, oder Schmerzen in der
Wunde auftreten, oder Unbehagen und Fieber sich einstellen.

Die Wundbehandlung des Laien darf nur bei kleinen
und unbedeutenden Wunden eine selbständige bleiben.
Grössere oder stark blutende, lebenswichtige Organe
berührende Wunden müssen baldigstmöglich sachverständiger Behandlung durch den Arzt (Blutstillung
in der Wunde, Entfernung von Knochensplittern, Fremdkörpern, Geschossen) anvertraut werden. Niemals darf
der Laie eine genaue Untersuchung von Wunden mit
Instrumenten oder Entfernung von Knochensplittern
oder tiefliegenden, festsitzenden Fremdkörpern aus denselben vornehmen. Ebenso richtet sich die weitere Pflege
einer solchen Wunde genau nach den Vorschriften des
Arztes mit genauster Berücksichtigung der vorher gegebenen
Regeln und Sorge für gutes Lager in luftigem, gut ventiliertem Raum. Sachgemässe Ernährung durch leicht

verdauliche Diät, Vermeiden von Bier, unvermischtem
Wein, (besonders bei Kopfwunden), Regelung des täglichen Stuhlgangs und tägliche Messung der Körpertemperatur sind die weiteren wichtigen Massnahmen.

Wundfieber. Bei grösseren Wunden kann bald nach
der Verwundung eine leichte Temperatursteigerung, verbunden mit leichtem Unwohlsein auftreten. Setzt die
Temperatursteigerung aber mit Schüttelfrost ein, übersteigt 39,0⁰ C. (siehe Fieber) und hält länger als einen
Tag an, so ist sie ein Zeichen, dass die Wunde infolge
von Ansteckung, Infektion erkrankt ist.

Wundkrankheiten. Die häufigste Wunderkrankung
ist die Eiterung, hervorgerufen durch in die Wunde gelangte Infektionsstoffe.

Behandlung: Wenn schnell herbeigeholte Hilfe
nicht innerhalb 2 Stunden zur Stelle: Verbandwechsel
und antiseptische Ausspülung (wie oben angegeben).

Wundrose ist eine durch einen bestimmten Infektions-
stoff erzeugte Wundkrankheit, dieselbe entsteht unter Kopfschmerz und hohem Fieber und kennzeichnet sich dadurch,
dass unter heftigem Brennen die Umgebung der Wunde
eine glänzend rote Färbung gewinnt, zuweilen auf diesem
so gefärbten Grunde Blasen sich erheben. Die Wundrose
kann von kleinen vorher garnicht bemerkten Wunden
durch Ansteckung derselben ausgehen und kriecht allmählich über die Oberfläche eines Körperteiles nach allen
Richtungen hin fort. So gehen Kopf- und Gesichtsrose
stets von kleineren und grösseren Wunden (wund ge-
scheuerten Hautstellen z. B. an der Nase) aus.

Behandlung: Bei Zusammenliegen mehrerer Ver-
wundeter in einem Raume sofortige Absonderung,

Isolierung der Rosekranken, sorgfältige Desinfektion des bisher benutzten und auch des neu gewählten Raumes, während und nach Aufenthalt der Kranken darin. Bei grösseren Wunden ist zweimal täglicher Verbandwechsel mit antiseptischer Ausspülung und Anlage antiseptischen-hydropathischen Verbandes vorzunehmen. Bei kleinen Wunden ist ein mehrmals täglich gewechselter antiseptischer-hydropathischer Verband allein ausreichend.

Bei Gesichts- und Kopf-Rose sind kühle Umschläge, wo Eis ist, Eisblase aufzulegen. Innerlich gebe man kühlende Getränke (Sauerbrunnen, Tabletten Acidum citricum mixtum), leichte Diät, bei Schwäche Wein; sorge für täglichen Stuhlgang (Fruchtsalz, Calomel).

Wundlaufen, Wundreiten, Wundscheuern kommt durch Reizung der Haut an den Füssen, zwischen den Hinterbacken, in der Leistengegend, an den Innenflächen der Ober- und Unterschenkel, in der Achselhöhle, namentlich durch Schweiss und mangelhafte Reinigung der Haut zu Stande. Besonders neigen dazu Menschen, die ein sehr reichliches Fettpolster haben und solche, die sehr stark schwitzen. Am besten verhütet wird dieses lästige und oft sehr schmerzhafte Leiden durch sorgfältige Hautpflege (siehe Teil I S. 29. 61. 66. 69). Wer an Schweiss-füssen leidet, muss täglich die Füsse dreimal in Wasser von Lufttemperatur waschen, dann dieselben tüchtig trocken reiben und nach jeder Waschung mit Salicyltalg (Talcum salicylatum) einstreuen oder Pasta salicylata Lassar, Vaselin-Lanolin einzureiben. Über Schuhwerk siehe Teil 1 Seite 22 f. Ist die Haut wund, so wasche man sie täglich mit Salicylsäure-Lösung (Acidum salicylicum) ab und reibe sie darauf mit Salicyltalg (Talcum salicylatum)

oder Pasta salicylata Lassar oder Vaselin-Lanolin ein.
Grössere Hautwunden sind mit Ruhe, Verband (siehe
Wunden, Geschwüre) zu behandeln.

Z.

Zahnschmerzen. Dieselben gehen meistens von einem
erkrankten Zahn aus, können aber auch rheumatischer
Natur sein.

Behandlung: Das beste Mittel zur Verhütung der
aus erstgenannter Ursache entstehenden Schmerzen ist
sorgfältige Pflege der Zähne, nachdem alle kranken
Zähne vor Ausreise in die Tropen entweder plombiert
oder ausgezogen sind (siehe Teil I Seite 21).

Das sicherste Mittel gegen den Zahnschmerz selbst
ist bei bereits durch und durch kranken Zähnen, wenn
es nicht schon, wie gesagt, geschehen ist, natürlich die
Entfernung der Missethäter von sachkundiger Hand mit
sorgfältiger Nachspülung des Mundes mit Tinctura Myrhae-
oder Kali hypermanganicum-Lösung.

Bei jedem andern Zahnschmerz habe ich von den
unzähligen Mitteln stets noch die vorsichtige Bepinselung
des Zahnfleisches über den erkrankten Zähnen mit Tinctura jodi als das erfolgreichste angeordnet und kann
dasselbe mit gutem Gewissen empfehlen. Mit dem in
die Tinktur getauchten und dann ausgedrückten Pinsel
wird das Zahnfleisch, indem die Zunge, die Lippen oder
Wangen durch Verbandwatte-Bäuschchen geschützt werden,
aussen und innen, d. h. an der den Lippen und Wangen,
sowie der nach dem Mundinnern zu gelegenen Seite ein-
gepinselt. Beim Einpinseln vermeide man, zu schlucken,
damit keine Jodtinktur in den Magen kommt, spüle auch

einen Moment nach dem Einpinseln den Mund mit reinem Wasser aus. In das den erkrankten Zähnen entsprechende Ohr empfiehlt es sich, einen Wattpfropf (mit einem Tropfen Chloroform angefeuchtet) zu stecken.

Ziegenpeter. Entzündung der dicht an den Ohren liegenden Ohrspeicheldrüse mit gleichzeitiger Mandelentzündung. Dieselbe kann mit Entzündung des Hodens derselben Seite verbunden sein und tritt zuweilen epidemisch auf (ich habe in Ostafrika bei drei schwarzen Soldaten, Sudanesen, Ziegenpeter beobachtet). Die entzündete Drüse präsentiert sich als rundliche vor dem Ohr liegende schmerzhafte Geschwulst. Diese geht gewöhnlich nach 8 Tagen zurück. Ausgänge in Vereiterung sind selten.

Behandlung: Flüssige Diät, Abführmittel (Fruchtsalz, Calomel), Einreiben der Geschwulst mit Vaselin-Lanolin, leichter Tuchverband mit Watte. Wächst die Geschwulst, wird weich und schwappend, so muss sie vom Arzt geöffnet und nach Eröffnung und Eiterentleerung wie eine eiternde Wunde (siehe Wunden) behandelt werden. Geht sie in Verhärtung über, so ist Einpinselung mit Tinctura jodi wiederholt vorzunehmen.

III. Teil.

Zusammenstellung der für den Gebrauch in Ostafrika und tropischen Malaria-Gegenden notwendigen Arzneien, Verbandmittel, Instrumente und anderen Gebrauchsgegenstände zur Kranken- und Verwundeten-Pflege.

Erstes Kapitel.

Die für den Gebrauch in Ostafrika und tropischen Malaria-Gegenden in Betracht kommenden Arzneiformen und Arzneimittelbehälter.

Mit zu Grundelegung des im II. Teile gegebenen Verzeichnisses der in Ostafrika und tropischen Malaria-Gegenden hauptsächlich in Betracht kommenden Krankheiten habe ich im Anschluss an meine Thätigkeit bei dem Kaiserlichen Auswärtigen Amte in der Arzneimittel-Versorgung der deutschen Schutzgebiete in Ostafrika, Westafrika und Südwestafrika mir zur Aufgabe gemacht, für den praktischen Gebrauch eine Reihe von Arzneimittel-

Zusammenstellungen (Tropen-Apotheken) zu schaffen.
Der Standpunkt, auf welchem ich bei Zusammenstellung
derselben gestanden habe, ist der, dass ich bei dem
Mangel an Bezugsquellen für Arzneien einem ein-
tretenden Bedürfnis nach einem wirksamen Mittel
für alle Fälle Rechnung tragen zu müssen glaubte.
Lediglich aus diesem Grunde enthalten die von mir zusammengestellten grösseren Tropen-Apotheken teilweise
Mittel, deren Anwendung nur durch den Arzt zu erfolgen hat. Diese Mittel sind ausdrücklich in dem
Arzneimittelverzeichnis unter der Rubrik: Anwendung
durch die beigefügte Notiz: „Nur vom Arzte zu gebrauchen, oder nur nach ärztlicher Verordnung zu gebrauchen" u. s. w. ausserdem noch durch den Zusatz:
„Vorsicht" gekennzeichnet. Was den Umfang der einzelnen Apotheken und die Mengen der darin enthaltenen
Arzneien, Verbandmittel und Geräte betrifft, so musste
die Begrenzung derselben sich nach verschiedenen Verhältnissen richten. Diesen war bei Zusammenstellung
der Apotheken Rechnung zu tragen, je nachdem der auf
den Gebrauch derselben Angewiesene sich in der Nähe
civilisierter Orte an der Küste und den grossen Ver-
kehrsstrassen, von wo er seinen Arzneimittelbedarf in
nicht allzu langer Zeit ergänzen kann, aufhält, oder aber
allein, oder in Begleitung anderer, kleinere oder grössere
Reisen unternimmt, die ihn monatelang von jeder Kultur
entfernt halten. Nach meiner Rückkehr aus Ostafrika
sind im Laufe der Zeit in Bezug auf Zusammenstellung
von Tropen-Apotheken in verschiedenstem Umfange und
den verschiedensten Verhältnissen angepasst, so zahlreiche
Anforderungen an mich gestellt worden, dass es aus den

oben angeführten Gründen anfangs sehr schwierig war, für jeden Fall das Richtige zu treffen. Im Laufe der Zeit aber habe ich dadurch Gelegenheit gehabt, eine Reihe von Tropen-Apotheken der verschiedensten Grössen und den verschiedensten Zwecken entsprechend, zusammenzustellen.

Aus der Reihe dieser habe ich auf Grund der mit ihnen in Bezug auf Zweckmässigkeit und Haltbarkeit gemachten guten Erfahrungen in Anbetracht des wachsenden Bedürfnisses eine Anzahl gewissermassen als Typen so ausgewählt, dass es nicht mehr schwer werden dürfte, aus dieser Reihe die für die jedesmaligen Verhältnisse passenden Apotheken, zumal bei zweckmässiger Combination der einen mit der anderen, zu wählen. Diese Tropen-Apotheken sind nach meinen speziellen Angaben von Dr. Kade's Oranienapotheke, Berlin am Oranienplatz (Inhaber F. Lutze), unter bestimmten Bezeichnungen zusammengesetzt und stehen sowohl in genannter Apotheke wie auch im Geschäftshause des Deutschen Offizier-Vereins zu Berlin zur Ansicht aus. Zur oberflächlichen Orientierung lasse ich eine kurze Übersicht derselben folgen:

No. I. Taschen-Apotheke, 2 Segeltuch-Taschen für den Gebrauch einer Person auf der Station und auf der Reise.

No. II. Umhänge-Tasche (auch als Tornister zu tragen) als Ergänzung zu I auf kleineren Reisen.

No. III. Tornister (auch als Umhängetasche zu tragen) zum Gebrauch auf grösseren Expeditionen ins Innere. Derselbe setzt entweder eine Arzneimittel-Reserve am Endziel der Reise oder aber das Mitführen einer grösseren

Reise-Apotheke (No. VIII, IX, X) auf der Expedition voraus.

No. IV. Hand-Apotheke I. Kleine Apotheke an Stelle von I und II oder als Ergänzung derselben für eine Person. Dieselbe lässt sich anderen Bedarfsgegenständen im Koffer beipacken.

No. V. Hand-Apotheke II. Kleine Apotheke an Stelle von III, auch für kleinere Reisen zweier Personen. (Ebenfalls anderen Bedarfsgegenständen beizupacken.)

No. VI. Koffer-Apotheke I. Einsatz zu dem von Herrn Major von Wissmann zusammengestellten Offizier-Koffer, welcher neben der Apotheke noch drei andere Behälter (Patronen, Schreibzeug, Cigarren) enthält. Dieselbe passt auch in die allgemein üblichen Tropen-Koffer und ist für 3—4 Personen ausreichend.

No. VII. Koffer-Apotheke II. In den Tropen-Koffer passend. Apotheke für 1—3 Personen für eine längere Reise und längeren Aufenthalt im Innern berechnet.

No. VIII. Reise-Apotheke I. Selbständiger kleiner Koffer für kleine Expeditionen.

No. IX. Reise-Apotheke II. Selbständiger grosser Koffer für grössere Expeditionen nach dem Innern.

No. X. Grosse Expeditions-Apotheke. Zwei Koffer für grosse Expeditionen nach dem Innern. Etwaige Trennung der Expedition vorgesehen. Am Endziel der Reise auch als Stations-Apotheke zu benutzen.

No. XI. Apotheke für kleinere Stationen. Zwei grosse und ein Reserve-Koffer.

No. XII. Apotheke für grosse Stationen. Drei grosse und ein Reserve-Koffer.

Wie schon erwähnt, dürfte die Auswahl der Apotheken für den betreffenden Fall, zumal, wenn man dieselben vor sich hat, nicht schwer fallen. Dabei will ich nicht unterlassen, ausdrücklich darauf hinzuweisen, dass es durch die Verkehrs-Verhältnisse in Afrika bedingt ist und für grössere Reisen durchaus notwendig erscheint, für die gewählte Apotheke stets eine entsprechende Reserve mitzunehmen, sodass, wenn eine Apotheke verloren geht, stets noch eine zweite vorhanden ist. Unter keinen Umständen versäume man jedenfalls, die hauptsächlichsten Mittel, in kleineren oder grösseren Quantitäten verteilt, doppelt oder dreifach mitzunehmen und dieselben, in verschiedenen Gepäckstücken verteilt, unterzubringen. Diese Vorsichtsmassregel verdient stets die grösste Beachtung, sobald man von der Küste nach dem Innern vordringt. Die von mir angegebene Expeditions-Apotheke ist nach den vorher ausgeführten Gesichtspunkten zusammengestellt und besteht aus zwei Koffern, von denen der eine eine umfangreiche Reserve für die wichtigsten und am meisten in Gebrauch kommenden Arzneien bildet, aber auch in hinreichender Menge daneben die übrigen wesentlichen Medikamente enthält, sodass jeder Koffer für sich auch als selbständige Apotheke betrachtet werden kann. Diese Einrichtung gewährt nicht nur einigermassen Sicherheit bei etwaiger Trennung der Expedition, sondern bietet auch Ersatz bei Verlust eines der Koffer. Aber auch bei dieser Zusammenstellung kann nicht dringend genug empfohlen werden, in allen anderen Koffern die wichtigsten Arzneimittel (Chinin, Antipyrin u. s. w.) in ausreichender Menge als Reserve unterzubringen. Ich erinnere mich bei diesem Ratschlage an eine Äusserung Livingstones, welche er an einer Stelle seiner Reisebeschreibungen aufgezeichnet hat, des Inhalts, dass ihm zu Mute war, als ob er sein Todesurteil empfinge, als ihm die Nachricht überbracht wurde, dass sein Koffer mit den gesamten Chinin-Vorräten verloren wäre. Was die Form und Ausstattung der von mir oben aufgeführten Apotheken, sowie die Auswahl der in denselben enthaltenen Arzneimittel betrifft, so ist dabei den verschiedenen Verkehrsverhältnissen, wie den klimatischen Einflüssen Rechnung getragen. Die Arznei-Behältnisse sind durchweg wasserdichte Segeltuch-Taschen oder Eisenkoffer. Von letzteren sind diejenigen, welche als selbstständige Transportstücke und Trägerlasten gelten, mit Gummidichtungen versehen, welche bei den in den Tropen-Koffern mitzuführenden, kleineren Eisenkoffern als nicht unbedingt notwendig in Wegfall gekommen sind. Die Arznei-Gefässe sind teils Blechbüchsen, mit einem vor Rost schützenden Lack überzogen, deren Verschluss mittelst eines Deckels mit Schraubengewinde bewirkt wird, teils Glasgefässe mit eingeschliffenen Glasstopfen, welche der guten Öffnung der Flaschen wegen mit Vaselin zu bestreichen sind, teilweise solche mit Metallverschraubung. Der luftdichte Verschluss der Verschraubungen ist durch eingelegte Kork- oder Gummischeiben erhöht; es kann nicht dringend genug empfohlen werden, die Deckel der Büchsen stets so fest aufzuschrauben, dass auch wirklich durch den Druck der Kork- resp. Gummieinlage der beabsichtigte Luftabschluss erzielt wird. Neuerdings bin ich mit Versuchen beschäftigt,

welche dahin zielen, die Blechgefässe durch solche aus
lackierter Papiermasse zu ersetzen und die Haltbarkeit
der Blechbüchsen durch einen Überzug der Innenwandungen
noch widerstandsfähiger gegen die Einflüsse der Feuchtigkeit, beziehungsweise auch der in ihnen enthaltenen
Arzneimittel zu machen, da der durchgängigen Verwendung von Glasgefässen deren verhältnismässig grosses
Gewicht hindernd im Wege steht.

Die Signaturen der Gefässe (Bezeichnungen der in
denselben enthaltenen Arzneien) sind entweder in Öl-
schrift oder Papier ausgeführt, welche letztere, durch
einen geeigneten Klebstoff auf den Gefässen befestigt
und mit einem für diese Zwecke brauchbaren Lack überzogen, bei einigermassen sorgfältiger Behandlung der
Apotheke sich bisher stets sehr gut bewährt haben. Die
Arzneibehälter tragen die Bezeichnung ihres Inhalts
doppelt, einmal als Schild an einer Seite, das andere
Mal auf dem Verschluss des Gefässes. Die Namen der
Arzneimittel sind in lateinischer Sprache und bei Mitteln,
welche treffende deutsche Benennungen haben, auch mit
diesen auf den Signaturen angebracht. Ausserdem enthalten die letzteren die Dosis der vorhandenen Arzneiform und für die Anwendung und Aufbewahrung der
einzelnen Arzneimittel notwendige und beachtenswerte
Winke, wie ausser den oben erwähnten z. B.: „Nur
genau nach Vorschrift anzuwenden“, „Stets gut verschlossen aufzubewahren“, „Feuergefährlich“ u. s. w.
Durch Signaturen in roter Farbe besonders ins Auge
fallend gekennzeichnet sind ausserdem noch diejenigen,
deren Anwendung in keinem Falle unverdünnt, also ohne
besondere, genau nach Vorschrift auszuführende Zu-

bereitung statthaft ist, oder solche, die nur äusserlich
anzuwenden sind. Bei solchen, die falsch, d. h. nicht
genau mit Beachtung aller Vorschriften angewandt, ge-
sundheitsschädliche Wirkungen haben, findet sich auf der
Signatur der Vermerk: „Nur genau nach Vorschrift zu
gebrauchen". Von einer Anweisung aber, in welchen
Erkrankungsfällen und in welcher Dosis die einzelnen
Arzneimittel zur Anwendung kommen, ist auf der Signatur
Abstand genommen worden. Die Anwendung der Arzneien in den von mir zusammengestellten Tropen-Apotheken soll durch Laien nur nach genauer Orientierung
an der Hand des vorliegenden Ratgebers geschehen.
Durch diese Anordnungen wird nach meiner Überzeugung
am besten einem etwaigen fehlerhaften, ja schädlichen
Arzneigebrauch gesteuert, sowie daraus entspringenden
Schädlichkeiten oder gar Lebensgefahren nach Möglich-
keit vorgebeugt. Zu dem Ende habe ich dem I. und
II. Teil meines Buches ein Arzneimittel-Verzeichnis
folgen lassen. Diesem ist der Inhalt der grössten von
mir zusammengestellten Tropen-Apotheken für eine grosse
Station zu Grunde gelegt. Im II. Teil, auch an einigen
Stellen des I. Teiles, ist auf die in dem Arzneimittel-
Verzeichnis zwecks leichter und schneller Auffindung
alphabetisch nach ihren wissenschaftlichen Namen geord-
neter Medikamente verwiesen. Ausser der alphabetischen
Anordnung nach der wissenschaftlichen Bezeichnung findet
sich unter E. ein alphabetisches Verzeichnis der populären Arzneimittelnamen, deren jedem der wissenschaftliche Name beigefügt ist. In erstgenanntem Verzeichnis
findet man neben einigen, das Mittel und dessen Anwendung betreffenden Notizen, in der letzten Rubrik die

Signatur des Mittels, unter welcher dasselbe in den
Arzneibehältern vorhanden ist. Aus dem alphabetisch
geordneten Inhalts-Verzeichnis der zur Verfügung stehenden Apotheke ist dann das Vorhandensein des gesuchten
Mittels in derselben zu ersehen. In der Apotheke selbst
wiederum sind die in den Blechbüchsen und die in den
Glasgefässen enthaltenen Mittel getrennt alphabetisch
geordnet. Naturgemäss können die kleineren Zusammenstellungen nicht sämtliche Mittel der grössten Tropen-
Apotheke enthalten, es sind aber auch schon bei den
kleineren Apotheken möglichst alle Vorkommnisse be-
rücksichtigt, so dass an der Hand des Krankheitsver-
zeichnisses in den meisten Fällen und vor allen Dingen
bei allen ernsteren, sowie häufig vorkommenden Erkrankungen, Verwundungen und Unglücksfällen ein zweck-
entsprechendes Mittel zu finden ist. Für den möglichst
leichten und angenehmen Gebrauch der in den Tropen-
Apotheken enthaltenen Arzneien ist nach Möglichkeit
eine Form der letzteren gewählt, welche eine dem Einnehmen voraufgehende Dosierung und Abwägung des in
Frage kommenden Mittels vollkommen entbehrlich macht.
Diejenigen Mittel, bei welchen es darauf ankommt, dass
sie nur in bestimmter Menge zur Anwendung kommen,
sind schon in entsprechende Quantitäten abgeteilt vorhanden; sie sind durch die Arzneiform, in welcher sie
sich in der Apotheke befinden, genau dosiert, so dass
nur diejenigen Arzneimittel, bei welchen eine genaue
Dosis weniger ins Gewicht fällt und welche theelöffelweise oder esslöffelweise zur Anwendung kommen, in
Pulverform oder in Flüssigkeit sich vorfinden. Zur bequemen Dosierung der letzteren, wenn die Dosis in Ge-

stalt von Tropfen ebenfalls eine genauere Beachtung verdient, befinden sich in den Apotheken Tropfflaschen;
für solche, welche grammweise eingenommen werden
sollen, oder von denen eine bestimmte Quantität mit
Wasser zum innerlichen oder äusserlichen Gebrauch verdünnt werden soll, sind Mess-Cylinder bestimmt. Die
an diesen angebrachten Teilstriche deuten, die kleineren
$1/2$ Kubikcentimeter ($1/2$ ccm) $= 1/2$ Gramm (0,5) Inhalt,
die grösseren 1 Kubikcentimeter (1 ccm) $= 1$ Gramm
(1,0) Inhalt an. Bei grösseren Inhaltsabschnitten ist derselbe in Zahlen neben dem Strich (z. B. $5 = 5$ ccm) ein-
gezeichnet. Für eine etwaige theelöffelweise oder esslöffelweise Anwendung von Flüssigkeiten dienen nach
diesen Massen eingeteilte Einnehmegläser. Als Haupt-
form für pulverförmige Medikamente, welche in bestimmter Dosis zur Anwendung gelangen sollen, ist die
der comprimierten Tabletten gewählt. Auf meine Veranlassung hat seinerzeit diese Arzneiform bei den Arznei-
mittel-Ausrüstungen der deutschen Schutztruppe für Ostafrika in weitgehendster Weise Verwendung gefunden
und hat sich dieselbe nach jeder Richtung hin so gut
bewährt, dass ich aus voller Überzeugung die allgemeine
Anwendung derselben für die Tropen empfehlen kann.
Die comprimierten Tabletten vereinigen in sich die Vor-
züge genauer Dosierung und somit bequemer und dabei
richtiger Art des Einnehmens. Dazu kommt ihre Billigkeit gegenüber dispensierten Pulvern und schliesslich,
als noch besonders ins Gewicht fallender Vorzug, ihre
für das Mitführen grösserer Mengen von Arzneimitteln
in dem denkbar kleinsten Raum geeignetste und halt-
barste Form. Der Gebrauch der comprimierten Tabletten

ist, je nach dem Zweck, welchen sie erfüllen sollen, ein
verschiedener, ihre Hauptbestimmung ist, wie gesagt,
das möglichst bequeme Einnehmen von Arzneimitteln.
Dasselbe geschieht in der Weise, dass man die Tablette
in den Mund nimmt, mit einem kurzen Biss zerteilt und
die Trümmer derselben schnell mit Wasser hinunterspült.
(Die Tablette soll nicht, wie sie ist, unzerteilt heruntergeschluckt werden.) Dadurch wird das Arzneimittel
schnell und möglichst vollständig in den Magen befördert
und der etwaige unangenehme Geschmack (wie z. B. beim
Chinin) vermieden. Eine andere Gebrauchsart der comprimierten Tabletten ist die, sie langsam im Munde zergehen zu lassen, um entweder eine längere Berührung
mit den Schleimhäuten des Mundes oder der oberen Luftwege bei Reizzuständen derselben zu erzielen (Kali
chloricum, Ammonium muriaticum cum succo liquiritiae)
oder sie erfrischend wirken zu lassen (durstlöschende
Tabletten). Alsdann aber kommt diese Arzneiform auch
zur Anwendung bei der innerlichen Anwendung von
Medikamenten, welche infolge ihrer ätzenden Eigenschaften als reine Substanzen nur in Lösung zur Anwendung kommen dürfen und zwar, um die Herstellung
einer Lösung des Medikaments von bestimmter Stärke
in Wasser ohne Hilfe der Wage zu ermöglichen (Chloralhydrat, Kalium jodatum, Kalium bromatum). Es ist
mittelst der comprimierten Tabletten leicht, Mixturen
mit richtigem Arzneigehalt für längeren Gebrauch herzustellen, oder aber auch nur die einmal erforderliche
Dosis eines Medikaments, in Wasser gelöst, einzunehmen.
Analog dem Gebrauch dieser Tabletten, welche allein in
Lösung zur innerlichen Anwendung kommen, ist der der

Tabletten, welche nur zur Herstellung von Lösungen zur
äusserlichen Anwendung, zur Herstellung von Verband-
wässern (Sublimat-, Bleiessig-Lösung) bestimmt sind.
So wird beispielsweise eine antiseptische Sublimatlösung
von 1,0 : 1000,0, d. h. von 1 Gramm Sublimat, aufgelöst
in 1000 Gramm Wasser, so hergestellt, dass 2 Tabletten
zu 0,5 (Gramm) Sublimat einfach in einer am besten
vorher abgekochten Wassermenge von 1 Liter (Inhalt
des Irrigators, siehe unten) aufgelöst werden. Im Anschluss hieran will ich gleich, auf den Gebrauch der
Mess-Cylinder zurückgreifend, hinzufügen, dass man,
ähnlich der eben genannten antiseptischen Lösung, beispielsweise eine 2prozentige Karbolsäurelösung bereitet,
indem man 5 ccm Acidi carbolici liquefacti in ¹/₄ Liter
= 250 Gramm Wasser, im Irrigator abgemessen, hinein-
giesst und durch Umrühren mit einem reinen, desinfizierten Gerät (Löffel) auflöst. Die Lösung ist fertig,
wenn sie sich klar, ohne Bodensatz, präsentiert. Kleinere
Lösungen werden dementsprechend, am besten mit Arznei-
flaschen zu 100, bezw. 200 Gramm Inhalt und Mess-
Cylindern, hergestellt. Die Verwendung der comprimierten Tabletten zur Herstellung von Arzneilösungen,
die unter die Haut gespritzt werden, Subcutan-Injectionen,
darf ausschliesslich nur in der Hand des Arztes liegen
und sei lediglich der Vollständigkeit halber erwähnt.
Zur genannten Benutzung wird, um die Gebrauchsweise anzudeuten, eine Tablette mit einem Tropfen
destillierten oder eine halbe Stunde lang abgekochten
Wassers befeuchtet, auf einem sorgfältig desinfizierten
Uhrglas mit einem Finger der gleichfalls desinfizierten
Hand zerdrückt, mit wenig Wasser in die Subcutan-

Spritze (siehe unten) gespült und durch Umschütteln der
Flüssigkeit in derselben die vollständige Lösung der
Tablette in der Spritze bewirkt. Schliesslich seien die
in den von mir zusammengestellten Apotheken in com-
primierter Form enthaltenen Thees erwähnt. Diese
Tabletten, der besseren Haltbarkeit der aromatischen
Bestandteile der Thees wegen in Stanniol gefüllt, reprä-
sentieren die Dosis für 2 Tassen Thee. Sie sind in der
Mitte mit einem Einschnitt versehen, welche das be-
bueme Durchbrechen und Teilen gestattet. — Für die Haltbarkeit und Dauerhaftigkeit und zugleich dauernde Wirksamkeit der in Form der comprimierten Tabletten dar-
gestellten Arzneien diene beweisend die Thatsache, dass
ich von den von mir im März 1889 nach Ostafrika mit-
genommenen Tabletten (Chinin, Antipyrin, Calomel,
Ipecacuanha u. s. w.) noch heute einen Teil besitze, der
sowohl seine unveränderte Gestalt wie seine völlige
Wirksamkeit behalten hat, und hatte ich mir, wie ich
hinzufügend bemerken will, eine Anzahl Tabletten von
vornherein des Versuches halber aufgehoben, dieselben
auf allen meinen Touren in eine meiner Taschenapo-
theken im Koffer mitgeführt, also durchaus nicht ge-
schont. Die dauerhafte Wirksamkeit der betreffenden
Mittel habe ich an mir selbst noch vor kurzer Zeit an
Antipyrin, Calomel und Chinin erprobt.

Was die Löslichkeit der comprimierten Tabletten
in den Körpersäften, namentlich den Verdauungssäften
anbelangt, so habe ich bei sorgfältiger Beobachtung —
nur bei 6 Patienten — Europäern — in Ostafrika Tabletten von radix Ipecacuanhae ungelöst wieder aus-
brechen sehen; die betreffenden Patienten hatten aber

die Tabletten, ohne sie durch Biss zerteilt zu haben,
heruntergeschluckt und litten ausserdem auch schon vor
ihrer Erkrankung (es handelte sich um Malaria-Fieber)
an einem schwachen Magen. Die Wirkung des Mittels
war im übrigen trotzdem völlig ausreichend, da reichlich
Mageninhalt und Galle mit den Stücken der Tablette entleert wurde. Durch den Darm habe ich niemals un-
gelöste Tabletten trotz wiederholter Beobachtung abgehen
sehen. Die neuerdings hergestellten Tabletten werden
auch in Fällen, wie die eben angeführten, stets sofort
gelöst werden, da sie durchweg die Auflösung befördernde
Quellmittel enthalten. Sowohl die mannigfache Art der
Verwendung, wie auch die angeführten Vorteile sind es,
welche die Arzneiform der comprimierten Tabletten für
die Tropen-Apotheken als die zweckmässigste erweisen
und auch bei grösseren Lazarethen und Krankenhäusern
den Mangel an pharmaceutisch gebildetem Personal
durchaus nicht empfinden lassen, so dass die Arznei-
mittelausgabe in denselben unter der Aufsicht eines
Arztes durch einen Lazarethgehülfen oder eine in der
Krankenpflege ausgebildete Schwester sich leicht und
sicher vollziehen lässt. Ausser den comprimierten Tabletten sind in den von mir zusammengestellten Tropen-
Apotheken noch folgende für die Zwecke in Afrika besonders praktische Arzneiformen, welche dieselben Vor-
züge, wie die ebengenannten Tabletten unter meiner Anwendung und Beobachtung in Ostafrika bewährt haben,
vertreten: Dragierte Pillen, Gelatinekapseln, sterilisierte
Subcutan-Injectionen und Grannles. Über die Anwendung
der beiden ersteren brauche ich an dieser Stelle wohl
nichts weiter hinzufügen. Dieselben ermöglichen das

Einnehmen schlecht schmeckender, fester und flüssiger
genau dosierter Medikamente mit etwas Wasser ohne
irgend eine Geschmacksempfindung hervorzurufen und
sind in den Tropen durchaus haltbar. In Bezug auf die
sterilisierten Subcutan-Injectionen muss ich noch erwähnen, dass dieselben aus kleinen zu einer Spitze aus-
gezogenen und an dieser zugeschmolzenen Röhrchen bestehen, welche in einem Cubikcentimeter Flüssigkeit
die auf der Signatur des Gläschens angegebene Menge
des Arzneistoffes enthalten. Die Röhrchen sind nach
dem Sterilisieren zugeschmolzen und die darin befindlichen
Injectionen dauernd haltbar. Es ist leicht, die Spitze
des Röhrchens abzubrechen und den Inhalt in die Sub-
cutan-Spritze zu leeren, zumal wenn man den Hals des
Gläschens zwischen zwei Fingern der linken Hand hält,
die desinfizierte Canüle der Spritze in diesen nach unten
gerichteten verengerten Teil des Gläschens bringt und
nun durch allmähliches Zurückziehen des Stempels die
Flüssigkeit in die Spritze saugt. Die Arzneiform der
Granules ist nur für zwei unentbehrliche, sehr stark
wirkende Mittel zur Anwendung gebracht, welche sonst
gewöhnlich als Flüssigkeit in Tropfenzahl genommen
werden sollen: Fowlersche Arsenlösung und Strophantus-
Tinktur. Die Stückzahl der Granules vertritt hier die
Zahl der Tropfen und dürfte nach ärztlicher Verordnung
das Abzählen der Kügelchen bequemer und die Anwendung
derselben aus naheliegenden Gründen gefahrloser sein,
als wenn diese beiden stark wirkenden Medikamente in
Form von Flüssigkeiten in den Ausrüstungen vorhanden
wären. Auf eine weitere Besprechung der Verwendung
der in den in Rede stehenden Tropen-Apotheken ent-

haltenen Arzneimittel, wie z. B. der Bereitung von Salben u. s. w., will ich an dieser Stelle nicht eingehen, weil dadurch, wenn die Herstellung derselben auch sehr einfach ist, der Rahmen dieses Buches überschritten würde und, wie gesagt, die grösseren von mir zusammengestellten Apotheken, welche ihrem Inhalte nach eventuell derartige Ansprüche bei ihrer Benutzung stellen, die Anwesenheit eines Arztes oder mindestens eines geschulten Hilfspersonals voraussetzen. Ich will aber zum Schluss nicht unterlassen, angesichts der Thatsache, dass die oben angeführten Arzneiformen und Arzneibehälter sich in unsern deutschen Schutzgebieten in Afrika bis jetzt dauernd bewährt haben, meiner Befriedigung und Anerkennung darüber Ausdruck zu geben, dass es unserer deutschen Pharmacie in verhältnismässig kurzer Zeit gelungen ist, nicht nur die für unsere Kolonien gebrauchten Arzneipräparate in teilweise ganz neuen und in jeder Beziehung brauchbaren Formen herzustellen, sondern auch den plötzlich und unerwartet auftretenden grösseren Bedarf nach allen Richtungen hin prompt zu decken, und dass die fabrikmässige Herstellung der für die Tropen gebrauchten Arzneiformen und damit verbunden die Lieferung aller ins medizinische Gebiet schlagender Bedürfnisse für unsere Kolonien als Spezialität eines renommierten Geschäftes wesentlich dazu beigetragen hat, deren Bezug zu erleichtern und last not least auch wesentlich zu verbilligen.

Zweites Kapitel.

Alphabetisches und tabellarisches Verzeichnis der für Ostafrika und tropische Malaria-Gegenden in Betracht kommenden Arzneien, Verbandmittel, Instrumente und anderen Gebrauchsgegenstände zur Kranken- und Verwundeten-Pflege.

A. Arzneimittel.

Vorbemerk: Die Teilung und Dosierung der einzelnen Arzneimittel ist nach dem Dezimalsystem erfolgt:

$$1.0 = 1 \text{ Gramm.}$$
$$0,1 = 1 \text{ Decigramm.}$$
$$0,01 = 1 \text{ Centigramm.}$$
$$0,001 = 1 \text{ Milligramm.}$$

Ist bei Lösungsangabe eines Mittels die lösende Flüssigkeit nicht angegeben, so ist diese stets Wasser. Acidi tannici $1,0:100,0$ bedeutet 1 Gramm acidi tannici zu lösen oder gelöst in 100 Gramm Wasser. Ebenso ist bei prozentigen Lösungen Wasser die lösende Flüssigkeit.

Abkürzungen: Tabl. = Tabletten, plv. = Pulver, Inject. = Injection = Einspritzung, compr. = comprimiert.

Verbandformen, die in Teil II erwähnt und angeraten sind, wie hydropathische Umschläge, antiseptische hydropathische Verbände, kühlende Compressen, finden sich unter B. und C. im folgenden Verzeichnis. Am Schluss desselben unter E. ist eine alphabetische Tabelle der deutschen und populären Bezeichnungen der im vorliegenden Buche in Betracht kommenden Arzneimittel angeschlossen. Jedem deutschen und populären Namen ist die entsprechende — unter A. mit Anwendung des betreffenden Mittels u. s. w. zu findende — lateinische, beziehungsweise wissenschaftliche Benennung beigefügt.

Acidum benzoicum cum camphora et aethere.

Kampher-Benzoësäure-Äther.

Anwendung: Erregende Injection bei Herzschwäche 1—2 ccm = dem Inhalt von 1—2 Röhrchen unter die Haut zu spritzen.
Form: Injection. Dosis: 0,01 : 1,0. Signatur: Acid. benzoic. camphor ââ: 0,01: aether 1,0.

Acidum boricum. Borsäure.

Anwendung: Rein zu trocknen Verbänden als Streupulver, 2 proz. Lösung als Verbandwasser, Einspritzung in die Harnröhre und Mundwasser; 5 proz. mit Vaselin zu Heilsalben. Als Schnupfpulver bei starkem Schnupfen. Mildes antiseptisches Mittel ohne Nebenwirkungen.
Form: plv. Dosis: rein. Signatur: Acid. boricum plv.

Acidum carbolicum. Karbolsäure.

Anwendung: In 1, 2 und 3 proz. Lösung zu Verbänden, in 5 proz. Lösung zur Desinfizierung der Luft mittelst Sprüh-Apparat. In 5 proz. Lösung zur Desinfizierung von Instrumenten. Starkes antiseptisches Mittel.
Form: Flüssigkeit. Dosis: rein. Signatur: Acid. carbolic. liquefact. Vorsicht!

Acidum chromicum. Chromsäure.

Anwendung: Ätzmittel für Warzen und Wucherungen; nur zu Händen des Arztes.
Form: Flüssigkeit. Dosis: 1 +- 1. Signatur: Acid. chromicum solutum. Vorsicht!

Acidum citricum. Citronensäure.

Anwendung: Erfrischende Tabletten, eine Tabl. in einem Glase Zuckerwasser gelöst, bei fieberhaften Krankheiten.
Form: tabl. Dosis: 0,3. Signatur: Acid. citricum compr. 0,3.

Acidum citricum mixtum. Citronen-Limonade-Tabletten.

Anwendung: Durstlöschende Tabletten; eine Tablette im Munde zergehen zu lassen. Auf Märschen. Form: tabl. Dosis: 0,5. Signatur: Acid. citricum mixt. compr. 0,5.

Acidum muriaticum dilutum. Verdünnte Salzsäure.

Anwendung: Bei fieberhaften Krankheiten und Magenverstimmungen; nur mit Wasser verdünnt anzuwenden. (2,0 : 200,0) 2 ccm auf 200 ccm Wasser. Zweistündlich einen Esslöffel. Form: Flüssigkeit. Dosis: 1 + 1. Signatur: Acid. muriatic. dilut. 1 ÷ 1. Vorsicht!

Acidum salicylicum. Salicylsäure.

Anwendung: Fäulniswidriges und desinfizierendes Mittel in Lösung 1,0 : 1000,0. Form: tabl. Dosis: 0,5. Signatur: Acid. salicylic. compr. 0,5.

Acidum tannicum. Gerbsäure, Tannin.

Anwendung: Rein als blutstillendes Mittel, gelöst: 1,0 : 100,0 gegen Tripper und weissen Fluss; gelöst 1,0 : 10,0 zum Pinseln des Kehlkopfs und zum Gurgeln bei Halsentzündungen nur nach ärztlicher Verordnung. Form: plv. Dosis: rein. Signatur: Acid. tannic. plv.

Acidum tannicum cum opio. Tannin mit Opium.

Anwendung: Bei Diarrhöen und inneren Blutungen dreimal täglich 1 Tablette. Form: tabl. Dosis: 0,06 + 0,02. Signatur: Acid. tannic. c. opio compr. 0,06 + 0,02. Vorsicht!

Aether siehe Acidum benzoicum cum camphora et aethere.
Aether aceticus. Essigäther.

Anwendung: Erfrischendes Riechmittel bei Kopf-

schmerz und Ohnmacht, tropfenweise auf Zucker innerlich.
Auch zum Bestreichen der Stirn anzuwenden.
Form: Flüssigkeit. Dosis: rein. Signatur: Aether
accticus.

Aloë. Aloë.

Anwendung: Starkes Abführmittel nur für Schwarze,
nach Bedarf 1 - 3 Pillen.
Form: Pillen. Dosis: 0,1. Signatur: Pilul. aloës 0,1.

Alumen. Alaun.

Anwendung: Zusammenziehendes Mittel, rein als blutstillendes Mittel, als Streupulver: gelöst in Wasser 2,0 : 100,0
als Injection bei weissem Fluss. Als Gurgelwasser bei
Halsentzündung in derselben Lösung.
Form: plv. Dosis: rein. Signatur: Alumen plv.

Ammonium chloratum cum succo liquiritiae.
Salmiak mit Lakritzen.

Anwendung: Lösendes Hustenmittel, 1 Tablette im
Munde zergehen zu lassen.
Form: tabl. Dosis: 0,25 ÷ 0,25. Signatur: Ammon.
chlorat. c. succ. liquirit. comp. 0,25 + 0,25.

Amylum nitrosum. Amylnitrit.

Anwendung: Bei Asthma und Krampfanfällen. Den
Inhalt des Röhrchens auf ein Tuch gebracht, 2—3 Sekunden
(nicht länger) einatmen; nur nach ärztlicher Verordnung.
Form: Röhrchen. Dosis: 3 Tropfen. Signatur:
Amylum nitrosum. Vorsicht!

Amylum cum zinco oxydato siehe Zincum oxy-
datum cum amylo.
Animale Lymphe siehe Lymphe-animale.
Antifebrinum. Antifebrin.

Anwendung: Temperatur herabsetzendes Mittel bei
fieberhaften Krankheiten, ausserdem Mittel gegen neural-
gische Schmerzen; nur nach ärztlicher Verordnung zu gebrauchen.
Form: tabl. Dosis: 0,5. Signatur: Antifebrin compr.
0,5. Vorsicht!

Antipyrinum. Antipyrin.

Anwendung: Temperatur herabsetzendes Mittel bei Malaria- und anderen fieberhaften Krankheiten, bei akutem Gelenkrheumatismus; gegen Kopfschmerz, Migräne und Neuralgien; 2 Tablettennur nach ärztlicher Verordnung. Form: tabl. Dosis: 0,5. Signatur: Antipyrin compr. 0,5. Vorsicht!

Apomorphinum. Apomorphin.

Anwendung: Innerlich als Hustenmittel 4 Tabl. in 200 ccm Wasser unter Zusatz von 0,5 ccm verdünnter Salzsäure gelöst — zweistündl. einen Esslöffel nur nach ärztlicher Verordnung. Form: tabl. Dosis: 0,01. Signatur: Apomorphin. compr. 0,01. Vorsicht!

Apomorphinum. Apomorphin.

Anwendung: Nur zu Händen des Arztes. Form: Inject. Dosis: 0,01. Signatur: Apomorphin. mur. 0,01. Vorsicht!

Aqua amygdalarum cum morphio muriatico.

Bittermandelwasser mit Morphium.

Anwendung: Als Hustenmittel dreistündlich 5 Tropfen auf Zucker und als schmerzstillendes Mittel bei schmerzhaften Krankheiten, z. B. Magenschmerzen, Magenkrampf, Bleicolik 10—15 Tropfen zu nehmen. Form: Flüssigkeit. Dosis: 100:1. Signatur: Aqua amygdalar. c. morph. mur. 100 + 1. Vorsicht!

Argentum nitricum solutum. Höllenstein-Lösung.

Anwendung: Zum Bepinseln bei Verbrennungen und Schanker. Form: Flüssigkeit. Dosis: 10 + 1. Signatur: Argent. nitric. solut. 10 + 1.

Argentum nitricum pulveratum. Höllensteinpulver.

Anwendung: Zur Herstellung von Höllenstein-Lösung und mit Vaselin 1,0:100,0 gemischt als Heilsalbe, bei Verbrennungen und alten Wunden. Form: plo. Dosis: rein. Signatur: Argent. nitric. plv. Vorsicht!

Argentum nitricum cum kalio nitrico.

Höllensteinstift. Ätzstift.

Anwendung: Ätzmittel bei Warzen, wildem Fleisch, Feigwarzen, schlecht heilenden Geschwüren etc.

Form: Ätzstift. Dosis: 2 ÷ 1. Signatur: Argent. nitric. c. kal. nitric. 2 ÷ 1.

Atropinum sulphuricum. Atropin.

Anwendung: Bei Augenkrankheiten in die Lidspalte zu bringen; nur nach ärztlicher Verordnung.

Form: Rondelles. Dosis: 1 r == $^{1}/_{25}$ mgr. Signatur: Atropin. gelatin. Vorsicht!

Balsamum Copaivae cum extracto Cubebarum.

Copaivabalsam mit Cubebenextrakt.

Anwendung: Gegen Tripper, wenn die entzündlichen Krankheitserscheinungen vorüber sind, dreimal täglich 1- 2 Kapseln, nur nach ärztlicher Verordnung.

Form: Kapseln. Dosis: ââ 0,25. Signatur: Capsul. Copaiv. c. extract cubebar. ââ 0,25.

Balsamum Peruvianum. Perubalsam.

Anwendung: Als Krätzmittel mit Vaselin-Lanolin zu gleichen Teilen gemischt.

Form: Flüssigkeit. Dosis: rein. Signatur: Bals. Peruvian.

Bismuthum subnitricum. Wismuth.

Anwendung: Als Streupulver bei frischen Wunden zur Schorfbildung. 2,0 : 100,0 als Tripper-Injection. Innerlich gegen Darmblutungen dreimal täglich 1 Messerspitze nur nach ärztlicher Verordnung.

Form: plv. Dosis: rein. Signatur: Bismuth. subnitric.

Bismuthum subnitricum cum morphio.

Wismuth mit Morphium.

Anwendung: Schmerzstillendes Mittel bei Magenkrampf, Magenschmerzen und Colik.

Form: tabl. Dosis: 0,3 + 0,006. Signatur: Bismuth. subnitric. c. morph. 0,3 + 0,006. Vorsicht!

Borax. Boraxpulver.

Anwendung: Antiseptisches und desinfizierendes Mittel für die Kinderpraxis an Stelle von Kali chloricum 1,0 : 10,0 zu Pinselungen, 5,0 : 100,0 zum Gurgeln und Einatmen. Form plv. Dosis: rein. Signatur: Boraxpulver.

Bouillonkapseln. Bouillonkapseln.

Anwendung: Zur sofortigen Herstellung von Bouillon 1—2 Kapseln in einer Tasse heissen Wassers gelöst. Signatur: Bouillonkapseln.

Camphora. Campher.

Anwendung: Als antiseptisches und reizendes Mittel bei schlaffen Geschwüren, jauchiger Eiterung, brandigen Processen rein aufgestreut. In Spiritus gelöst 1,0 : 7,0 als Einreibung bei Rheumatismus etc. Zum Fernhalten von Insekten von Kleidungsstücken, ausgestopften Tieren in Substanz eingestreut. Form: plv. Dosis: rein. Signatur: Camphorpulver.

Camphora cum acido benzoico et aethere, siehe Acidum benzoicum cum camphora et aethere.

Calomelanum. Calomel.

Anwendung: Zum Aufstreuen auf syphilitische Geschwüre. Als Augenstreupulver bei Hornhauterkrankungen; nur nach ärztlicher Verordnung. Form: plv. Dosis: rein. Signatur: Calomel. Vorsicht!

Calomelanum. Calomel.

Anwendung: Als Abführmittel bei Verstopfung, Durchfall, Dysenterie; beim Gebrauch häufig Gurgeln mit Tinctura Myrrhae, Kali hypermanganicum. Form: tabl. Dosis: 0,3. Signatur: Calomel. compr. 0,3.

Calomelanum. Calomel.

Anwendung: Als Mittel gegen Durchfall und Syphilis der Kinder nur nach ärztlicher Verordnung.

Form: tabl. Dosis: 0,01. Signatur: Calomel.
compr. 0,01.

Charta Sinapis. Senfpapier.

Anwendung: Mit Wasser angefeuchtet als haut-
reizendes und ableitendes Mittel. Auf der betr.
Stelle bis zum Eintreten eines heftigen Brennens und starker Rötung
liegen zu lassen.
Form: Papier. Signatur: Charta Sinapis.

Chininum bimuriaticum carbamidatum.

Anwendung: Zur subcutanen Injection bei Malaria-
Fieber zu Händen des Arztes.
Form: Injekt. Dosis: 0,25. Signatur: Chin. bi-
muriat. carbamid. 0,25.

Chininum ferro-citricum. Chinin-Eisencitrat.

Anwendung: Bei Bleichsucht, Blutarmut in der Reconvalescenz nach erschöpfenden Krankheiten, namentlich
nach Malaria-Fieber, dreimal täglich 3 Pillen.
Form: Dragées. Dosis: 0,05. Signatur: Chin. ferro-
citric. compr. 0,05.

Chininum muriaticum. Salzsaures Chinin.

Anwendung: Bei Malaria-Erkrankungen in der fieberfreien Zeit.
Form: tabl. Dosis: 0,5. Signatur: Chinin. muriat.
compr. 0,5.

Chininum muriaticum. Salzsaures Chinin.

Anwendung: Bei chronischen Malaria-Erkrankungen
1—2 Tabl. morgens.
Form: tabl. Dosis: 0,1. Signatur: Chin. muriat. 0,1.

Chloralum hydratum. Chloralhydrat.

Anwendung: Als Schlafmittel bei Delirium und Geisteskrankheiten. 2—3 Tabletten in Wasser gelöst auf einmal nur
nach ärztlicher Verordnung zu nehmen.
Form: tabl. Dosis: 0,5. Signatur: Chloralhydrat.
compr. 0,5. Vorsicht!

Chloroformium. Chloroform.

Anwendung: Mit Opodeldoc oder Provenceröl zu gleichen Teilen gemischt zum Einreiben bei Neuralgie, rheumatischen Schmerzen u. s. w. Auf Watte in den hohlen Zahn gebracht als Zahnschmerzmittel. Als Betäubungsmittel nur in der Hand des Arztes.
Form: Flüssigkeit. Dosis: rein. Signatur: Chloroform. Vorsicht!

Cocainum muriaticum. Cocaïn.

Anwendung: Innerlich nur nach ärztlicher Verordnung.
Form: tabl. Dosis; 0,03. Signatur: Cocaïn. muriat. compr. 0,03.

Cocaïnum muriaticum. Cocaïn.

Anwendung: Als schmerzstillende subcutane Injection nur zu Händen des Arztes.
Form: Injekt. Dosis: 0,03. Signatur: Cocaïn. muriat. 0,03.

Collodium. Collodium.

Anwendung: Als Deckmittel bei Verletzungen und Entzündungen (Rose).
Form: Flüssigkeit. Dosis: rein. Signatur: Collodium.

Creolinum. Kreolin.

Anwendung: Antiseptisches Mittel. Ebenso wie Carbolsäure anzuwenden. Zur Desinfektion von Stuhlgängen, mit dem jedesmaligen Stuhlgang eine gleiche Menge einer 5proz. Lösung zu verrühren
Form: Flüssigkeit. Dosis: rein. Signatur: Creolin.

Cuprum sulfuricum. Kupfervitriol.

Anwendung: In Substanz als Ätzmittel bei Granulationen der Augenbindehaut und Geschwüren mit unreinem Grunde. In Lösung 1,0 : 10,0 als Verbandwasser bei Schanker; als Brechmittel bei Kindern, alle 10 Minuten 1 Esslöffel voll, bis Erbrechen erfolgt; nur zu Händen des Arztes.
Form: Krystalle. Signatur: Cupr. sulfur. Vorsicht!

Elixir aurantiorum compositum cum tinctura rhei vinosa et tinctura Strychni. Magentropfen.

Anwendung: Als Magenmittel bei Appetitlosigkeit und Verdauungsschwäche, bei Darmkrankheiten u. s. w. Dreimal täglich 10–15 Tropfen.
Form: Flüssigkeit. **Signatur:** Tinctura stomachal. compos.

Emplastrum adhaesivum americanum.
Heftpflaster, amerikanisch.

Anwendung: Als Deckmittel bei Verwundung, zur Vereinigung von Wundrändern, zu Druckverbänden, Befestigung von Verbandstücken erwärmt aufzulegen.
Signatur: Emplastr. adhaesiv. americ.

Emplastrum adhaesivum germanicum.
Heftpflaster, deutsch.

Anwendung: Wie vorher.
Signatur: Emplastr. adhaesiv. germ.

Emplastrum animale. Goldschlägerhäutchen.

Anwendung: Als Deckmittel bei kleinen Verletzungen, Hautabschürfungen, Schnittwunden u. s. w.
Signatur: Emplastr. animale.

Emplastrum cantharidatum.
Spanisch-Fliegenpflaster.

Anwendung: Als blasenziehendes Pflaster bei innerlichen Entzündungen u. s. w., nur nach ärztlicher Verordnung erwärmt aufzukleben. Nach zwölfstündigem Liegenlassen die entstandene Blase an einer Seite vorsichtig mit desinfizierter Nadel zu öffnen; nach Entfernung des Wassers Auflegen von Vaselin-Lanolin.
Signatur: Emplastr. cantharidat. Vorsicht!

Emplastrum cantharidatum perpetuum.
Immerwährendes Spanisch-Fliegenpflaster.

Anwendung: Erwärmt hinter das Ohr gelegt als Ableitung bei rheumatischen Zahnschmerzen, Ohrenentzün-

dungen, anhaltendem Kopfschmerz zu tragen, bis das Pflaster abfällt
Signatur: Emplastr. cantharid. perpet.

Emplastrum plumbi compositum. Zugpflaster.

Anwendung: Als reizendes, zusammenziehendes Mittel bei Furunkeln, Abscessen, Geschwüren etc.
Signatur: Emplastr. plumbi comp.

Eserinum. Eserin.

Anwendung: Nur in der Augenheilkunde vom Arzte zu gebrauchen.
Form: Rondelles. Dosis: 1 R. = $^1/_{25}$ mgr. Signatur: Eserin. gelat.

Extractum Cubebarum cum Balsamo Copaivae siehe Bals. Copaiv. c. extr. cubebar.

Extractum filicis aethereum. Farnkraut-Extrakt.

Anwendung: Bandwurmmittel, in 2 Portionen 12 Kapseln zu nehmen, hinterher Oleum Ricini als Abführmittel, Kinder die Hälfte, bei eintretender Übelkeit Limonade.
Form: Kapseln. Dosis: 0,5. Signatur: Capsul. c. extract. filicis 0,5.

Extractum hyoscyami siehe Stibium sulphuratum aurantiacum cum extracto hyoscyami.

Extractrum Rhei compositum.

Zusammengesetztes Rhabarber-Extrakt.

Anwendung: Abführmittel, 2–3 Pillen auf einmal zu nehmen.
Form: Dragées. Dosis: 0,1. Signatur: Pilul. extract. rhei compr.

Extractum secalis cornuti. Mutterkorn-Extrakt.

Anwendung: Nur nach ärztlicher Verordnung in der Geburtshilfe u. s. w.
Form: Dragées. Dosis: 0,1. Signatur: Pilul. extr. secal. corn. Vorsicht!

Extractum secalis cornuti. Mutterkorn-Extrakt.

Anwendung: Als blutstillendes Mittel bei Blutung innerer Organe, Magen- und Darmblutungen, 1 Spritze voll subcutan nur zu Händen des Arztes.
Form: Inject. Dosis: 0,1. Signatur: Extract. secalis cornut. 0,1. Vorsicht!

Ferrum jodatum. Jodeisen.

Anwendung: Bei Bleichsucht und Syphilis dreimal täglich 1—2 Pillen nach ärztlicher Verordnung.
Form: Dragées. Dosis: 0,1. Signatur: Pilul. ferri jodat. 0,1. Vorsicht!

Ferrum lactis. Milchsaures Eisen.

Anwendung: Leicht verdauliches Eisenmittel bei Bleichsucht, Blutarmut, dreimal täglich 2 Pillen. Beim Gebrauch keine Säuren und keine säurehaltigen Speisen geniessen!
Form: Dragées. Dosis: 0,05. Signatur: Pilul. ferri lactic. 0,05.

Flores Chamomillae. Chamillen.

Anwendung: Als blähungtreibendes Mittel bei Kolik, Diarrhöen, namentlich bei kleinen Kindern, 1/2 Tabl. auf eine Tasse Wasser zu Thee.
Form: Tabl. Dosis: 5,0. Signatur: Flores Chamomillae compr. 5,0.

Flores Sambuci. Fliederthee.

Anwendung: Schweisstreibendes Mittel bei Erkältungskrankheiten, 1/2 Tabl. auf 1 Tasse Wasser.
Form: tabl. Dosis: 5,0. Signatur: Flor. Sambuci compr. 5,0.

Folia menthae piperitae. Pfefferminzthee.

Anwendung: Bei Diarrhöen, Cholera u. s. w. mit Opium, Pulvis Doweri, Choleratropfen etc. 1/2 Tabl. auf eine Tasse heissen Wassers als Thee.
Form: tabl. Dosis: 5,0. Signatur: Fol. menth. pip. compr. 5,0.

Folia uvae ursi. Bärtraubenblätter.

Anwendung: Bei Blasenkatarrh dreistündlich eine halbe Tasse voll warm zu trinken. $^1\!/_2$ Tabl. auf 1 Tasse Wasser.

Form: tabl. Dosis: 5,0. Signatur: Fol. uvi ursi compr. 5,0.

Glycerinum. Glycerin.

Anwendung: Mit Wasser verrieben als reizmilderndes Mittel bei spröder Haut, Hautausschlägen, Flechten. Als erweichendes Mittel bei erhärtetem Ohrenschmalz einzuträufeln. Zu abführenden Klystieren 2,0 mittelst einer kleinen Zinnspritze nur von sachkundiger Hand zu geben, wenn alle anderen Mittel erfolglos.

Form: Flüssigkeit. Dosis: rein. Signatur: Glycerin.

Gummi arabicum. Gummi arabicum,

Anwendung: Als Streupulver bei Blutungen, als reizmildernder Zusatz bei Tripper. Injection nach ärztlicher Verordnung. Als Klebmittel.

Form: plv. Dosis: rein. Signatur: Gummi arabicum.

Hydrargyrum jodatum. Quecksilberjodür.

Anwendung: Bei Syphilis dreimal täglich 2—3 Pillen auf ärztliche Verordnung.

Form: Dragées. Dosis: 0,01. Signatur: Pilul. Hydrarg. jodat. Vorsicht!

Hydrargyrum oxydatum rubrum.

Rotes Quecksilber-Oxyd.

Anwendung: Bei syphilitischen Geschwüren als Streupulver oder in Form von Salbe mit Vaselin 1,0 : 10,0; als Augensalbe 1,0 : 50,0 nach ärztlicher Verordnung.

Form: plv. Dosis: rein. Signatur: Hydrarg. oxydat. Gift! Vorsicht!

Jodoformium. Jodoform.

Anwendung: Zur Wundbehandlung; als Streupulver rein aufzustreuen bei frischen Wunden, bei Schankergeschwüren, hartnäckigen Fussgeschwüren und jauchigen Eiterungen.

Form: plv. Dosis: rein. Signatur: Jodoform. Vorsicht!

Kalium aceticum. Essigsaures Kali.

Anwendung: Als harntreibendes Mittel bei Wassersucht. 10,0 : 200,0. Zweistündlich 1 Esslöffel nur nach ärztlicher Verordnung.

Form: plv. Dosis: rein. Signatur: Kali aceticum.

Kalium chloricum. Chlorsaures Kali.

Anwendung: Bei übelriechendem Atem, Hals- und Mundkrankheiten, Heiserkeit, Halsentzündung. Bei Quecksilbergebrauch täglich 2 - 3 Tabletten im Munde zergehen lassen, ohne dabei zu schlucken! Nach jedesmaliger Auflösung der Tablette den Mund tüchtig mit reinem Wasser (1 Glas voll) ausspülen.

Form: tabl. Dosis: 0,25. Signatur: Kali chloricum 0,25. Vorsicht!

Kalium nitricum. Salpetersaures Kali.

Anwendung: Als harntreibendes Mittel nur nach ärztlicher Verordnung. Bei Asthma (Asthma-Papier).

Form: plv. Dosis: rein. Signatur: Kali nitricum plv. Vorsicht!

Kalium bromatum. Bromkali.

Anwendung: Bei Epilepsie, Asthma, Keuchhusten zu 0,5 drei bis viermal täglich in $^1/_2$ Glas Wasser aufgelöst nach ärztlicher Verordnung. Als Beruhigungs- und Schlafmittel bei Nervosität und Schlaflosigkeit nur nach ärztlicher Verordnung.

Form: tabl. Dosis: 0,5. Signatur: Kalium bromatum compr. 0,5. Vorsicht!

Kalium jodatum. Jodkali.

Anwendung: Innerlich gegen Syphilis nur nach ärztlicher Verordnung. Neben Quecksilber-Kuren dreimal täglich

1 Tablette in Wasser gelöst. Mit Vaselin gemischt 1,0 : 10,0 als verteilende Salbe auf Drüsen und Geschwülste. Form: tabl. Dosis: 0,5. Signatur: Kalium jodat. compr. 0,5. Vorsicht!

Kalium hypermanganicum. Übermangansaures Kali.

Anwendung: Einige Krystalle in Wasser gelöst als üblen Geruch vertreibendes Mundwasser. Tripper-Injektion. Gegen Schlangenbiss subkut. Injektion von $^1/_2$ Spritze 1 proz. Lösung an verschiedenen Stellen der Umgebung der Bisswunde. Form: Kryst. Dosis: rein. Signatur: Kalium hypermangan.

Kamala et Koso, siehe Koso et Kamala.
Kola, Kolaschokolade.

Anwendung: Anregendes Mittel bei Anstrengung, grossen Strapazen, auf Märschen. Gegen Kopfschmerz namentlich nach reichlichem Alkoholgenuss mehrmals eine Pastille. Form: tabl. Dosis: 0,5. Signatur: Kolapasta compr. 0,5.

Koso et Kamala. Kousso und Kamala.

Anwendung: Bandwurmmittel, morgens nüchtern 10 Stück, nach $^1/_2$ Stunde wieder 10 Stück in Oblaten zu nehmen. Gegen auftretende Übelkeit Citronenlimonade. Abführmittel dabei nicht notwendig. Form: tabl. Dosis: 1,0 + 0,5. Signatur: Koso et Kamala compr. 1 + 0,5.

Kreosotum. Kreosot.

Anwendung: Bei tuberkulöser Lungen-Erkrankung nach ärztlicher Verordnung. Form: dragées. Dosis: 0,05. Signatur: Pilul. Kreosoti. Vorsicht!

Lanolinum-Vaselinum, siehe Vaselinum-Lanolinum.
Linimentum Opodeldoc. Opodeldoc.

Anwendung: Einreibung bei Hexenschuss, Muskel-Rheumatismus.

Form: Flüssigkeit. Dosis: rein. Signatur: Linimentum Opodeldoc.

Liquor Ammonii anisatus cum tinctura opii benzoica.
Anis-Ammoniak mit benzoësäurehaltiger Opiumtinktur.

Anwendung: Als Hustenmittel bei Luftröhrenkatarrh von Kindern und älteren Leuten 1 Theelöffel mit 10 Theelöffel Zuckerwasser gemischt zweistündlich 1 Theelöffel. Form: Flüssigkeit Dosis: 1 ÷ 1. Signatur: Liq. ammonii anisat. c. Tinct. opii benzoica 1 ÷ 1.

Liquor Ammonii caustici. Salmiakgeist.

Anwendung: Als Riechmittel bei Bewusstlosigkeit, Ohnmachten und Kopfschmerz. Zu Einreibungen bei rheumatischen Leiden. Zu Waschungen und Umschlägen bei Insektenstichen. Zum Einträufeln in vergiftete Wunden. Form: Flüssigkeit. Dosis: rein. Signatur: Liquor ammonii caustici. Vorsicht!

Liquor Ammonii caustici. Salmiakgeist.

Anwendung: Zur subcutanen Injection ¹⁄₃ Spritze voll an mehreren Stellen der Umgebung vergifteter Wunden (Schlangenbiss) nur von sachkundiger Hand anzuwenden. Form: Injekt. Dosis: 5 ccm. Signatur: Liquor Ammonii caustici 5 ccm.

Liquor ferri sesquichlorati. Eisenchlorid.

Anwendung: Äusserlich mittelst Compressen und Tampons verdünnt angewandt zur Blutstillung. Innerlich nur nach ärztlicher Verordnung. Form: Flüssigkeit. Dosis: rein. Signatur: Liquor ferri sesquichlorati. Vorsicht!

Liquor Kalii arsenicosi. Fowlersche Lösung.

Anwendung: Nur nach ärztlicher Verordnung. Form: Granules. Dosis: gtt. 1. Signatur: Granul. Kali arsenicos. à 1 gtt. Vorsicht!

Lymphe animale. Schutzpockenlymphe.

Anwendung: Zu Händen des Arztes.
Form: Röhrchen. Dosis: rein. Signatur: Animale Lymphe. Vorsicht!

Magnesia sulphurica. Bittersalz.

Anwendung: Ein Theelöffel in 1 Glas Wasser gelöst als Abführmittel bei Verstopfung kräftiger Personen.
Form: plv. Dosis: rein. Signatur: Magnesia sulphur. sicc.

Magnesia usta. Gebrannte Magnesia.

Anwendung: Gegen Vergiftung mit ätzenden Säuren dreistündlich 1 Tablette einen Tag lang oder 5,0 : 150,0 dreistündlich 1 Esslöffel; vor dem Einnehmen umzuschütteln.
Form: tabl. Dosis: 0,5. Signatur: Magnesia usta.

Mentholum. Menthol.

Anwendung: Zum Bestreichen der Stirn bei Kopfschmerz, Migräne.
Form: Stift. Dosis: rein. Signatur: Mentholstift.

Morphinum muriaticum, siehe Aqua amygdalarum cum Morphino muriatico.

Morphinum muriaticum cum Bismutho, siehe Bismuthum cum Morphino muriatico.

Morphinum muriaticum. Morphium.

Anwendung: Als subcutane Injection zur Schmerzlinderung örtlicher und allgemeiner Leiden zu Händen des Arztes.
Form: Injection. Dosis: 0,01. Signatur: Morph. muriatic. 0,01. Vorsicht!

Naphtalinum. Naphtalin.

Anwendung: Zum Schutz gegen Insekten und zum Konservieren nicht gebrauchter Kleidungsstücke, von Vogelbälgen etc.— Innerlich nur nach ärztlicher Verordnung. Ausserlich bei Krätze 1,0 : 10,0 Vaselin.
Form: Krystalle. Dosis: rein. Signatur: Naphtalin.

Natrium bicarbonicum.
Doppeltkohlensaures Natron.

Anwendung: Bei Magenverstimmungen, saurem Aufstossen, Sodbrennen u. s. w. ¹/₂ Theelöffel voll zu nehmen. Zur Herstellung von Brausepulver werden 3 Tabl. acidum citricum 0,3 in ¹/₂ Glase Wasser gelöst, ¹/₂ Theelöffel voll Natron zugesetzt, umgerührt und während des Brausens getrunken.
Form: plv. Dosis: rein. Signatur: Natrum bicarbonic.

Natrium salicylicum. Salicylsaures Natrum.

Anwendung: Bei Gelenkrheumatismus zweistündlich 2 Tabletten. Nur nach ärztlicher Verordnung und unter ärztlicher Aufsicht. Siehe Salol.
Form: tabl. Dosis: 0,5. Signatur: Natr. salicyl. compr. 0,5. Vorsicht!

Oblaten. Oblaten.

Anwendung: Nach dem Eintauchen in Wasser zum Einhüllen schlecht schmeckender Pulver für Personen, die Pillen und Tabletten nicht schlucken können.
Signatur: Oblaten.

Oleum camphoratum. Kampheröl.

Anwendung: Als erregende Injection wie Acidum benzoicum cum camphora et aethere.
Form: Injekt. Dosis: 1 ccm. Signatur: Ol. camphorat.

Oleum olivarum provinciale. Provenceröl.

Anwendung: Zur Herstellung von Einreibungen mit Chloroform und anderen Mitteln.
Form: Flüssigkeit. Dosis: rein. Signatur: Ol. olivar. prov.

Oleum Ricini. Ricinusöl.

Anwendung: Abführmittel bei Ruhr. 1—2 Esslöffel voll, ev. mit Zucker zu Brei gemischt mit Oblaten oder in Kaffee, Portwein zu nehmen.
Form: Flüssigkeit. Dosis: rein. Signatur: Ol. Ricini.

Oleum Santali. Sandelöl.

Anwendung: Bei akutem Tripper dreimal täglich 1—2 Kapseln
Form: caps. Dosis: 0,5. Signatur: Capsul. c. Ol. Santal. 0,5.

Oleum Terebinthinae. Terpenthinöl.

Anwendung: Als Einreibung bei rheumatischen Leiden mit Liq. ammon. caust. Innerlich und als Inhalation bei Lungenkrankheiten, Diphterie nur nach ärztlicher Verordnung.
Form: Flüssigk. Dosis: rein. Signatur: Ol. Terebinth. Vorsicht!

Opium pulveratum. Opium.

Anwendung: Nur nach ärztlicher Verordnung.
Form: tabl. Dosis: 0,005. Signatur: Opium plv. compr. 0,005. Vorsicht!

Opium cum acido tannico siehe Acidum tannicum cum opio.

Opium cum plumbo acetico siehe Plumbum aceticum cum opio.

Pasta dentifrica. Zahnpasta.

Anwendung: Zur Reinigung der Zähne.
Form: Paste. Signatur: Pasta dentifric.

Pasta salicylata Lassar. Salicyl-Pasta.

Anwendung: Bei Wundlaufen, Wundreiten, Wundscheuern der Haut, ferner bei Flechten und anderen Hautausschlägen.
Form: Salbe. Signatur: Pasta salicylat. Lassar.

Phenacetinum. Phenacetin.

Anwendung: Bei nervösem Kopfschmerz und Migräne 1—2 Tabl. zu nehmen, niemals mehr an einem Tage.
Form: tabl. Dosis: 0,5. Signatur: Phenacetin compr. 0,5. Vorsicht!

Pilocarpinum. Pilocarpin.

Anwendung: Nur zu Händen des Arztes.
Form: Inject. Dosis: 0,01. Signatur: Pilocarpin.
0,01. Vorsicht!

Plumbum aceticum cum opio. Blei mit Opium.

Anwendung: Bei innerlichen Blutungen nur nach ärztlicher Verordnung 3stündl. 1 Tablette.
Form: tabl. Dosis: 0,04 + 0,01. Signatur: Plumb.
acetic. c. opio compr. 0,04 + 0,01. Vorsicht!

Plumbum subaceticum. Bleiessig.

Anwendung: 1 Tablette, in ¹/₂ L. Wasser gelöst, giebt
Bleiwasser, zu kühlenden Umschlägen.
Form: tabl. Dosis: 2,5. Signatur: Plumb. subacet.
compr. 2,5.

Pulvis aërophorus laxans divisus.
Abführendes Brausepulver.

Anwendung: Als mildwirkendes, niederschlagendes
Abführmittel. Der Inhalt des blauen Päckchens in 1 Glase
Wasser gelöst. darauf das weisse zugeschüttet. Die Brause-
mischung nach Umrühren zu trinken.
Form: plv. geteilt. Dosis: blau und weiss. Signa-
tur: Pulv. aërophorus laxans.

Pulvis aërophorus laxans mixtus.
Deutsches Fruchtsalz.

Anwendung: Morgens 1—2 Kaffeelöffel in 1 Glas
reinen Wassers oder Himbeerwassers aufgelöst nüchtern zu
trinken.
Form: plv. Dosis: rein. Signatur: Pulv. aërophorus mixt.

Pulvis contra exsecta. Insekten-Pulver.

Anwendung: Als Streupulver mittelst Spritze gegen
Insekten anzuwenden.
Form: plv. Dosis: rein. Signatur: Pulvis contra
insecta.

Pulvis Doweri. Dowersches Pulver.

Anwendung: Beruhigendes, schmerz- und krampf-stillendes Mittel. Bei Diarrhöen, zwei- bis dreimal täglich 1 Tablette Bei Husten morgens und abends 1 Tabl.
Form: tabl. Dosis: 0,5. Signatur: Pulvis Doweri compr. 0,5.

Pulvis Magnesiae cum Rheo. Kinderpulver.

Anwendung: Bei Magensäure, Verdauungsstörungen, Verstopfungen kleiner Kinder 1 Tabl. mit Wasser zu ver-rühren.
Form: tabl. Dosis: 0,25. Signatur: Pulv. Magnes. c. Rheo.

Radix Ipecacuanhae. Brechwurzel.

Anwendung: Brechmittel 1—2 Tabl. auf einmal zu nehmen.
Form: tabl. Dosis: 0,5. Signatur: Rad. Ipeca-cuanhae compr. 0,5.

Saccharum lactis pulveratum. Milchzucker.

Anwendung: Als Abführ- und Nährmittel für kleine Kinder.
Form: plv. Dosis: rein. Signatur: Sach. lact. plv.

Sal Carolinense factitium.
Künstliches Karlsbader Salz.

Anwendung: Als Abführmittel 1—2 Esslöffel in 1 Glas Wasser gelöst. Bei Magen- und Leberkrankheiten nach ärzt-licher Verordnung; ungefähr 6 gramm in 1 L. Wasser gelöst, entspricht dem Karlsbader Brunnen.
Form: plv. Dosis: rein. Signatur: Sal. Carol. fact.

Salep pulveratum. Salep.

Anwendung: Als Ernährungsmittel bei Darmkrank-heiten 1—2 Esslöffel, mit Zucker gemischt und kaltem Wasser angerührt, wird durch Zusatz von heissem Wasser in einen Schleim verwandelt.
Form: plv. Dosis: rein. Signatur: Salep. plv.

Salolum. Salol.

Anwendung: Bei Gelenkrheumatismus und Blasenkatarrh zweistündl. 1 Tabl., nicht länger wie 2 Tage lang,
dann einen Tag aussetzen, nur nach ärztlicher Verordnung.
Form: tabl. Dosis: 0,5. Signatur: Salol. Vorsicht!

Santoninum. Santonin.

Anwendung: Mittel gegen Spulwürmer, Erwachsene
dreimal tägl. 2, Kinder dreimal tägl. 1, Kinder im Alter bis
zu 6 Jahren zweimal tägl. morgens und abends $^1/_2$ Tabl.
Hinterher Calomel 1 Tabl. oder Ol. Ricini 1 Esslöffel als
Abführmittel, für Kinder die für dieselben berechneten
Calomel-Tabletten 0,01 zu gebrauchen.
Form: tabl. Dosis: 0,05. Signatur: Santonin.
compr. 0,05.

Spiritus rectificatissimus. Spiritus.

Anwendung: Zum Brennen z. B. bei Ansetzen von
Schröpfköpfen.
Form: Flüssigkeit. Dosis: rein. Signatur: Spiritus.

Spiritus aethereus. Hoffmannstropfen.

Anwendung: Bei Körperschwäche nach Anstrengungen,
Ohnmachten, Kolikschmerzen 15–20 Tropfen auf Zucker
oder in Rotwein, Wasser.
Form: Flüssigkeit. Dosis: rein. Signatur: Spiritus
aethereus.

Spiritus Sinapis. Senfspiritus.

Anwendung: Als Einreibung bei Gesichtsschmerzen
und Zahnreissen, als Hautreiz an Stelle des Senfpapiers.
20—30 Tropfen auf Löschpapier gegossen, mit wasserdichtem
Stoff bedeckt, aufzulegen.
Form: Flüssigkeit. Dosis: rein. Signatur: Spir.
Sinapis. Vorsicht!

Stibium sulfuratum aurantiacum cum extracto hyoscyami. Hustenpastillen.

Anwendung: Zur Beseitigung starken Hustenreizes
zweistündlich 1 Tablette, nicht länger als einen Tag nehmen.

Form: tabl. Dosis: ââ 0,03. Signatur: Stib. sulfurat. aur. c. extr. hyoscyam. ââ 0,03.

Stramonium - Cigaretten. Stramonium - Cigaretten.

Anwendung: Bei asthmatischen Anfällen 3—4 Züge zu rauchen, bei Anfällen von Schwindel sofort das Rauchen aussetzen! Nur nach ärztlicher Verordnung.
Signatur: Stramonium-Cigaretten. Vorsicht!

Strychninum nitricum. Salpetersaures Strychnin.

Anwendung: Nur zu Händen des Arztes.
Form: Jnjekt. Dosis: 0,005. Signatur: Strychnin. nitric. Vorsicht!

Sublimat. Sublimat.

Anwendung: Starkes antiseptisches Mittel nur zur äusserlichen Anwendung! innerlich stark giftig! Zur Herstellung von antiseptischen Lösungen und Verbänden 2 Tabl. in 1 Liter Wasser gelöst. Das Wasser am besten vorher abgekocht.
Form: tabl. Dosis: 0,5. Signatur: Sublimat compr. 0,5. Gift! Vorsicht!

Sublimat. Sublimat.

Anwendung: Zur Herstellung schwächerer antiseptischer Lösungen oder kleinerer Mengen der oben bezeichneten Lösungen.
Form: tabl. Dosis: 0,1.

Succus liquiritiae, siehe Ammonium muriaticum cum succo liquiritiae.

Sulfonal. Sulfonal.

Anwendung: Unschädliches Schlafmittel, abends 1 Tablette nach dem Abendessen zu nehmen.
Form: tabl. Dosis: 1,0. Signatur: Sulfonal compr. 1,0.

Talcum salicylatum. Salicyl-Streupulver.

Anwendung: Als Streupulver bei Fussschweiss, wunden Füssen, Stiefeldruck, Wundreiten, Wundscheuern u. s. w.
Form: plv. Signatur: Talcum salicylat.

21

Tartarus stibiatus. Brechweinstein.

Anwendung: Nur zu Händen des Arztes.
Form: plv. Dosis: rein. Signatur: Tartar. stibiat.
Vorsicht!

Tinctura anticholerica. Choleratropfen.

Anmendung: Bei Diarrhöen, Choleraanfällen ein bis
zweimal am Tage 10 Tropfen in heissem Pfeffermünzthee,
siehe Fol. Menthae piperitae.
Form: Flüssigkeit. Signatur: Tinct. anticholerica.

Tinctura arnicae. Arnikatinktur.

Anwendung: Mit Wasser oder Bleiwasser gemischt
30 ccm auf 1 Liter zu Umschlägen bei Quetschungen.
Form: Flüssigkeit. Dosis: rein. Signatur: Tinct.
arnicae.

Tinctura aromatica amara. Aromatische Tropfen.

Anwendung: Zur Anregung der Magenthätigkeit und
Verdauungsbeförderung dreimal täglich 20—30 Tropfen in
1 Esslöffel voll Wasser oder auf Zucker. Als Zusatz zu
Baldriantropfen u. s. w.
Form: Flüssigkeit. Dosis: rein. Signatur: Tinct.
aromatica amara.

Tinctura Jodi. Jodtinktur.

Anwendung: Als äusseres ableitendes Mittel mit dem
Pinsel aufzutragen. Innerlich 1—2 Tropfen in 1 Glas Wasser
aufgelöst nur nach ärztlicher Verordnung.
Form: Flüssigkeit. Dosis: rein. Signatur: Tinct.
jodi. Vorsicht!

Tinctura Myrrhae. Myrrhentinktur.

Anwendung: Bei Krankheiten des Mundes und Zahnfleisches mit Wasser verdünnt als Mundwasser 30 - 40 Tropfen
auf 1 Glas Wasser. Zum Pinseln des blutenden Zahnfleisches bei Skorbut (Scharbock).
Form: Flüssigkeit. Dosis: rein. Signatur: Tinctura
Myrrhae.

Tinctura opii benzoica cum liquore ammonii anisato, siehe **Liquor Ammonii anisatus.**

Tinctura stomachalis composita, siehe **Elixir aurantiorum compositum cum tinctura rhei vinosa et tinctura strychni.**

Tinctura strophanti. Strophantustinktur.

Anwendung: Gegen Herzklopfen dreimal täglich 3—4 Stück zu nehmen; nur nach ärztlicher Verordnung. Form: Granules. Dosis: 1 gtt. Signatur: Tinctura strophanti. Vorsicht.

Tinctura Rhei vinosa, siehe **Elixir aurantiorum.**

Tinctura strychni, siehe **Elixir aurantiorum.**

Tinctura valerianae aetherea. Ätherische Baldriantropfen.

Anwendung: Bei Körperschwäche nach Anstrengungen wie Spiritus aethereus dreimal täglich 20 Tropfen in 1 Esslöffel voll Wasser, auf Zucker; gegen Magenkrampf 2 Teile mit 1 Teil Choleratropfen ein bis mehrere Male am Tage 30 Tropfen in heissem Pfefferminzthee. Form: Flüssigkeit. Signatur: Tinct. valerianae aether.

Unguentum irritans. Reizende Salbe.

Anwendung: Als reizende und Heilung befördernde Salbe bei schlecht heilenden Wunden, Geschwüren u. s. w. Form: Salbe. Signatur: Unguentum irritans.

Unguentum Hydrargyri cinereum. Graue Quecksilbersalbe.

Anwendung: Als verteilende Einreibung bei Drüsenanschwellungen u. s. w. Bei konstitutioneller Syphilis zur Einreibungskur. Bei Ungeziefer zur Einreibung. Form: Salbe. Dosis: rein. Signatur: Ungt. Hydrargyri ciner.

21*

Unguentum praecipitatum album.
Weisse Präcipitatsalbe.

Anwendung: Einreibung bei Hautkrankheiten. Ringwurm.
Form: Salbe. Signatur: Ungt. praecipitat. alb.

Unguentum Zinci. Zinksalbe.

Anwendung: Als kühlende, austrocknende und schmerzlindernde Verbandsalbe, auch als Augensalbe bei Liderentzündungen.
Form: Salbe. Signatur: Ungt. Zinci.

Vaselinum-Lanolinum. Vaselin-Lanolin.

Anwendung: Als Grundlage zu Salben und Einreibungen; gegen spröde Haut, Sonnenbrand und roten Hund, als Massagemittel; zum Einfetten der Instrumente.
Form: Salbe. Signatur: Vaselin-Lanolin.

Zincum oxydatum. Zinkoxyd.

Anwendung: Auf Wunden, Geschwüren, nassen Flechten, Absonderung beschränkend und austrocknend. Innerlich nur nach ärztlicher Verordnung bei Epilepsie und chronischen Durchfällen.
Form: plv. Dosis: rein. Signatur: Zincum oxydatum.

Zincum oxydatum cum amylo. Zinkpuder.

Anwendung: Trocknendes Streupulver für Flechten, Ausschläge und nässende Wunden. Streupulver gegen roten Hund und Wundsein kleiner Kinder.
Form: plv. Dosis: 1+1. Signatur: Zinc. oxydat. cum amylo.

Zincum sulfo-carbolicum.
Karbol-schwefelsaures Zinkoxyd.

Anwendung: Injection bei Tripper 0,5 : 100,0.
Form: tabl. Dosis: 0,3. Signatur: Zinc. sulfocarbolic.

Zincum sulfuricum. Zinkvitriol.

Anwendung: Zu Augenwässern 0,1:30 0; gegen Tripper und weissen Fluss: Injection 0,3 : 100,0.
Form: Krystalle. Dosis: rein. Signatur: Zincum sulfuricum.

B. Instrumente und Gebrauchsgegenstände zur Kranken- und Verwundetenpflege.

Vorbemerk: Die Instrumente, Verbandmittel und Gebrauchsgegenstände zur Kranken- und Verwundetenpflege, welche keine besondere Erläuterung erfahren, haben entweder schon vorher im I., II. oder III. Teil eine Beschreibung ihrer Anwendung gefunden, oder sie sind nur für den Gebrauch durch den Arzt bestimmt oder bedürfen wegen der selbstverständlichen Einfachheit ihrer Benutzung keiner weiteren Erklärung.

Die Erläuterungen sind stets (siehe Einleitung) als Erinnerung an eine durch praktische Übung erlernte Gebrauchsweise aufzufassen.

Abzwicker für Injections-Gläschen: Dienen zum bequemen Abbrechen der Spitzen der zugeschmolzenen Röhrchen, welche die Subcutan-Injection enthalten.

Ansatzspitzen zum Irrigator von Gummi und Glas, von Bein und Hartgummi: Sind vor dem Gebrauch des Irrigators stets zu desinfizieren, bei Reinigung von Wunden mittelst desselben nicht mit den Wunden in Berührung zu bringen. Vor den Darmeingiessungen müssen sie nach Desinfection mit Vaselin Lanolin bestrichen werden.

Augenschutzklappen: Dienen zur Befestigung von Compressen bei Augenerkrankungen.

Breiumschläge, künstliche, werden nach Aufquellen in heissem Wasser (Temperatur 40° C.), in dem sie wenigstens 5 Minuten lang liegen müssen, mit wasserdichtem Stoff umhüllt, aufgelegt.

Brillen mit Reserve-Gläsern, zum Schutze der Augen gegen Sonne, Mond und Staub.

Bruchbänder, einfach und doppelt.

Bürste zum Händereinigen.

Carlsbader Nadeln.

Catgut.

Chirurgische Nadeln.

Chirurgisches Besteck, enthaltend: 1 Arterien-Klemme nach Peau, 2 Doppel-Bistouries, 1 Höllensteinhalter, 1 Katheter, männlich und weiblich, 1 Kornzange, 2 Lancetten, 1 scharfer Löffel nach Volkmann, 1 anatomische Pincette, 1 Haken-Pincette, 1 Pflasterspatel, 1 Scalpell, 1 gebogene Scheere, 1 gerade Scheere, 1 Knie-Scheere, 1 Hohl-Sonde, 1 Myrrtenblatt-Sonde, 1 Ohr-Sonde, 1 Thermometer, 2 Unterbindungs-Pincetten.

Compressionsschlauch nach Esmarch.

Drainageschläuche.

Einnehmegläser, sind abgeteilt in Theelöffel = 5 ccm.

Eiterbecken.

Filter mit Zubehör.

Gummi-Unterlage.

Gypsscheere.

Halspinsel.

Halsschwämme.

Hühneraugenringe, angefeuchtet aufzukleben.

Hydropathischer oder **Priessnitzscher Umschlag.** Besteht aus einer Flanellbinde, welche an einer Stelle ein rechteckiges Stück wasseraufsaugenden Filzschwammes trägt, zwischen Filzschwamm und Flanellbinde ist ein den ersteren völlig überdeckendes Stück wasserdichten Stoffes befestigt. Nach Anfeuchten des Filzschwammes wird derselbe aufgelegt und mit der an ihm haftenden Flanellbinde befestigt. In Ermangelung des fertigen hydropathischen Umschlages ist ein Stück reine Leinwand in Wasser zu tauchen, darauf leicht auszudrücken und völlig mit wasserdichtem Stoff überdeckt (so dass derselbe die unter ihm liegende Compresse an allen Seiten drei Finger breit überragt) aufzulegen und mit Binde oder Tuch zu befestigen.

Antiseptischer hydropathischer Umschlag, beziehungsweise Verband. Soll der hydropathische Umschlag zugleich antiseptisch sein, so wird Filzschwamm bezw. Leinwand mit antiseptischer Lösung (z. B. Acidi salicylici 3,0 : 1000,0, Sublimat 0.5 : 1000,0) befeuchtet (vergl. S. 277).

Inhalationsmaske.

Injectionsspritzen nach Prof. Lewin, für Injectionskuren bei Syphilis.

Insectenpulverspritze.

Irrigator, Complett, mit Reserveschlauch. Nach dem deutschen Militärmodell in platte Form umgearbeitet für den Gebrauch in Afrika, dient zur Reinigung und Desinfection von Wunden durch Ab- und Ausspülen mit antiseptischen Lösungen; ferner zu Darm-Eingiessungen (entleerenden, stopfenden. ernährenden) von sachverständiger Hand nach ärztlicher Verordnung.

Jodoformseide.

Jodoformstreubüchse.

Kühlende Compressen werden in Wasser getaucht, darauf in die beiliegende wasserdichte Umhüllung gesteckt, aufgelegt und mit den an derselben befindlichen Bändern befestigt.

Leibbinden.

Mutterrohre.

Nägelreiniger.

Pinsel.

Pipetten dienen zum Einträufeln von Arznei-Lösungen in die Augen; die Pipette wird nach Zusammendrücken der Gummikappe mit der Glasspitze in die zur Anwendung kommende Flüssigkeit gebracht. Die letztere wird durch Nachlassen des Drucks eingesogen und durch neuen Druck in das abgezogene untere Augenlid vorsichtig ohne Berührung desselben mit der Pipette eingeträufelt.

Pulvergläser.

Schnallentourniquet. Aderpresse.

Schröpfapparat. Besteht aus Schröpfschnepper, Schröpfköpfen und Schröpflampe. Anwendung nach ärztlicher Verordnung von sachkundiger Hand. Schröpfschnepper nur für den Arzt zum blutigen Schröpfen. Das trockene Schröpfen geschieht in der Weise, dass die Schröpfköpfe in reines, lauwarmes Wasser gelegt werden, dann jeder einzelne Schröpfkopf 1—2 Sekunden über die Flamme der Schröpf-lampe gehalten und darauf schnell auf die vorher sorgfältig gereinigte Hautstelle aufgesetzt wird. Ein Schröpfkopf wird abgenommen, indem die Haut an einer Seite desselben mit dem Zeigefinger heruntergedrückt und so durch Eindringen von Luft zwischen Schröpfkopf und Haut der erstere zum Abfallen gebracht wird.

Schusterspan-Schienen.

Sicherheits-Nadeln.

Siebdraht-Schienen.

Spritzen von Glas, Spritzen von Zinn. Die Einspritzung mittelst derselben erfolgt in der Weise, dass nach Einfüllung (Einziehung) des verordneten bezw. erforderlichen Inhalts mit hoch gehaltener Spitze die mit eingezogene Luft zuerst sorgfältig ausgespritzt wird. Darauf wird die Spritze nach Bestreichen der Ansatzspitze mit Vaselin-Lanolin vorsichtig eingeführt und der Inhalt langsam eingespritzt. (Glycerin-Einspritzung.)

Sprüh-Apparat. Dient zur Desinfection der Luft durch Zerstäuben in ihm enthaltener antiseptischer Lösung (5 °/o Carbolsäure-Lösung).

Stecknadeln.

Subcutan-Spritzen nach Overlach. Dienen zur Ein-spritzung von Arzneilösungen unter die Haut nur nach ärzt-licher Verordnung von sachkundiger Hand. Die Spritze ist vor dem Gebrauch sorgfältig durch Ausspritzen mit heissem Wasser und darauf Spiritus rectificatissimus zu desinfizieren. Die Ansatzspitze (Canüle) muss vor dem Gebrauch in 5 °/o Carbolsäure-Lösung gelegt und dann mit Verbandwatte sorg-fältig abgetrocknet werden. Nach Einziehen der Lösung in die Spritze (siehe Seite 297) ist die Ansatzspitze nach oben zu halten und sorgfältig alle mit eingezogene Luft auszuspritzen (bis die Lösung aus der Spritze heraussspritzt). Die Einspritzung wird ausgeführt, indem am schräg ge-haltenen Vorderarm oder Oberschenkel an einer vorher sorgfältig gereinigten und desinfizierten Hautstelle eine Hautfalte mit Zeigefinger und Daumen der linken Hand erhoben wird. In diese Hautfalte wird in der Richtung des Gliedes von oben nach unten parallel der Haut schnell die Ansatzspitze eingestossen und darauf langsam die Lösung eingespritzt. Nach der Einspritzung ziehe man die Ansatzspitze schnell heraus, verschliesse die Einstichöffnung mit dem Finger und verstreiche leicht mit der anderen Hand die eingespritzte Lösung unter der Haut.

Sublimat-Seide.

Sublimat-Seife.

Suspensorien.

Thermometer. Einteilung in 100° nach Celsius; es sind von einer Person mindestens 2 Thermometer (eines als Reserve) mitzunehmen, ein gewöhnliches Thermometer und ein Maximum-Thermometer. Längere Zeit gebrauchte Thermometer sind auf ihre richtige Temperaturangabe mit Normalthermometer bei Gelegenheit zu vergleichen (Temperaturmessung siehe Seite 98 – 100.

Trinkbecher.

Tropfgläser.

Uhrgläser.

Zahnzangen.

C. Verbandstoffe und -Mittel.

Alte Leinwand.

Armtücher (Mitellen).

Binden: Cambric-Binden, Flanell-Binden, Gaze-Binden, Gyps-Binden, Leinen-Binden, Mull-Binden.

Esmarchsche Tücher, Dreieckige Tücher.

Verband-Gazen: Hydrophile-Gazen, Carbol-Gazen, Jodoform-Gazen, Sublimat-Gazen. In Stücken zu 4 m. Der Raumersparnis halber comprimiert, stets in reiner, wasserdichter Umhüllung aufzubewahren.

Verband-Gyps.

Verband-Päckchen nach Esmarch. Inhalt: 1 Cambric-Binde, 2 Mullcompressen, 2 versilberte Sicherheitsnadeln,

1 Streifen wasserdichten Stoffs, 1 dreieckiges Verbandtuch mit Abbildungen, welche die Art und Weise seines Gebrauchs für alle Körperteile veranschaulichen.

Verband-Watten: Eisen-Watten, Sublimat-Watten. In Packeten zu 100 Gramm der Raumersparnis wegen comprimiert, stets in reiner, wasserdichter Umhüllung aufzubewahren.

Wasserdichter Stoff. Dient zu hydropathischen Umschlägen, Verbänden u. s. w.

D. Gebrauchsgegenstände zur Arzneimittel-Bereitung und Zurichtung zum Einnehmen (Dispensation).

Bindfaden.

Glascylinder zu 5, 10, 15 ccm, **Gläser** zu 100, 30, 10 ccm Inhalt. Dienen zum Abmessen und zur Herstellung von Arzneilösungen.

Hornlöffel zu 2 Gramm Inhalt für Einreibungen mit grauer Salbe.

Kartenblätter, Korke, Löffel, Mörser und Pistill, Papierbeutel, Pergamentpapier, Pillenschachteln, Pincette, Pulverschachteln, Salbenkruken, Schere, Schwamm, Signaturen, Spatel, Spirituslampe, Waage und Gewichte, Wachspapier.

E. Alphabetisches Verzeichnis

der

deutschen und populären **Namen** der für Ostafrika und tropische **Malaria-Gegenden** in Betracht kommenden Arzneimittel etc. mit jedesmaligem Zusatz der lateinischen bez. wissenschaftlichen Bezeichnung.

Aetzstift, Argentum nitricum cum kalio nitrico.
Alaun, Alumen.
Aloë, Aloë.
Amylnitrit, Amylum nitrosum.
Anis - Ammoniak mit benzoësäurehaltiger Opiumtinktur, Liquor Ammonii anisatus cum tinctura opii benzoica.
Antifebrin, Antifebrinum.
Antipyrin, Antipyrinum.
Apomorphin, Apomorphinum.
Arnikatinktur, Tinctura arnicae.
Atropin, Atropinum sulfuricum.
Baldriantropfen, ätherische, Tinctura valerianae aetherea.
Bärtraubenblätter, Folia uvae ursi.
Bittermandelwasser mit Morphium, Aqua amygdalarum cum morphino muriatico.
Bittersalz, Magnesia sulfurica.
Blei mit Opium, Plumbum aceticum cum opio.
Bleiessig, Plumbum subaceticum compressum.
Boraxpulver, Borax.
Borsäure, Acidum boricum.
Bouillonkapseln.
Brausepulver, abführendes, Pulvis aërophorus laxans.
Brechwurzel, Radix ipecacuanhae.
Brechweinstein, Tartarus stibiatus.
Bromkali, Kalium bromatum.
Calomel, Calomelanum.
Campher, Camphora.
Chamillen, Flores Chamomillae.
Chinin-Eisencitrat, Chininum ferro citricum.
Chinin, salzsaures, Chininum muriaticum.
Chloralhydrat, Chloralum hydratum.

Chloroform, Chloroformium.
Choleratropfen, Tinctura anticholerica.
Chromsäure, Acidum chromicum.
Citronen-Limonade-Tabletten, Acidum citricum mixtum.
Citronensäure, Acidum citricum.
Cocaïn, Cocainum muriaticum.
Collodium, Collodium.
Copaivabalsam mit Cubebenextrakt, Balsamum Copaivac cum extracto cubebarum.
Dowersches Pulver, Pulvis Doweri.
Eisenchlorid, Liquor ferri sesquichlorati.
Eisen, milchsaures, Ferrum lacticum.
Eserin, Eserinum.
Essigäther, Aether accticus.
Farnkraut-Extrakt, Extractum filiciis aethercum.
Fliederthee, Flores Sambuci.
Fowlersche Lösung, Liquor kalii arsenicosi.
Fruchtsalz, deutsches, Pulvis aërophorus laxans mixtus.
Gerbsäure, Acidum tannicum.
Glycerin, Glycerinum.
Goldschlägerhäutchen, Emplastrum animale.
Gummi, arabisches, Gummi arabicum
Heftpflaster, amerikanisches, Emplastrum adhaesivum american.
Heftpflaster, deutsches, Emplastrum adhaesivum german.
Hoffmannstropfen, Spiritus acthereus.
Höllenstein-Lösung, Argentum nitricum solutum.
Höllenstein-Pulver, Argentum nitricum pulveratum.
Höllenstein-Stift, Argentum nitricum cum Kalio nitrico.
Hustenpastillen, Ammonium chloratum cum succo liquiritae.
Insektenpulver, Pulvis contra insecta.
Jodeisen, Ferrum jodatum.
Jodkali, Kalium jodatum.
Jodoform, Jodoformium.
Jodtinktur, Tinctura Jodi.
Kali, chlorsaures, Kalium chloricum.
Kali, essigsaures, Kalium aceticum.
Kali, salpetersaures, Kalium nitricum.
Kali, übermangansaures, Kalium hypermanganicum.
Kampher-Benzoësäurc-Äther, Acidum benzoicum cum camphora et aethere.
Kampheröl, Oleum camphoratum.

Karbolsäure, Acidum carbolicum.
Karlsbader Salz, künstliches, Sal Carolinense factitium.
Kinderpulver, Pulvis Magnesiae cum Rheo.
Kola-Chokolade, Kola.
Kreolin, Creolinum.
Kreosot, Kreosotum.
Kupfervitriol, Cuprum sulfuricum.
Magentropfen, Elixir aurantiorum compositum cum tinctura
  rhei vinosa et tinctura Strychni.
Magnesia, gebrannte, Magnesia usta.
Menthol, Mentholum.
Milchzucker, Saccharum lactis pulveratum.
Morphium, Morphinum muriaticum.
Mutterkorn-Extrakt. Extractum secalis cornuti.
Myrrhentinktur, Tinctura Myrrhae.
Naphtalin, Naphtalinum
Natron, doppeltkohlensaures, Natrium bicarbonicum.
Natron, salicylsaures, Natrium salicylicum.
Oblaten, Oblaten.
Opium, Opium pulveratum.
Opodeldok, Linimentum Opodeldoc.
Perubalsam, Balsamum Peruvianum.
Pfefferminzthee, Folia menthae piperitae.
Phenacetin, Phenacetinum.
Pilocarpin, Pilocarpinum muriaticum.
Präcipitatsalbe, weisse, Unguentum praecipitatum album.
Provenceröl, Oleum olivarum provinciale.
Quecksilberjodür, Hydrargyrum jodatum.
Quecksilberoxyd, rotes, Hydrargum oxydatum rubrum.
Rhabarberextrakt, zusammengesetztes, Extractum Rhei
  compositum.
Ricinusöl, Oleum Ricini.
Salbe, reizende, Unguentum irritans.
Salbe, graue Quecksilber-, Unguentum Hydrargyri cinereum.
Salep, Salep pulveratum.
Salicyl-Pasta, Pasta salicylata Lassar.
Salicylsäure, Acidum salicylicum.
Salicylsäure-Streupulver, Talcum salicylatum.
Salmiakgeist, Liquor ammonii caustici.
Salmiak mit Lakritzen, Ammonium chloratum cum succo
  liquiritiae.
Salol, Salol.

Salzsäure, Acidum muriaticum.
Sandelöl, Oleum Santali.
Santonin. Santoninum.
Schutzpocken-Lymphe, Lymphe animale.
Senfpapier, Charta Sinapis.
Spanisch-Fliegen-Pflaster, Emplastrum cantharidatum.
Immerwährendes Spanisch-Fliegen-Pflaster, Emplastrum cantharidatum perpetuum.
Spiritus, Spiritus rectificatissimus.
Stramonium-Cigaretten, Stramonium-Cigaretten.
Strophantus-Tinktur, Tinctura Strophanti.
Strychnin, salpetersaures, Strychninum nitricum.
Sublimat, Sublimat.
Sulfonal, Sulfonal.
Tannin mit Opium, Acidum tannicum cum opio.
Terpenthinöl, Oleum Terebinthine.
Tropfen, aromatische Tinctura aromatica.
Vaselin-Lanolin, Vaselinum-Lanolinum.
Wismuth, Bismuthum subnitricum.
Wismuth mit Morphium, Bismuthum subnitricum cum morphino.
Zinkoxyd, Zincum oxydatum.
Zinkoxyd, karbol-schwefelsaures, Zincum sulfo-carbolicum.
Zinkpuder, Zincum oxydatum cum amylo.
Zinksalbe, Unguentum Zinci.
Zinkvitriol, Zincum sulfuricum.
Zugpflaster, Emplastrum plumbi compositum.

F.

Zur Veranschaulichung der Art und Weise, in welcher nach dem vorstehenden Verzeichnis unter A – D die Zusammenstellung der einzelnen in Kapitel I aufgeführten Tropen-Apotheken stattgefunden hat, folgt zum Schluss die Inhaltsangabe der unter No. I angeführten Taschen-Apotheke, welche bei den Offizieren der Kaiserlichen Schutztruppe für Ostafrika bereits in Gebrauch ist.

Taschen-Apotheke.

Acid. citric. mixt. compr. 0,5.
Acid. tannic. c. Opio compr. 0,04 + 0,02. Vorsicht!
Antipyrin compr. 0,5.
Bismuth. subnitr. c. Morph. compr. 0,03 + 0,006. Vorsicht!
Calomel compr. 0,3. Vorsicht!
Chart. Sinapis.
Chinin. muriat. compr. 0,5.
Emplastr. animale.
Kolapaste compr. 0,5.
Liquor Ammonii caust.
Natr, bicarb.
Phenacetin compr. 0,5.
Pulv. aërophor. laxans divid.
Pulv. Doweri compr. 0,5.
Rad. Ipecacuanhae compr 0,5.
Salol. compr. 0,5. Vorsicht!
Spirit. aethereus.
Sulfonal compr. 1,0.
Tinct. stomachal.

Verbandtasche dazu.

Argentumstift.
Bleiessigtabletten.
Cambricbinden.
Eisenchloridwatte.
Esmarch-Tuch.
Heftpflaster.
Jodoform.
Nadeln: } Sicherheits-, Carlsbader, gebogene Steck- nadeln.

Nähseide.
Pincette.
Ringbistouri.
Schere.
Sublimattabletten.
Thermometer.
Tourniquet.
Vaseline-Lanolin.
Verbandgaze.
Verbandwatte.
Wasserdichter Stoff.

Alphabetisches Sachregister.*)

*) **Anmerkung.** Die im III. Teil alphabetisch aufgeführten Arzneien, Verbandmittel, Instrumente und andere Gebrauchsgegenstände zur Kranken- und Verwundeten-Pflege sind in das Sachregister nicht noch einmal aufgenommen.

22